Health Care Under the Knife
Moving Beyond Capitalism for Our Health

# 칼날 아래 놓인 의료

## 건강을 위해 자본주의 넘어서기

"온갖 형태의 불평등 중
가장 충격적이고 비인간적인 것은
건강에 대한 불의이다."

_마틴 루터 킹

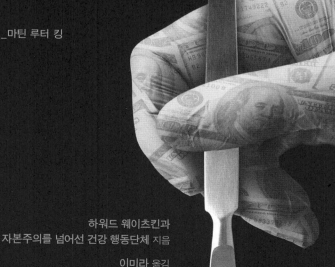

하워드 웨이츠킨과
자본주의를 넘어선 건강 행동단체 지음

이미라 옮김

한울
아카데미

탁월한 비전과 리더십으로 우리를 이끌어준
아사 크리스티나 라우렐Asa Cristina Laurell과
비센테 나바로Vicente Navarro에게 이 책을 바칩니다.

# 차례

한국어판 서문 _ 7

들어가는 말: 이 책에서 우리가 하고 싶은 말과 이유 _ 10

## 1부 사회계급과 의료 업무

**제1장    불복종: 의사 노동자들이여, 단결하라!** _ 하워드 웨이츠킨  26
프롤레타리아화  27/ 불복종을 결심하다  28/ 업무 요구사항, 그리고 파시즘으로 가는 미끄러운 비탈길  29/ 표준화  31/ 처벌  32/ 구원  33

**제2장    고용되는 의사들: 보건 전문가의 비전문화와 변화하는 사회계급적 지위** _ 맷 앤더슨  35
안타까운 미국 일차의료의 상황  36/ 환자중심 메디컬 홈: 환자중심도, 집도 아닌 것  37/ 성과별 지불제  39/ 전자의료기록 도입  40/ "우리는 5점을 위해 노력한다": 제조된 만족  42/ 적과의 동침 1: 전문가 협회  43/ 적과의 동침 2: 대학병원  44/ '증거'는 관련이 없는가?  45

**제3장    의료 노동의 질 저하와 보건의 질의 의미** _ 고든 쉬프·세라 윈치  46
보건의료 노동의 소외  48/ 질에 기대다  51/ 건강정보기술  56/ 평가 지표(metrics): 줄자, 눈금자, 그리고 측정되는 것들  58/ 결론: 질과 공공의료제도  63

**제4장    보건의료 개혁의 정치경제학(보건의료 개혁의 정치경제학에 관한 인터뷰)** _
데이비드 히멜스타인·스테피 울핸들러  64

## 2부 금융화 시대의 의료-산업 복합체

**제5장    의료-산업 복합체의 변환: 금융화, 기업 부문, 독점자본** _ 롭 벌리지·맷 앤더슨  78
용어 '의료-산업 복합체'의 기원  79/ 학술 의료 센터, 의료 제국, 의료-산업 복합체  81/ 의료-산업 복합체에 대한 기득권의 비판  82/ 이해 충돌의 일상화  84/ 확장하는 영리, 비영리, 국가 간의 공생  86/ 블루의 금융화  87/ 독점기업의 가치  88/ 보건의료, 금융 자본, 보험, 부동산  90/ 의약품 생산의 금융화  91/ 금융화와 의료-산업 복합체  93/ 의료-산업 복합체의 대안은 있을까?  94

제6장　**현대 자본주의의 맥락에서 보는 제약산업** _ 조엘 렉스친 95
블록버스터에서 틈새시장까지 97/ 약물 규제 절차의 부패 98/ 지적재산은 '권리'인가? 102/
지식 통제 106/ 더 나은 세상은 가능하다. 110


## 3부 신자유주의와 건강 개혁

제7장　**오바마케어: 신자유주의 모델, 그냥 둔다면 다시 미국으로 돌아와 화를 치게 될 것이다 _**
하워드 웨이츠킨·아이다 헬랜더 116
오바마케어의 기원 118/ 신자유주의 개혁의 이상한 직업 120/ 똑같이 찍어내는 신자유주의
개혁 123/ 신자유주의 개혁에 대한 평가 132/ 단일지불제 제안서 135/ 단일지불제를 넘어
137

제8장　**긴축정책과 보건의료 _** 애덤 개프니·카를레스 문타네르 141
그리스 144/ 스페인 152/ 잉글랜드 157/ 결론 163


## 4부 제국주의 의료 구성 요소의 방향

제9장　**제국주의의 의료 구성 요소 _** 하워드 웨이츠킨·레베카 하소-아길라르 166
제국주의와 건강 166/ 자선재단 169/ 국제금융기구와 무역협정 172/ 여러 국제보건기구
177/ 제국의 끝, 재활용되는 개입 방식 182

제10장　**미국 자선자본주의와 세계 건강 의제: 록펠러 재단과 게이츠 재단, 과거와 현재 _**
앤-에마누엘 번·유디트 리히트 185
제국주의 시대의 록펠러 국제 보건 188/ 냉전 휴지기 그리고 신자유주의의 부상 192/ 게이츠
재단의 시대 194/ 게이츠 재단의 접근법과 그에 따른 위험 197/ 게이츠 재단과 이해충돌
199/ 게이츠 재단, 공공-민간 파트너십, 다중 이해관계자 계획(MSI) 202/ 영향력의 다른 통로
205/ 돌아온 자선자본주의 207/ 부자들의 세계 210

# 5부 앞으로의 길

**제11장 보건의료에 대한 제국주의 질서에 저항하면서 미래를 위한 대안 구축하기 _**
레베카 하소-아길라르·하워드 웨이츠킨 212
엘살바도르의 보건의료 민영화 반대 투쟁 214/ 볼리비아의 상수도 민영화에 대한 저항 219/
멕시코시티에서 힘을 얻게 된 사회의학 223/ 제국의 명령에 저항하는 사회의학의 행동주의
229

**제12장 오바마케어의 실패, 단일보험지불제를 위한 사반세기 투쟁, 그리고 제안서 개정안 _**
애덤 개프니·데이비드 히멜스타인·스테피 울핸들러 230
중심축 1: 1970년대 국민 건강보험의 쇠퇴와 관리의료전략 232/ 중심축 1 완료: 기업형 MCO
의 등장과 쇠퇴, 1980~1990년대 236/ 중심축 2: 소비자 지향 보건의료로의 진입, 1990~
2000년대 239/ 중심축 3: 보건의료 자본의 다차원적 통합 243/ 오바마케어와 보건의료 자본
의 진격 247/ 트럼프 시대, 단일지불자 국가 보건의료체계에 대한 새로운 비전 250

**제13장 병리적 정상 극복하기: 다가오는 전환 시대에서의 정신보건 문제 _** 칼 라트너 255
정상 사회와 정상 심리학 258/ 병리적 정상과 비정상적 행동의 상대적 파괴성 260/ 심리 치
료 및 중재 264/ 병리적 정상을 부인하는 것과 현재 상황을 인정하는 것 265/ 사회 개선을 위
한 정치 행동 268

**제14장 건강을 결정하는 사회 환경 요인, 마주하기 _** 카를레스 문타네르·롭 월러스 270
건강의 사회적 결정요인 272/ 건강의 환경 결정요인 277/ 건강은 공공자산이다 292

**제15장 결론: 우리의 건강을 위해 자본주의 극복하기 _** 애덤 개프니·하워드 웨이츠킨 294
정치 현실 295/ 사회운동에 가담한 의사를 포함한 보건의료 노동자들 298/ 공동체 보건의료
기관 303/ 정치적 변화, 양당제, 그리고 불평등 쌍둥이의 시대 309

찾아보기 _ 314

# 한국어판 서문

이 책은 원래 2018년에 출판되었으므로, 한국어 번역본이 나올 때쯤이면 현실과 너무 다른 내용이 되지 않을까 걱정했었습니다. 2018년 이후에 일어난 중요한 사건들도 있고, 특히 재앙으로 여겨지는 COVID19 팬데믹은 세계적인 영향을 미쳐, 수많은 사람들의 죽음, 경제적 정치적 불안정, 의료 및 공중 보건 기관에 대한 신뢰상실 등 엄청난 고통을 초래했습니다. 불평등은 심화되었고, 부유한 소수와 나머지 세계 인구 사이의 건강 결과의 차이가 기괴할 정도로 벌어지고 있습니다. 구조적인 인종차별, 젠더에 기반한 억압, 환경파괴와 기후 위기, 군국주의와 핵전쟁의 위협 등 세계 자본주의와 관련된 다른 문제들은 지속되었고, 더 나빠지고 있습니다. 동시에, 이런 추세에 대한 저항과 자본주의 안에서의 삶을 바꾸고자 하는 흥미진진한 대안들이, 특히 제3세계 국가에서 뿐만 아니라 선진국의 공간에서도 빠르게 확대되고 있습니다.

흥미롭게도, 우려했던 것과 달리, 2018년과 현재 사이에 발생한 여러 사건들은, 이 책에서 제시한 대부분의 분석이 틀리지 않았음을 재확인시켜주었습니다 . 우리 사회나 정치 경제에 걸친 광범위한 변화와 같은 맥락으로 이어지는 의료보건 분야에서도 자본주의 극복 운동의 중요성이 강조되는 경험이기도 했습니다. 우리는 계속해서 이 분석을 통해 고통스러운 문제들을 설명하고, 필수적이며 실현가능한 변화로 가는 길을 제안할 것입니다.

다음은 책이 처음 출판되었을 때보다 훨씬 더 중요해진 문제에 대한 몇 가지 예입니다.

- 1부 사회 계급과 의료 업무: 의료인의 탈전문화와 프롤레타리아화가 심화되고 있습니다. 미국 의사 절반에서 번아웃을 호소하고 있으며, 영국 국가의료서비스에 대한 예산 삭감과 민영화는 광범위한 불만을 일으켰습니다. 동시에 그에 대한 저항으로, 노동조합 증가, 파업, 노동자와 지역 사회를 대표하는 다른 운동의 성장, 기업이 통제하지 않는 지역사회에 기반을 둔 의료 활동의 새로운 모델 시도 등 전례 없는 조직화와 행동이 이어지고 있습니다.

- 2부 금융화 시대의 의료산업복합체: 기업투자자들은 의료보건 자본을 축적하기 위해 금융화를 확대하고 있습니다. 미국 장기요양시설과 투석 분야에 시작된 의료보건의 금융화는 여러 국가에서 병원은 물론 일차의료까지 대상이 되고, 그에 따라 의료보건 종사자들이 참여하는 조직과 노동조합 활동이 확대되면서 저항이 커지고 있습니다. 다국적 제약 산업은 재빠르게 새로운 시장을 찾았고, 특히, COVID19 백신 및 의약품 마케팅을 통해 전례 없는 이윤을 창출했습니다. 그 결과, 종종 "백신 아파르트헤이트", "백신 제국주의"라고 불리우는 백신 접근성에 대한 엄청난 불평등이 발생하여, 전세계적인 분노와 새로운 움직임을 일으켰습니다. 쿠바, 남아프리카공화국, 인도 같은 국가에서 나타난 공공영역의 비영리 활동을 포함하여, 제3세계 국가들에서 덜 기업화된 의약품 개발을 확장시키려는 노력도 그 예 중 하나입니다.

- 3부 신자유주의와 보건의료개혁: COVID19 팬데믹 동안 미국의 오바마케어는 공적자금을 퍼부어 의료서비스 접근성을 미미하게 개선시키고 대신 민간보험산업의 수익성을 증가시켰습니다. 팬데믹 동안 세계 자본주의의 만성적 위기는 더욱 심화되어, 많은 국가의 정부들이 기업과 금융기관을 구제하고 반면 국민들에게 제한적인 지원금만을 제공했습니다. 전염병이 지속되고 인플레이션이 악화되자, "자유" 시장, 공공 서비스 축소, 민영화에 초점을 맞춘 신자유주의 이데올로기를 바탕으로, 정부는 대기업에 지급하는 보조금은 유지한채, 국민에게 제공된 지원금은 줄였습니다. 신자유주의에 반대하는 움직

임이 커졌고, 상호부조와 "연대경제solidarity economy"를 강조하는 공동체 기반의 가치가 부상하고 있습니다.

● 4부 제국주의 의료를 구성하는 요소들이 향하는 곳: 자선자본주의는 COVID19 팬데믹의 모든 단계에 두드러지게 나타났습니다. 특히 게이츠 재단은 개별적으로 금융자본의 축적과 집중을 위한 전세계적인 노력을 주도했고, 이 방향은 COVID19 백신 및 약품에 대한 특허를 보장하여 세계 인구의 많은 수가 주요 의료자원에 접근하기 어렵게 만들었습니다. 쿠바 등지에서는 백신과 의약품을 개발하려는 노력이 있었으며, 이 움직임은 식량 주권을 제한하고 환경 파괴를 조장하며 기후 위기를 악화시키는 정책들을 극복하려는 시도와도 궤를 같이 합니다.

● 5부 앞으로의 길: COVID19 팬데믹은 질병과 조기사망에 기여하는 사회적 결정을 더 명확하게 보여주었습니다. 빈곤과 소수 인종/민족으로 표현되는 소외된 인구군에서 감염 및 사망 위험이 가장 높았기 때문입니다. 우리는, 어느때보다 더 치열하게, 더 정의롭고 더 평등한 사회, 더 건강하고 더 행복한 사회를 향한 투쟁 그 한복판에 있습니다. 이 책이 그 과정에 기여하기를 바랍니다. 그런 세상을 만들기 위해, 우리는 건강을 위해 자본주의를 넘어서야 합니다. 지금의 구조로 이득을 얻는 소수가 승리한다면, 그건 우리가 그렇게 되도록 허용했기 때문일 것입니다. 그러니 이제 우리는 우리가 이기는 쪽을 선택합시다.

* 출판사와 번역을 해주신 이미라의 헌신과 인내, 노고에 깊은 감사를 드립니다.

# 이 책에서 우리가 하고 싶은 말과 이유

하워드 웨이츠킨

"온갖 형태의 불평등 중 가장 충격적이고 비인간적인 것은 건강에 대한 불의이다." 1966년 마틴 루터 킹 주니어 박사가 말했다. 공공의료제도national health program를 마련하여 보편적 의료서비스 접근을 가능하게 하려는 노력이 반세기가 넘도록 실패하고 있던 시점이었다.[1] 반세기가 더 지난 후, 오바마케어라는 이름으로 의료 개혁이 시작되었다. 이 개혁으로 미국의 의료보험 미가입자의 수는 40%가량 감소했지만, 동시에 보험을 가진 이들 대다수의 의료비도 눈에 띄게 상승하였다. '보장성이 낮은 보험underinsurance' 가입 인구가 증가하면서, 의료비용이 의료보험회사에서 환자 개인으로 전가되고, 막대한 세금이 투입된 공공 보조금이 민간 의료보험산업에 쏟아 부어졌다. 몇 년 후면 가구당 평균 의료비 자기부담금out-of-pocket 총액이 가구 총소득의 50%에 다다를 것으로 예측되는 등 오바마 의료 개혁의 미래는 녹녹치 않을 것으로 예상된다.[2]

---

[1]  "Dr. Martin Luther King on Health Care Injustice," http://www.pnhp.org/news/2014/october/dr-martin-luther-king-on-health-care-injustice.

[2]  Howard Waitzkin and Ida Hellander, "The Neoliberal Model Comes Home to Roost in the United States — If We Let It," *Monthly Review* 68/1 (May 2016): 1–18.

이와 같은 실패의 궤도는 트럼프 대통령이 오바마케어를 공식적으로 폐지하려는 시도 이전에 이미 시작되었다. 트럼프 정부는 이 시도가 실패하자 곧 수정해 다시 제안했는데, 공화당이 장악하고 있는 미국 상원과 하원은 오바마케어를 대체하겠다면서도 오바마케어의 많은 부분을 유지하려는 의도를 확실히 보여줬다. 결국 오바마케어를 폐지하면서 그 핵심 내용을 여전히 포함하고 있는 성의 없는 트럼프케어는 입안에 '실패'했고, 트럼프 시대의 전형적인 정치쇼나 상징을 이용한 정치 조작을 보여주고 있는 게 아닌가 하는 회의를 품는 이들이 생겨났다. 오바마케어 아래 유례없는 수익을 즐겨온 민간 의료보험업과 공화당의 유착을 고려하면, 오바마케어가 조성해 놓은 돈줄을 과연 트럼프 행정부와 의회가 망치려 하겠는가 하는 의문이 제기되었다. 적극적으로 노력했지만 공약을 실천할 수 없었다는 연극은, 마치 국내의 일자리를 해외로 돌리고 외국 부품을 수입하는 기업을 처벌하는 등 미국 노동자에게 불리하게 작용하는 국제무역협정 조항을 폐기하겠다며 노동자에게 했던 트럼프의 공약처럼, 트럼프 정책 구상의 특징이 되었다. 결국 고비용에도 불구하고 부실한 보장성이라는 모순을 여전히 가진 채, 오바마케어가 트럼프케어로 겉모양만 바꾸면서 실패의 궤도에서 벗어나지 못하고 있는 것이다.

자본주의 보건의료의 배경이 되는 자본주의 제도는, 심화되는 경기 침체, 반복될 때마다 더욱 심각해지는 경제 위기, 실업과 불안정 고용, 불평등을 발생시키며 갈수록 더 불안정해지고 있다. "월가를 점령하라Occupy Movement"로 시작된 사회운동에서 '1%'로 특징지어졌던 최고 부유층은, 쇠락하는 생산경제와는 별 관련 없이, 수익률 높은 금융 상품을 기반으로 한 금융화와, 전쟁과 같은 재난을 발생시키고 그 재건을 통해 이윤을 추구하는 '재난 자본주의disaster capitalism'를 통해 자본의 축적을 이루어왔다. 사미르 아민Samir Amin 등이 이야기하듯이, 자본주의는 내부의 모순으로 인해 서서히 "안으로부터 무너지고 있으며"[3] 그 과정에서 인류는 물론 다른 종의 생존에도 생태학적인 위협을 가하고 있는 것이다.[4]

---

3)   Samir Amin, *The Implosion of Contemporary Capitalism* (New York: Monthly Review Press, 2013).

반면, 세계 곳곳에서 펼쳐지고 있는 사회운동은, 상품화나 이윤 추구가 아니라 연대에 기반을 둔 지속가능한 경제 생산 및 사회서비스 모델을 요구하고 있다. 그 예로, 라틴아메리카 여러 곳의 지역공동체들이 진보적인 정부의 지원을 받아 의료와 공중보건에서 혁신적인 제도를 구축하는 경우를 볼 수 있다. 이러한 프로그램은 폭넓은 지지를 받고 있으며, 사망률, 이환율 등의 측정 가능한 지표에서 이미 개선을 보이고 있다. 이들 정부를 폄하하려는 미국 정부의 시도가 계속되고 있지만, 공공의료제도를 재건하려는 이들의 노력은, 공공 부문 예산 삭감이나 민영화 등의 이전 신자유주의 정책에 반대하는 시도를 기반으로 계속되고 있다. 더 나아가, 보건의료체계를 개선하려는 움직임은, 깨끗한 식수, '어머니 대지'라 불리는 자연의 권리, 비자본주의적인 경제구조 등과도 흔히 연결된다.

이런 맥락에서, 달라지고 있는 구조상의 조건들 특히 자본주의, 보건의료체계, 건강을 잇는 구조를 더 깊이 이해해야만 답을 얻을 수 있는 문제들도 있다. 따라서 이 책은, 이 연관성에 대한 더 면밀한 분석이 필요하며, 결과적으로 현실에서 변화를 모색하는 투쟁에 도움이 될 수 있을 것이라는 인식에서 시작되었다. 우리 중 몇몇은 건강과 정치경제의 접점에 대해 더 정밀하게 연구해야 한다고 생각했고, 이러한 이유로, 2013년 맷 앤더슨Matt Anderson과 나는 ≪먼슬리 리뷰Monthly Review≫ 편집위원회에 연락해 공동 저작을 논의했다. 존 벨라미 포스터John Bellamy Foster, 마이클 예이츠Michael Yates, 브렛 클라크Brett Clark와의 대화 중에 그들은, 무섭고도 신나는 역사의 한 순간에 우리가 직면한 도전에 그들의 노력을 보태고 싶다는 바람을 표현해 주었다.

책의 많은 부분이 2016년 11월 미국 대통령선거 전에 쓰였으므로, 트럼프 집권 이후를 반영하기 위해 이후에 내용을 보완했다. 얼핏 국가 통치체계에 큰 변화가 일어나는 듯 보였으나, 우리가 초점을 두고 있는 분석은, 선출직 엘리트의 표면적인 교체가 아니라, 자본주의와 보건의료 간의 상관관계였기 때

---

4)    John Bellamy Foster, Brett Clark, and Richard York, *The Ecological Rift: Capitalism's War on the Earth* (New York: Monthly Review Press, 2011); Naomi Klein, *This Changes Everything: Capitalism vs. the Climate* (New York: Simon & Schuster, 2014).

문에, 트럼프 취임 이후에도 실제로 고쳐야 할 부분은 거의 없다시피 했다. 자본주의 보건의료는 오바마 정권에서 이미 확고하게 자리 잡아 트럼프 정권에서도 유지되고 있는 상황이었으며, 힐러리 클린턴이 대통령이 되었더라도 별로 다르지 않았을 것이다.

이 책의 공동 저자들은 여러 국가에서 활동하는 사회운동가이자 학자들이다. 우리가 모인 이유 중 하나는, 우리의 사회운동activism이 보다 명확한 이해와 분석을 통해 더 효과적이 될 수 있다는 것을 깨달았기 때문이다. 다양한 배경과 경험을 통합하는 공동 작업은 혼자서는 적절히 다루기 어려웠을 다양한 질문에 대답하는 데 도움이 되었다. 이 프로젝트를 제안하면서 나는 동료이자 동지들에게 지금의 시대가 답을 필요로 하는 질문이 무엇인가 묻고, 질문을 명확히 한 후 각각의 질문에 누가 주도적인 답을 할지 결정했다.

1부에서는 사회계급과 의료 업무를 살펴보면서, 특히 지난 수십 년간 민영화, 기업화, 금융화를 겪고 있는 보건의료와 함께 보건의료 노동자의 사회계급적 지위 변화를 다루었다. 1부에서 제기된 질문은 다음과 같다.

- 전문직, 비전문직을 통틀어, 보건의료 노동자의 사회계급적 지위는 세계 자본주의 경제의 변화와 함께 어떻게 변화하고 있는가?
- 생산수단과 노동환경을 통제하는 주체가 전문가에서 기업으로 옮겨가면서 의료 업무 과정은 어떻게 변화하고 있는가?

1장은 의사로서의 내 개인적 경험으로 이야기를 시작했다. 얼마 전 나는 내가 근무하던 병원에서 내게 내린 행정지시가 환자 돌봄에 도움이 되지 않는다고 판단하여 따르지 않기로 결정했다. 이 사소해 보이는 불복종의 결과로 나는 병원으로부터 강압적인 대우를 받게 되었다. 이 경험은 의료 전문직이 어떻게 프로레타리아화하고 있으며, 이들의 사회계급상 지위 변화가, 기업화하고 있는 현재의 보건의료체계에 어떠한 변화를 일으킬 것인지 가늠하게 한다.

2장은 가정의학과 전문의이자 교수, 학자, 저널 편집인, 사회의학 운동가라는 배경을 가진 맷 앤더슨이 의료 전문직의 노동 과정, 임금, 수익 등에 대한 통제권과 자주권의 상실과 관련된 사회적 계급 변화에 대해 설명한다. 그는 "미국 일차의료의 혼란스러운 상황"을 분석하고, '환자중심 메디컬 홈patient-centered medical home', '성과별 지불제pay for performance', 전자의료기록, "우리는 만점을 받기 위해 노력합니다"라는 슬로건으로 대표되는 환자만족도 등 의료서비스의 질에 대한 양적 평가, 전문의학협회 및 의과대학이 영리를 추구하는 기업으로부터 받는 재정 지원('적과의 동침') 등의 이해상충으로 요약될 수 있는 그릇된 방향의 개혁도 비판적으로 고찰한다.

고든 쉬프Gordon Schiff와 세라 윈치Sarah Winch가 쓴 3장에서는, 격하되는 의료 노동과 의료서비스의 질에 대한 의미를 포함한 의료 업무의 특징 변화에 초점을 맞춘다. 이들은 의사이자 의료서비스 질 연구자로서, 노동과 독점자본에 대한 해리 브레이버먼Harry Braverman의 중요한 연구에서부터 고찰을 시작했다.[5] 의료 노동자의 노동 소외는 흔히 알려진 '번아웃burnout'뿐 아니라, 의료 업무에서 생산수단에 대한 통제를 상실한 데 따른 반응이기도 하다. 또한 정보기술이 보건의료 분야에 일으킨 부정적인 영향을 살피고, 의료서비스 질 개선을 위한 투쟁이, 정치경제 전반에서 일어나는 보다 근본적인 변화에 따라 어떻게 달라지는지 보여준다.

데이비드 히멜스타인David Himmelstein과 스테피 울핸들러Steffie Woolhanlder는 4장에서 변화하는 의료 업무의 특성이 비자본주의적 공공의료제도를 향한 투쟁과 어떻게 연관되는지를 묻는 나의 질문에 대답하며 1부를 마무리 짓는다. 일차의이자 보건 정책 분야의 선두 연구자로서, 단일지불자single-payer 제도를 지지하는 2만여 명으로 구성된 '공공의료제도를 지지하는 의사회PNHP: Physicians of National Health Program'을 조직하고 운영하는 중요한 역할을 맡아온 히멜스타인과 울핸들러는 보건의료의 상품화, 자본주의의 현재 단계에서 일어나고 있는 전환, 보건의료계 종사자들의 계급적 지위 변화는 물론, 컴퓨터화 및 전자의료기록의 영향에 대해서도 언급한다. 또한 오랫동안 '공공의료제도를 지지하는 의사회'가 취해온 주요 전략 방향을 자세히 설명하고, 그 동안

---

5)    Harry Braverman, *Labor and Monopoly Capital* (New York: Monthly Review Press, 1998).

의 강점과 약점을 각각 논의했다. 이에 대해서는 책의 후속 장에서 앞으로는 어떤 방향을 취할 것인가에 대해 자세히 제안한다.

2부에서는 금융화 시대의 의료-산업 복합체MIC: medical-industrial complex에 대한 몇 가지 질문에 대답하고자 한다.

• 현재의 '의료-산업 복합체'는 어떤 특징을 가지고 있으며, 금융화나 악화 일로의 독점화 상황을 거치며 어떻게 변화해 왔는가.

필연적으로 이어지는 질문은 다음과 같다.

• 민간 의료보험업이나 제약업 같은 전통적 범주의 산업이 과연 금융계와 분리될 수 있는가.
• 이러한 산업에서의 현재 활동은 금융화나 투자 관행의 증가를 어떻게 반 영하는가?

2부의 시작은 맷 앤더슨과 롭 벌리지Robb Burlage가 함께 했다. 롭 벌리지는 정치경제학자이자 사회운동가로, 뉴욕 소재 건강정책자문센터Health Policy Advisory Center 동료들과 함께 '의료-산업 복합체'라는 표현을 처음 쓰기 시작했 다. 이들은 최근 수십 년간 의료-산업 복합체가 어떻게 확장하고 변화해 왔는 지 설명하고, 뉴욕 컬럼비아 대학교 메디컬 센터, 코넬 대학교 의대는 물론 미 국립의학원National Academy of Medicine 같은 놀랄 만한 사례를 들어 시선을 집중 시킨다. 또한 영리 의료 분야와 소위 비영리 의료 분야 간의 유사성과 공통점 이 계속 증가하는 사실을 분석해 내고, 특히 블루크로스 블루실드Blue Cross and Blue Shield처럼 예전에는 비영리단체였으나 영리 사업체로 전환된 경우를 자 세히 소개한다. 의료기관의 독점화가 심화되는 특징에 특히 주목하고, 보스턴 소재 대규모 대학병원 다수를 병합한 하버드 대학교 의대의 예를 설명한 후, 금융화라는 자본축적 과정의 근본적인 전환이 경제 전반뿐만 아니라 의료계 에도 일어나고 있음에 주목한다. 컬럼비아 대학교라는 의료 제국의 상호출자와 밸리언트 제약Valiant Pharmaceuticals 같은 기업의 약품 생산 금융화를 이해를 돕기 위한 사례연구로 제시했다. 이 장의 마지막에서는, 의료-산업 복합체가 형성되어 저항하고 전환의 전략을 꾀하느라 변화하며 보여주었던 결과들을 보여준다.

제약업은 착취와 고도의 수익성으로 특징지어지는 자본주의 보건의료의 한 요소로서 번성해 왔다. 캐나다 출신 응급의학 전문의이자 보건 정책 연구자인 조엘 렉스친Joel Lexchin은 독점자본과 제약업을 국제적인 관점에서 분석한다. 6장에서는 제약업이 누리고 있는 막대한 수익성을 구체적으로 설명하고 제약계가 주장하는 연구개발 비용과 위험 주장의 허구를 파헤친다. 또한 현재 제약업이 직면한 심화되는 위기를 분석하고 이를 금융화와 연결 지어 자본축적의 주요 수단이 실질 자본 투자에서 금융상품의 매매로 변화하는 추세를 언급한다. 위기에 대처하기 위해 제약업계는 '초대형 히트작'에서 '틈새시장'을 겨냥한 약품으로 전환하는 전략을 취하고 있으며, 희귀병 같은 의학적 상황을 노려 수익 극대화를 꾀하는 약품 홍보에 주력하는 특징도 보인다. 그 외에도 무역협정을 통해 지적재산권을 강화하는 한편, 의약품 승인 규제 과정을 정직하지 않게 이용하거나, 연구, 출판을 통제함으로써 의약품의 효과와 위해에 대한 정보를 제한하는 등 사용자들이 필요로 하는 정보를 얻기 어렵게 하기도 한다. 6장의 끝에서는 "더 나은 세상은 가능하다"라는 주장과 함께, 제약업계의 착취적 행태에 맞서는 여러 나라에서의 투쟁에 관심을 두고 논의를 전개한다.

3부에서는 신자유주의와 보건의료의 관련성을 고찰한다.

* 신자유주의가 미국 및 여러 나라의 의료 개혁에 끼친 영향은 무엇인가?

이어지는 필연적인 질문은 다음과 같다.

* 의료 개혁 제안서들이 담고 있는 이념적 가정은 무엇이며, 어떻게 전달되는가?

- 경제 긴축정책이 의료 개혁에 끼치는 영향과 궁극적으로 건강 결과에 끼치는 영향은 무엇인가?

미국에서는 버락 오바마 대통령 임기 중 환자 보호 및 적정 부담 보험법(일명 오바마케어)이 개혁을 상징하며 등장하여 실행되었다. 하지만 그 기원은 1980년 대 신자유주의의 시작점 혹은 더 전으로 거슬러 올라간다. 7장에서 선도적인 보건 정책 연구자이자 활동가인 아이다 헬랜더Ida Hellander와 나는, 베트남전 당시 닉슨 정부하의 군사경제학자들에 의해 처음 개발된 정책에서 의료 개혁 논의를 시작했던 사건부터 그 역사를 따라가 본다. 국제금융기관들, 그중 특히 세계은행은 일률적인 신자유주의 보건의료 개혁을 추진하여, 그간 공공 영역이 담당하고 있던 보건의료서비스를 민영화하고, 공공 기금을 민간 영역의 영리 의료보험 기업에 옮겨 주는 기능을 했다. 이 모델은 1994년 콜롬비아에 도입된 의료 개혁의 기반이 되었다. 같은 해에 미국에서도 힐러리 클린턴의 주도하에 시도되었으나 성공하지 못했던 의료 개혁 제안과 2006년 매사추세츠주에서 미트 롬니Mitt Romney가 주도했던 의료 개혁, 그리고 마침내 2010년 시행된 오바마케어의 기반이 되었다. 7장에서는 신자유주의 모델의 이념적 기반을 명확히 설명하고, 이 모델이 건강 접근성이나 의료비용 통제에 실패한 반면, 점점 금융화하고 있는 민간 의료보험업의 수익성 강화에는 성공적으로 도움을 준 사실을 드러낸다.

많은 국가에서 신자유주의와 밀접히 관련된 경제 긴축정책은 보건의료 기반시설에 대한 가혹한 예산 삭감으로 이어졌다. 또한 실업 증가, 식량 불안정 food insecurity, 오염된 식수, 교육 기회 감소 등을 통해 건강결과가 악화되는 데 영향을 끼쳤다. 8장은 호흡기 및 중환자 치료의학 전문의로 폭넓은 보건 정책 관련 글을 써왔으며, 미국의 단일지불자 공공의료제도 도입 운동을 이끌고 있는 애덤 개프니Adam Gaffney와 의료 및 정신 건강결과에 대한 경제 정책의 영향 등 사회역학에 초점을 두고 연구, 교육, 국제적인 사회운동을 하고 있는 카를레스 문타네르Carles Muntaner는 유럽의 긴축정책이 건강에 끼친 절망적인 영향을 기록한다. 이들은 그리스, 스페인, 영국을 중심으로, 긴축정책이 가진 네 가지 측면, 즉, ① 공공 의료 영역 제한, ② 보편성의 축소, ③ 개인의 비용 부담 증가, ④ 의료제도 민영화를 각각 분석하고, 신자유주의 긴축정책이 열어준 자본주의 이후의 대안적 체계로 향하는 길을 변증법적으로 설명한다. 반면, 이전 유럽에서 그랬던 것처럼 보건체계의 보편성을 이루어냈다 하더라도, 정치·경제 엘리트들이 자신들의 우위를 유지하거나 되찾기 위해 퇴행을 시도하는 취약점도 보여준다.

신자유주의는 실제로 제국주의의 성장과 쇠락이라는 더 넓은 역사의 한 장을 이어간다. 4부에서는 건강과 제국주의의 연관성을 역사적인 관점에서, 우리가 현재 직면하고 있는 위기의 한 부분으로 추적한다.

- 보건의료, 공중보건, 제국주의 간에는 어떤 관계가 있으며, 이 관계는 제국주의에 대한 제3세계Global South의 저항이 커질 때 어떻게 변화했는가?[6]

레베카 하소 아길라르Rebeca Jasso-Aguilar는 멕시코 출신의 활동가이자 사회학자이다. 그는 신자유주의 정책에 저항하여 대안을 구축하고 있는 여러 라틴아메리카 국가의 투쟁에 대해 연구하며 그 투쟁에 직접 참여하는 중이며, "제국주의의 건강 요소"를 분석하는 작업을 나와 함께 했다. 우리는 제국주의와 건강 간의 역사적 관계를 요약하면서 9장을 시작한다. 노동생산성 강화를 위해 시행되는 공중보건 정책과 보건 서비스, 약품 및 의료기계 판매를 위한 새로운 시장 개척, 경제적으로 우월한 제1세계 국가로 '제3세계 의료 전문 인력의 '두뇌 유출' 등도 이에 포함된다. 더 나아가, 제국주의, 공중보건, 의료서비스의 관계를 중재하는 다음과 같은 기관들을 분석했다. ① 카네기 재단, 록펠러 재단 등의 자선 재단, ② 세계은행, 국제통화기금IMF: International Monetary Fund 등을 중심으로 한 국제 금융기관과 무역협정들, ③ 세계은행이나 게이츠

---

6)   남반구의 저개발국가(Global South)와 북반구의 선진 국가(Global North)의 구분에 대해서는, 사미르 아민(Samir Amin)의 연구에 감사드린다. 그는, 남반구에 주로 분포한 착취당하는 주변부와 북반구에 주로 분포한 착취하는 중심이라는 개념의 중요성을 훌륭하게 설명해 주었다. Samir Amin, "Revolution from North to South," *Monthly Review* 69/3 (July-August 2017), pp.113-127.

재단Gates Foundation에서 재정 지원을 받으면서 공중보건 기준을 약화시키고, 민간 기업에 호의적인 정책을 시행하고 있는 국제보건기구들, 특히 세계보건기구WHO: World Health Organization나 범미주보건기구PAHO.

국제 보건 정책 구성에 게이츠 재단 같은 재단의 영향력이 커져가는 현실을 반영하며, 10장에서는 '자선자본주의philanthrocapitalism'을 더 깊이 있게 다룬다. 앤-에마뉴엘 번Anne-Emanuelle Birn과 유디트 리히터Judith Richter는 각각 캐나다와 체코슬로바키아를 기반으로 한 공중보건 운동가이자 사회학자로, 록펠러 재단과 게이츠 재단이 보여주는 놀랄 만한 유사성을 분석한다. 이를테면, 신약 및 의료 신기술 개발을 지원하는 수직적, 하향식, 첨단기술 중심의 접근법과 소수 국제 엘리트가 주도하는 의제 설정 방식 등이 이에 해당한다. 이들의 정책은, 지역 중심의 광범위한 공공영역 사회기반시설 개발을 통해 의료 서비스와 예방을 강화할 수 있는 방법은 권장하지 않는다. 냉전 기간 동안 WHO에 영향을 미친 이념 논쟁을 자세히 기술한 후에, 레이건 정권이 다른 국가들로 하여금 재정 지원을 중단하게 하여 WHO가 외부 기부에 의존할 수밖에 없게 된 후 겪고 있는 만성적인 재정 위기를 분석한다. 이 시나리오에서는 게이츠 재단이 주인공으로 등장한다. 현재 국제보건에 게이츠 재단이 투입하는 자금은 미국을 제외하면 다른 어느 정부보다 많다. 저자들이 주장하는 것처럼, 게이츠 재단이 주도하는 환원주의적reductionist 접근법은 WHO에 심대한 영향을 끼쳤다. 에이즈, 에볼라 등의 감염질환 퇴치 프로그램이나, 이른바 민간 영역과 공공 영역의 연계 사업private-public partnerships 등이 그 예이다. 저자들은 자선자본주의의 또 다른 문제점으로, 기부자들에게 제공되는 세금 혜택과 그 결과 발생하는 공공 영역에 부여될 세수의 손실과 함께, 지적재산권, 제약산업에 투입된 투자와 정보산업의 판매로 벌어들이는 수익에 관련된 게이츠와 동료들의 이해상충conflict of interest 문제, 선진국에 기반을 둔 남성 주도의 부유한 소수 엘리트에 의해 기안된 정책의 영속화 등을 명확히 지적한다.

5부는 앞으로의 여정, 즉, 우리가 예측하는 변화된 미래의 모습과 자본주의 보건의료와 자본주의 사회의 진보적인 전환에 기여할 수 있는 구체적인 행동에 초점을 맞추었다.

- 신자유주의에 저항하고 긍정적인 대안 모델을 구축하는 데 영감을 제공하는 제3세계의 사례는 무엇인가?
- 의료 개선이 건강 개선과 정확하게 일치하지는 않기 때문에 건강을 좌우하는 사회 및 환경 결정요인을 긍정적으로 바꾸기 위해 우리는 무엇을 할 수 있는가?
- 정신 및 일반 건강에 대한 진보적인 개혁은 국가의 모호한 역할을 어떻게 변화시키는가?
- 오바마케어와 트럼프 정권이 시도하려던 후속 의료개혁이 실패한 지금 미국에서는 이제 무엇을 시도해야 하는가?

더 나은 세상으로의 전환을 구상하는 동시에, 지금의 투쟁을 포기하지 않기 위해, 비슷한 길에 이미 들어선 다른 나라들의 노력을 살펴볼 필요가 있다. 11장에서는 먼저, 지난 10년 동안 레베카 하소-아길라르와 내가 연구자이자 활동가로서 참여한 일련의 민중 투쟁을 분석했다. 보건의료 민영화에 대한 엘살바도르에서의 저항, 상수도 민영화에 대한 볼리비아에서의 투쟁은 물론, 현재에도 지속되고 있는 멕시코 보건의료제도의 공공 영역 확대를 위한 투쟁에 초점을 맞추었다. 이들 투쟁은, 연대보다는 이익에 기반을 둔 제국주의 보건의료정책을 강요하는 선진국들의 압박에 이들 국가 민중이 더 이상 참아주지 않는 추세를 반영하고, 이로써 건강에 대한 민중의 투쟁이 정치경제 엘리트들이 장악했던 기존의 정책 결정으로부터 민중의 참여를 어떻게 확대시킬 수 있는지 보여준다.

미국의 갈 길은, 단일지불자 모델의 공공의료제도를 설립하려는 강화된 조직과 함께일 것이다. 이 모델은 의료서비스에 대한 보편적인 접근을 가능하게 하고, 의료서비스에 미치는 기업의 영향력, 행정비용 낭비, 이익 추구 등을 과감하게 감소 혹은 제거함으로써 비용을 통제하는 것을 목표한다. 12장에서는 애덤 개프니, 데이비드 히멜스타인, 스테피 울핸들러가 1980년대 후반 '공공

의료제도를 지지하는 의사회'가 발전시킨 단일지불자 제안서와 ≪미국 공중
보건학회지American Journal of Public Health≫ 2016년 5월호에 실린 그 개정안을
소개한다. 이 제안은 상원의원 버니 샌더스Bernie Sanders와 하원의원 존 코니
어스John Conyers를 포함한 백여 명의 지지 의원들에 의해 소개되었다. '공공의
료제도를 지지하는 의사회' 제안서 개정안 작성에 참여한 이 장의 저자들은,
먼저 처음 제안서가 발표된 후 수십 년 동안 미국 보건의료를 자본 이익이 계
속 잠식할 수 있게 한 세 가지 주요 방법을, ① 영리 관리의료조직MCO: managed
care organization 등장, ② '소비자 주도'라고 포장된 자기부담금이 높은 의료보
험의 부상, ③ 기업 소유권의 정착으로 제시하고 자세히 분석했다. 책임의료
조직ACO: accountalbe care organization, 의료체계의 합병 통합, 의료비용의 환자
부담 증가 같은 '혁신'을 잘 드러나게 설명함으로써 오바마케어에 비판을 가하
고, 이어 단일지불자 제도 개정안의 주요 사항을 요약해서 보여준다. 이 부분
에서는, 의료서비스의 보장성과 재정은 물론, 기업화, 금융화되어 버린 현재
구조로부터의 전환에 대한 조항을 담고 있으며, 트럼프 시대에 필요한 전략적
변화 또한 언급한다.

한편, 정신 건강 개선을 포함한 건강의 전체적인 전망을 아우르지 않는다
면, 신체 질환에 대한 의료관리 개선은 불완전한 목표에 불과하다. 하지만 세
계 자본주의가 저물어가는 이 시점에서 정신 건강의 전망은 어떠한가? 13장에
서는, 문화 심리학자이자 사회운동가로, 자본주의에서의 정신 건강, 여러 나
라에서 나타난 정신 건강 혁신운동, 불완전한 모습으로 실현된 진보적 조직
변화의 예로서의 협동조합 등에 대해 폭넓은 저작 활동을 해온 칼 라트너Carl
Ratner가, 에리히 프롬이 일찍이 발전시킨 관점을 현대에 맞게 재해석하고 발
전시켜, 자본주의하의 정신 건강은 '병적인 정상pathological normalcy'을 포함한
다고 주장한다. 자본주의에서 일상적으로 겪는 경제적 불안, 폭력, 사회연대
결핍 때문에, 문제가 있는 정신 현상은 생존을 위해 필수적이고, 정서적인 건
강은 정상적이지 않고 중요하지 않다는 잘못된 의식이 조장된다는 것이다. 칼
라트너는 '정상적으로' 오염된 자연 환경, '정상적으로' 부패한 정치체계, '정상
적으로' 부정의한 형사사법체계, 총기 마케팅으로 야기된 '정상적으로' 폭력적

인 삶의 환경 등 '정상적으로' 여겨지는 병적인 삶의 조건이라는 우리 시대의 잘 알려진 위기를 분석한다. 그러므로 "일상적으로 벌어지는 조종, 속임수, 투기, 탈숙련화, 외주화outsourcing, 세금법 개정, 착취 등 병적 정상 범주의 경제 관행은 범죄로서의 절도보다 더 파괴적"이다. 미래에 끼칠 영향까지 고려하여, 의료서비스 전달 체계의 개혁은 물론, 병적인 정상을 야기하는 경제적·정치적·사회적 기반을 변화시키려는 투쟁에까지 나아가야 정신 건강 환경을 개선할 수 있다고 그는 주장한다.

정신 건강을 포함한 보건서비스의 접근성을 개선하려는 노력과는 별개로, 실제로 의료서비스는 건강결과health outcome를 좌우하는 주요 결정요인이 아니다. 14장에서 카를레스 문타네르와 진화론적 생물학자인 롭 월러스Rob Wallace는, 건강을 결정하는 요인으로 의료 접근성보다 사회적·환경적 배경이 더 중요한 역할을 하며, 그런 다양한 환경이 다양한 건강 결과를 가장 잘 설명한다는 것을 보여준다. 롭 월러스가 몰두하고 있는 인플루엔자, 에볼라, 지카 바이러스 유행 등 감염에 자본주의 농업이 미치는 영향 연구도 그 예 중 하나다. 건강을 결정하는 사회적 요인에 대해서는, 문타네르가 사회계급에 집중하면서 계급의 개념 해석을 달리 한다. 즉, 경제 생산과 밀접하게 연결되어 있는 사회계급의 이론적 경험적 정의가, 흔히 이용되는 소득, 교육, 지위 등의 인구학적 지표보다 불평등을 설명하는 데 장점이 더 많음을 보여 준다. 인구학적 지표는, 상위 1%를 나머지 99%와 선명히 구분하는 데 방해가 되고, 소득의 '차이disparities'를 조정하여 건강결과의 개선을 꾀할 수 있다는 식의 표현으로 정작 필요한 정치 변화의 방향을 애매하게 한다. 저자들은 광범위한 사회정책 변화를 통해 사회적 결정요인에 직접 부딪히는 투쟁을 강조한다. 한편, 미시간주 플린트시에서 일어난 끔찍한 사례를 인용하며, 오염된 식수, 자본주의적 기업농업 관행, 산림 파괴, 기후변화 등 건강을 결정하는 주요 환경요인도 분석한다. 특히 이러한 환경 결정요인이 에볼라, 지카, 황열병 등의 감염병 창궐을 반복하게 하는 요인이 되고 있음도 언급한다.

애덤 개프니와 나는, 이 책을 마무리하면서 "우리는 무엇을 할 것인가"라는 피할 수 없는 질문에 마주쳐 보기로 했다. 먼저, 애덤과 같이 한 작업이 즐거웠다는 것을 말하고 싶다. 이 책의 여러 다른 저자들은 오랫동안 공중보건 운동을 하며 알고 지낸 관계이지만, 애덤은 알게 된 지 얼마 안 되었다. 애덤은 의사이자 역사학자, 또 활동가로서 미래의 투쟁을 이끌 차세대 핵심 인물 중 한 명이다. 이 젊은 세대의 명석함과 대담함을 보면 희망이 보인다. 맺음말을 시작하면서, 지금의 현실이 얼마나 복잡하고 어려운가를 고려했을 때, 우리가 전략적으로 중요한 진실을 확실히 더 잘 알고 있는 것은 아니라는 것을 인정했다. 그럼에도 불구하고, 여전히 기업화, 상품화로 특징지어지는 신자유주의적인 보건의료체계의 영향을 받고 있는 트럼프 시대의 미국과 다른 나라들에서 특히 집중해야 할 우선적인 네 가지 행동을 말해보려고 한다. ① 단일지불자 모델의 공공의료제도를 쟁취하기 위한 지속가능하고 광범위한 사회운동: 이러한 의료제도는 의료서비스에 대한 보편적 접근성을 보장하고 보건 분야에서 기업이나 민간 영역이 취하는 이익을 눈에 띄게 감소시킬 수 있다. ② 노동운동의 활성화" 이때 노동운동은 의사를 포함한 의료인의 체계화된 하부 조직운동을 포함하는데, 현재 나타나고 있는 의사의 사회계급적 지위의 하락과 의료 환경의 프로레타리아화는 이들이 사회운동 및 변화에 참여하는 데 적절한 시기성을 제공한다. ③ 공동체 단위 지역 조직의 중요성: 이스트반 메자로스 István Mészáros에 의해 체계화된 이 주장은, "자본주의를 넘어서는"[7] 혁명적인 과정의 중심 요소로 여러 나라에서 시도되고 있다. ④ 정당의 역할에 대한 조심스러운 고찰: 공공의료제도를 갖춘 국가들 모두의 역사에서 노동운동과 좌파 정당의 역할이 중요했으며, 정당 조직의 중요성이 선거운동에 그치는 것이 아니라 보다 근본적인 사회 변화에까지 나아가야 함을 이해해야 한다. 제시된 행동 모두에서, 보건의료운동이 사회계급적 억압에 초점을 두는 사회운동과 연계되어야 한다는 긴급성이 강조되고 있다. 여기서 사회계급적 억압은, 가난, 불평등, 인종차별, 성차별, 환경파괴, 군사주의, 제국주의는 물론, 병적인 사회 환경을 정상으로 받아들이게끔 하는 모든 주류 이데올로기를 포함한다.

여러 나라에 기반을 둔 각 분야의 선도적인 학자들과 활동가들의 기여로,

---

7) István Mészáros, *Beyond Capital* (New York: Monthly Review Press, 1995).

이 책에서, 중요하지만 그동안 풀지 못한 문제에 대한 답을 모색하고, 가까운 미래에 필요한 정치 활동과 전략에 대한 길잡이를 제시하려 했다. 이 작업을 통해, 우리는 자본주의 사회의 변화는 물론, 자본주의 이후 미래의 의료서비스 및 공중보건제도를 진보화하려는 투쟁에도 영향을 미치고자 한다.

아마 내가 애덤 개프니 정도의 경력이었을 때, 우리가 가졌던 질문은 "자본주의 사회에서 인간적인 보건의료제도가 가능한가"였다. 당시에 내가 관심을 가졌던 "자본주의 사회의 착취라는 질병"과 "착취를 조장하는 사회 조직의 유형"[8]은 지금도 여전하다. 세계 자본주의의 모순과 문제점이 점점 악화되면서 혁명적인 변화의 필요성이 더욱 뚜렷해지고 시급해짐에 따라, 착취하지 않는 보건의료제도라는 이상이 상상하고 실현할 수 있는 범위에 들어왔다. 그 길은, 아무리 험하더라도, "자본을 넘고", 자본주의를 넘어서는 여정이어야만 한다.

---

8)  Howard Waitzkin and Barbara Waterman, *The Exploitation of Illness in Capitalist Society* (Indianapolis: Bobbs-Merrill, 1974).

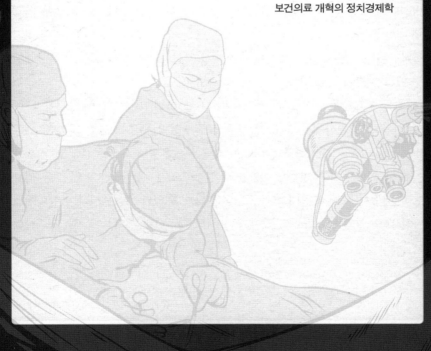

1부

# 사회계급과 의료 업무

제1장
**불복종:**
의사 노동자들이여, 단결하라!

제2장
**고용되는 의사들:**
보건 전문가의 비전문화와 변화하는 사회계급적 지위

제3장
**의료 노동의 질 저하와 보건의 질의 의미**

제4장
**보건의료 개혁의 정치경제학**

# 불복종

### 의사 노동자들이여, 단결하라!

하워드 웨이츠킨

> 인간은 권력에 '아니오'라고 말하는 걸 배움으로써, 즉 불복종이라는 행동을 통해
> 자유로워질 수 있다. … 지금 이 시점의 역사에서는 의심하고, 비판하고,
> 복종하지 않는 능력이 인류의 미래와 문명의 종말 사이를 가르게 할지도 모른다.
> _ 에리히 프롬, 『불복종에 관하여』

고백하건대, 나는 복종하지 않는 의사이다.[1]

오랫동안 대학에서 임상의학과 공중보건을 가르쳤다. 은퇴 후 시골의 작은 병원에서 가끔 환자를 보는 일을 시작했는데, 많은 의사들이 의료 업무 환경에 대한 통제권을 잃어 가고 있다는 것을 나는 이곳에서 비로소 이해하기 시작했다. 쌓이는 행정 업무 때문에 환자에게 최선이라고 생각하는 의료를 해낼 수 없는 지경에 이르렀다.

그래서 나는 복종하지 않기로 결정했다. 2015년 10월 1일, 메디케어 및 여러 민간 보험회사에서 의료비 청구에 국제질병분류 10번째 개정판(ICD-10: International Classification of Diseases-10이라는 새로운 기준을 의무화했고, 병원은 이를 습득하기 위한 연수를 강요하기 시작했으며, 반복되는 관련 행정 업무 요구 때문에 나는 마침내 불복종을 결정하게 되었다. 이 투쟁은 임상의학의 다른 많은 영역과도 관련이 있어, 고용주의 요구사항은 의사가 전문가로서의

---

[1] Epigraph: Erich Fromm, *On Disobedience* (New York: Harper, 2010). 이 장의 내용을 담은 글이 인터넷 의학 포털 메드스케이프(Medscape http://www.medscape.com/viewarticle/863297)에 2016년 5월 20일 자로 발표되었다. 개인정보 보호를 위해 개인의 이름은 모두 삭제했으며, 단체의 이름은 가상으로 제시했다.

판단에 따라 의료를 수행할 자유까지도 침해하고 있었다.


## 프롤레타리아화

본질적으로 나는 프로레타리아가 되는 데 아무 거부감이 없다. 나의 가까운 가족은 모두 프로레타리아였고, 나도 학교를 다니는 동안 임금노동자로 일해 학비를 마련했다. 아닌 게 아니라, 대학교 1학년 여름 방학에 일했던 타이어 공장에서 자본주의 사회에서의 노동자의 삶을 처음으로 배웠다. 의사로 일하는 동안에도, 간호사, 경비원, 비서 등 다른 '비전문직' 의료 노동자들과 친구로 지냈다. 환자와 의사를 돕는 그들의 일은 대개 귀하게 여겨지지 않지만 훌륭한 사람들이었다. 그들은 깨어 있는 대부분의 시간을 상사가 지시한 업무를 수행하며 보내지만, 자기가 하는 일의 환경이나 작업 속도에 대한 통제권은 거의 누리지 못한다.

의료는 다를 거라고 생각했다. 나는 의사가 업무 과정에 대한 통제권을 오롯이 쥐고 대개는 내가 원하는 시간에 내가 원하는 일을 조율하는 독창성을 누릴 수 있는 길이라고 믿었다. 실제로 학계에서 일할 때에는 그 자유를 누릴 수 있었다. 대학의 관료주의, 예산 삭감, 기금 조성, 학계의 정치 암투 같은 다른 문제가 없었던 건 아니지만 말이다. 하지만 학계에서도 이 통제권이 서서히 약화되기 시작했고, 대개는 예산 삭감이나 생산성 평가와 연결되어 일어났다.

하지만 학계에서 벗어나 의료 고용인의 세계로 들어서자, 놀라운 수준의 프로레타리아화가 드러났다. 예전 의사의 사회적 계급[2]과는 확연히 다른 변화였다. 1980년대 이전만 하더라도, 대부분의 의사들은 자신의 생산수단을 소유했고 대개 업무 환경에 대한 통제권을 가지고 있었다. 그때도 의사로서의 업무가 쉬운 건 아니었지만, 그래도 업무 시간을 조정할 수 있었고, 어떤 동료와 함께 일할지나 환자에게 투자하는 시간을 조절할 수 있었으며, 환자 의료기록

---

2) 의료계의 프로레타리아화에 대한 자세한 내용과 분석은 2, 3, 4, 7장에서 제시하겠다.

을 어떻게 작성하고, 얼마를 청구할 것인가를 스스로 결정할 수 있었다.

지금은 그 결정의 대부분을 의사를 고용하는 기업이 내린다. 노동환경에 대한 통제권 상실은 노동이 즐겁지 않고 스스로 소진되는 느낌을 가져온다. 명망 있는 의사들이 "공장에서 일하는 것 같다"[3]는 표현을 사용하면서 의료계의 프롤레타리아화를 묘사하기도 했다. 대부분의 의사들은 병원이나 병원기업[4]의 고용인이 되었고, 절반에 가까운 의사가 고용인으로서 겪는 업무 스트레스로 소진을 느끼고 있다는 보고가 나온다.[5][6] 전문성이라는 신비로움과 상대적으로 높은 임금 때문에 의사들은 종종 그들이 느끼는 불만이 사회적 계급의 변화 때문이라는 것을 인식하지 못할 뿐이다.

## 불복종을 결심하다

우리 병원은 ICD-10 시행을 앞두고 모든 의료인들에게 연수교육을 요구했고, 나는 연수교육이 부적절하다는 의사를 표현했다. 이 일 이전에는 한 번도 병원으로부터 부정적인 평가를 받지 않았다. 오히려 칭찬과 감사의 표현을 여러 번 들었으며, 활동적인 의료진으로 막 재계약을 한 즈음이었지만, 상황은 달라졌다. 의사 '노동자'로서 나는 문제를 일으킨 것이다.

우리 병원은 ICD-10을 적용한 체계에 적응하기 위해 '$ 기업'과 계약을 했다. 이 기업은, 민간 보험사, 메디케어, 메디케이드 등 다양한 인증규제기관이 요구하는 IT 문제를 해결하기 위해 의료기관에 컨설팅을 해주는 수많은 기업 중 하나였고, 전자의료기록의 유의미한 이용, 품질보증, 신뢰할 만한 의료서

---

3)   John D. Stoeckle, "Working on the Factory Floor," *Annals of Internal Medicine* 107/2 (1987): 250-51.

4)   Carol Peckham, "Medscape Physician Compensation Report 2016," *Medscape*, April 1, 2016.

5)   Carol Peckham, "Medscape Lifestyle Report 2016: Bias and Burnout," *Medscape*, January 13, 2016, http://www.medscape.com/features/slideshow/lifestyle/2016/public/overview#page=1.

6)   "Physician Burnout Is a Public Health Crisis, Ethicist Says," *Medscape*, March 4, 2016, http://www.medscape.com/viewarticle/859300.

비스, 메디컬 홈Medical Home 같은 주제가 그들이 다루는 영역이었다. 질을 수치화하는 '지표metrics'는, 의료계는 물론, 학교의 표준화 시험에 대한 논쟁처럼, 회의적인 의견, 논쟁, 우려를 불러일으켰다.

$ 기업의 ICD-10 연수교육은 업무가 끝난 후 몇 시간 동안 동영상 강의를 듣고 관련 시험을 통과하는 걸로 이루어져 있었고, 나는 이 연수교육에 불참하기로 결정했다. 당시 친한 친구가 식도암이 전이되어 임종을 앞두고 있었기 때문에 그와 최대한 많은 시간을 보내고 싶었고, 그래서 목적이 불분명한 행위를 하느라 낭비하기에는 1초도 아깝다는 걸 절실하게 느낀 것이 이유 중 하나였다.

$ 기업 연수 자료를 살펴보았는데, 연수 내용은 형편없었고, 기업의 이해상충 관계에 대한 정보는 없었다. 권고안 대부분이 근거에 바탕을 두고 있지 않았으며, 강연자는 더 위중한 진단명이나 진단명 여러 개를 기재하는 방식 등으로 '과다 청구up-coding'를 은근히 부추기고 있었다. 연방 정부가 '과다 청구'를 법으로 금지하고 있다는 언급은 없었다. 더군다나 이 연수 자료는 우리 병원에서 사용하는 전자의료기록체계에서 ICD-10을 어떻게 사용하는가에 대한 설명은 포함하고 있지 않았다. 동료들은 하나 같이 불만스러워했지만, 그렇다고 대안이 있냐는 반응이었다. 연수교육에 낭비될 시간과 죽어가는 내 친구와 함께 할 시간을 비교해 본 다음, 나는 이 연수교육을 거부하기로 했다.


## 업무 요구사항, 그리고 파시즘으로 가는 미끄러운 비탈길

병원 경영진과 의사소통을 시도했다. 의사의 사회적 계급이 예전 같지 않다는 걸 알고 있긴 했지만, 그들의 반응은 예상했던 것보다 훨씬 더 놀라웠다. "2015년 10월 7일까지 연수를 수료하지 않은 의료진은 수료 때까지 정직에 처한다"는 이메일을 병원 의료정보 책임자로부터 받았던 것이다. 나는 연수를 강제하는 논리가 무엇이냐고 묻는 이메일을 다시 보냈고, 그는 나의 질문 각각에 대한 병원 최고경영자의 답변을 전해왔다.

1. ICD-10에 대한 추가 연수가 환자 돌봄, 비용, 청구 등에서 측정 가능한 개선을 가져온다는 근거가 있는가?
   - **논쟁 요소가 아님. 연수를 강제하는 것은 우리 병원이 가진 권한이며, 미안하지만 당신이 동의하든 아니든, 거쳐야 하는 것임.**
2. 병원이 연수 관련 지불하는 비용을 알려 달라.
   - **관련 없음.**
3. 병원이 연수를 시행함으로써 얻는 재정 이익의 양적 추정치를 알려 달라.
   - **관련 없음.**
4. 병원 측은 "이 연수과정을 수료함으로써 적절한 환자 돌봄에 기여하고 재정적으로 책임 있는 태도를 유지한다는 병원의 사명을 달성할 수 있다"라고 밝혔다. 이 결론이 도출된 과정에 대해 구체적으로 알려 달라.
   - **관련 없음.**

이 답변은 내게 파시즘을 경고하는 신호로 들렸다. 나는 내가 정말 좋아했던 할아버지의 가르침을 따르기로 했다. 할아버지는 원래는 농부셨고, 일구던 땅을 잃고 나서는 페인트공이 되셨으며, 이유를 납득할 수 없는 요구는 따르지 말라고 가르치셨다. 앞에서 언급했듯, 나날이 늘어가는 부당한 요구들 때문에 의료라는 일이 주는 즐거움을 잃고 일찍 은퇴하는 경우가 많아지는데도, 의사들은 여전히 그 요구를 따르고 있다. 아돌프 아이히만Adolf Eichmann을 다룬 한나 아렌트Hannah Arendt의 고전7)을 인용하면서, 직장의 요구에 이유를 이해하지 않고 기계적으로 따르는 것은 서서히 파시즘으로 이어지는 결과를 가져올 것이라고 설명하고, 양심에 따라 부당한 요구들에 의문을 품고, 필요하다면 '시민 불복종'의 가장 온건한 형태인 불이행을 실천해야 한다고 주장했다.

병원 의료정보 책임자는 다음과 같은 답변을 보내왔다. "모든 직원은 연수를 반드시 수료해야 합니다. 우리 모두에게는 선택지가 있죠. 당신이 당신 환자들과 본인을 위해 옳은 선택을 하길 바랍니다." 놀랍지도 않았다.

---

7)    Hannah Arendt, *Eichmann in Jerusalem: A Report on the Banality of Evil* (New York: Viking, 1968).

## 표준화

파시즘의 조짐이라는 주장이 먹히지 않는다면, 현실성 있는 대안을 제시하는 방법이 그들에게는 더 와 닿을지도 모르겠다는 생각을 했다. 나는, 병원 측이 제시한 동영상을 통한 연수 대신, 업무 외 시간에 출근을 해서 병원의 전자기록체계로 IT 부서의 감독을 받으며, ICD-10을 유의미하게 쓸 수 있다는 것을 입증하겠다고 제안했다. 그러나 의료정보 책임자는 한 치도 물러서지 않았고, "지금 우리 병원이 추진하고 있는 전환은 절차의 일관성과 표준화를 확실하게 하는 과정입니다. … 따라서 '예외'를 요구하는 당신의 요구는 병원의 기대를 벗어납니다".

이번에는 포드주의Fordism의 경고 신호가 들렸다. 노동자로서 주어진 명령을 의문 없이 받아들여야 하는 건 물론, "절차의 일관성과 표준화"[8]에 의해 통제되는 의료 공장의 로봇처럼 행동하라는 의미였다. 개인의 다양성이나 창의력이 고려될 여지는 없었다. 스승이셨던 존 스토커 박사가 예견했듯, 병원들은 '공장'처럼 '전환'되고 있었다.

나는 병원의 요구사항을 따르지 않을 경우 발생할 정직에 대한 구체적인 내용을 물었다. 정직의 권한을 가지고 있는 계약 주체가 누구인지, 내가 담당하던 환자들을 누가 담당할 것인가에 대한 계획이 있는지, 나의 직업적 판단을 병원이 침해하고 있는지에 대한 외부 기관의 평가를 받을 생각은 있는지, 내부고발 관련 법규가 보장하는 내 권리에 대해 알고 있는지 등을 담았다. 의료 현장의 권위주의에 대한 나의 우려를 재차 언급하였고, 표준화가 실제로는 의료의 질, 창의력, 생산성을 감소할 수 있다는 여러 근거를 제시했으며, 경영진과의 일대일 면담을 다시 한번 요구했다.

---

8)  Pamela Hartzband and Jerome Groopman, "Medical Taylorism," *New England Journal of Medicine* 374/2 (2016): 106-8.

# 처벌

상황은 급속도로 나빠졌다. 다음날 아침, 나는 병원으로부터 이메일을 받았다. 내가 요청한 정보에 대한 언급은 전혀 없었고, 몇 주간의 환자 예약이 이미 가득 차 있고 그중 많은 환자들의 상태가 불안정했음에도 불구하고, 일주일 안에 나의 사임을 요구하는 내용이었다. 그리고 정직을 결정하는 기한이 5일 남았던 시점에서 병원은 내가 계약을 위반했다는 공식 서한을 보내왔다. 이전에 내가 요청했던 면담은 취소되었으며, 다음 공지를 받을 때까지 모든 환자 예약도 취소되었다는 내용이었다. 나는 여전히 그 병원의 의사로서 환자들의 검사 결과를 확인하고 간호사를 통해 환자에 대한 급한 질문에 대답을 해야 했지만, 병원은 나의 전자의료기록 체계 접근권한을 막았다. 병원은 환자 돌봄에 관련된 정보는 물론, 이메일, 심지어 ICD-10 연수과정 모두에 대한 접속을 차단했다.

나는 수백 명의 내 환자들이 대안도 없이 주치의에게서 버려지게 된 현실에 맞닥뜨리게 되었다. 지금껏 환자 유기medical abandonment는 미국의사협회의 윤리 규정9)을 포함한 여러 근거에 따라 비윤리적이며, 미국 내 여러 주에서 불법이라는 사실을 의대생과 수련의들에게 가르쳐왔다. 의료 부서 책임자에게 연락하고, 의사회physicians' council 회장이 개입하고서야, 나는 다시 병원 전자의료기록 체계에 접속할 수 있게 되었다. 다행히도 불안정한 환자들의 급한 상황을 적절히 대처할 수 있었다.

나는 내 환자들을 그런 식으로 포기하기 싫었기 때문에, ICD-10 연수과정에 접속할 수 있도록 경영진을 설득했고, 다음 날 죽음을 앞둔 친구와 시간을 보낸 다음, 밤늦게 마지못해 연수를 마쳤다. 다음 날 아침, 일요일임에도 불구하고, 병원 최고경영자는 이메일을 보내 감사를 표현하고 계약 위반은 해결되었다고 알려왔다.

다음 날 간호부서에서는 취소된 환자 예약을 다시 채웠고, 나는 대부분의

---

9) American Medical Association, *Code of Medical Ethics*, 2016, http://www.ama-assn.org/ama/pub/physician-resources/medical-ethics/code-medical-ethics/opinion8115.

환자를 볼 수 있었다. 간호사들은 우연히 마주친 환자들이나 전화로 예약 취소를 알린 환자들이 무슨 일 때문에 내가 갑자기 그만 두게 되었냐고 묻더라고 말을 전해왔다. 어떤 환자는 내가 죽은 것 아니냐고 물었다고 한다.

## 구원

나는, 의사 노동자로서의 직업적 자주권 상실, 직장에서의 권위적인 관행과 그에 따른 명백한 환자 유기라는 윤리적인 난관에 직면했다. 40년간의 의사 경력에서 처음 겪는 정직으로 여러 가지 생각이 몰려 왔다. 병원 측이 국립 의료인 데이터뱅크National Practitioner Data Bank에 나의 정직을 보고했다면, 내 의사면허는 괜찮은 걸까? 다른 곳에서도 의사로 일하지 못하게 되는 건 아닐까? 병원 측의 무책임한 관행을 면허인증기관이나 보험사 등에 고발해야 하지 않을까?

나는 양심에 따라 작게나마 불복종을 실천했고, 예기치 않은 결과를 감수하게 되었다. 병원과의 계약이나 주 법규에 따르면, 병원은 내가 제기한 직업적 판단 침해라는 주장에 대해 외부 평가를 실시하도록 되어 있었다. 의료 시설 허가를 담당하는 주 정부 담당자는 이 문제와 환자 유기를 조사하겠다는 적극적인 응답을 해왔다. 외부 평가의 가능성이 제기되자, 병원 측은 마침내 나와의 면담에 동의하였다. 나는 공식적인 중재 과정을 제안했다. 병원 최고경영자는 대신, 사과를 포함한 문서를 작성하고, 내 개인 정보에서 계약위반을 삭제하며 향후의 연수과정에서 의료인의 개인적 의사를 반영할 것이며, 의료인의 정직이 고려된다면 환자 돌봄에 문제가 되지 않도록 개인적인 면담을 실시하겠다는 약속을 받았다.

우리가 아는 한 최선의 모습인 기업화되지 않는 의료의 비전에는 어떻게 도달할 수 있는 걸까? 적어도 우리가 계속 침묵해서는 안 된다고 생각한다. 솔직히 처음에는 불복종을 실천하는 개인의 행동으로 이 문제에 접근해야겠다고 생각했다. 의사로서의 내 경력을 마무리할 시점이 가까웠기 때문에 이러한 결심이 개인적으로는 크게 위험하지 않았다. 하지만 다른 이들에게는 개인의 불복종 이상의 조직적인 접근이 필요할 것이다.[10] 나는 감히 다른 이들에게 불복종을 함께 하자고 청한다. 다른 사람의 표현을 빌려 말하자면 "만국의 의사 노동자여, 단결하라!"[11]

10)  Noam Scheiber, "Doctors Unionize to Resist the Medical Machine," *New York Times*, January 9, 2016, http://www.nytimes.com/2016/01/10/business/doctors-unionize-to-resist-the-medical-machine.html.

11)  나는, 죽음을 앞두고서도 이 글에 대한 영감을 주고 격려해 주었으며 중요한 피드백을 아끼지 않은 내 친구 마크 타이즈만(Mark Teismann)과 불복종이 세상을 바꿀 수 있으라는 것을 되새겨 주고 건설적인 여러 제안을 해준 아내이자 공모자인 이미라에게 깊은 감사를 표한다.

# 제2장

# 고용되는 의사들

### 보건 전문가의 비전문화와 변화하는 사회계급적 지위

맷 앤더슨

> *"신부는 "아니오"라고 말했다. "모든 걸 사실로 받아들일 필요는 없어요.*
> *그냥 필요한 걸 받아들여야 하는 거죠."*
> *"우울한 결론이군요" K는 대답했다. "결국 세상 이치가 그런 거군요."*
> *- 프란츠 카프카, 심판*

21세기 초 의료 업무와 이와 관련된 생산수단에 대한 통제권이 미국을 포함한 여러 나라에서 주요 논쟁거리가 되었다.[1] 이 갈등은, 법적으로 환자를 돌보는 데 필요한 의학적인 결정을 허가 받은 전문 의료인의 일상적인 행위와 관련 있었다. 경영자들은 의료 통제권을 차지하려는 시도를 효율, 질 개선 등의 더 나은 가치를 창출하는 노력으로 장식하면서, 지나치게 비싸고 비합리적이며 능률도 없는 체계에 '시장 규칙'을 도입하고자 했다.

나는 가치, 효율, 질, 시장 규칙과 같은 개념이 기업이 의료서비스를 제공하는 의료인의 업무를 통제하는 것을 정당화하기 위해 설계된 이데올로기의 일부라고 주장한다. 의료 노동자의 '비전문화'를 설명하기 위해 마르크스의 노동소외 개념을 염두에 두었다. 노동자는 자신의 노동으로 만들어진 생산물은 물론, 그 생산과정에도 통제권 없이 소외된다는 이 개념은, 피고용인이 되는 게 어떤 의미인지를 알아야 하는 미래의 의료인을 설명하는 데 도움이 된다. 마르크스는 "노동이 생산한 물건object, 즉 노동생산물은 생산자와 **독립적인 권력**으로서 노동을 '**소외된 어떤 것**'으로서 마주하게 된다. … 노동자에게 노동 실

---

1)   Epigraph: Franz Kafka, *The Trial* (Harmondsworth and London: Penguin, 1953), p. 243.

현은 실현의 상실로, 대상화objectification는 물건 자체는 물론 생산물과의 관계 상실로, 전유appropriation는 분리estrangement이자 소외alienation로 나타난다"라고 말했다.[2]

이 장에서는 기업 모델을 취한 의료가 환자 돌봄과 의료의 수준을 어떻게 떨어뜨리고 있는지 명확히 설명한다. 의료를 상품으로 간주하고, 영리 추구가 주요 동기가 되면 어떤 일이 발생할까. 독자들은 수익 동기가 치유 동기를 압도하는 상황을 이해할 수 있을 것이다.

## 안타까운 미국 일차의료의 상황

일차의료는 인구 전체의 건강을 개선하고, 전문 의료와는 달리 건강결과의 형평성에 기여함을 보여주는 강력한 근거들이 있다.[3] 또한 일차의료는 비용이 적게 든다. 미국에서 시행된 한 연구는, 전문의가 지나치게 많은 경우 지역건강에 부정적인 영향을 끼칠 수 있다는 점을 시사한다.[4] 하지만 이러한 일차의료의 이점에도 불구하고, 미국 의사들의 대부분(85% 이상)은 전문의이며 오직 12%의 의사만이 일차의료에 종사하고 있다.[5] 반면 유럽은 일반적으로 일차의가 전체 의료 인력의 약 70%를 차지한다.

'미국 의료체계에서 전문의 편중의 원인은 복잡하지만 기술과 수익을 특징으로 하는 미국 의료체계에 기인한다.[6] 미국의 의료체계는, 의사들이 정형외

2)  Karl Marx, "Estranged Labor," in *Economic and Philosophical Manuscripts of 1844*, https://www.marxists.org.

3)  Barbara Starfield et al., "Contribution of Primary Care to Health Systems and Health," *Milbank Quarterly* 83/3 (2005): 457–502; James Macinko et al., "Quantifying the Health Benefits of Primary Care Physician Supply in the United States," *International Journal of Health Services* 37/1 (2007): 111–26.

4).  Barbara Starfield et al., "The Effects of Specialist Supply on Populations' Health: Assessing the Evidence," Health Affairs 24, Web Exclusive (2005): W5-97-WE-107.

5)  "OECD Health Statistics 2016: Country Statistical Profiles," Organization for Economic Cooperation and Development, http://www.oecd.org.

6)  John D. Goodson, "Unintended Consequences of Resource-Based Relative Value Scale Reimburse-

과나 심장내과처럼 고가의 최첨단 시술 중심의 전공을 선택하는 경우, 내과, 가정의학과, 소아과 등 인지와 관계 중심의 전공에 비해 더 많은 보상을 한다. 의대생들은 일차의료를 명예도 적고 수입도 적은 전공으로 생각해 버린다. 일차의료가 폄하되어야 할 이유는 사실 없다. 즉, 이 문제의 본질은 정치적인 데 있는 것이다. 전문의들은 대학병원을 주도하고 기업과 실질적으로 끈끈한 관계를 맺고 있으며, 의료와 치유를 고가의 신약이나 첨단기술로 정의해도 될 위치에 있어 왔기 때문이다.

## 환자중심 메디컬 홈: 환자중심도, 집도 아닌 것

지난 10년 동안, 환자중심 메디컬 홈PCMH: Patient-Centered Medical Home(이하 메디컬 홈)이 일차의료의 문제를 해결할 새로운 모델로 홍보되었다. '메디컬 홈'이라는 용어는 1967년 소아과 논문에서 아동 환자의 의료기록을 관리하는 한 장소, 즉 '하나의 창구single source'로 처음 등장하였다.[7] 메디컬 홈이라는 개념은, 1992년과 2004년에는 미국소아과학회, 2004년에는 미국가정의학과학회, 2006년에는 미국내과학회의 노력으로 일차의료계 내부에서 더 정교하게 발전했다. 이러한 노력은 2007년 5개 일차의료기관이 발표한 공동성명서로 정점을 찍었다. 2008년, 국립 질관리위원회는 메디컬 홈의 기준을 발표하고, 의료인들이 이를 적용하면 수가를 보장받을 수 있도록 했다.

다양한 기관들이 저마다 다른 해석으로 홍보했기 때문에 메디컬 홈을 정확하게 정의하는 건 쉬운 일이 아니지만,[8] 전자의료기록을 통한 의료 통합 확대, 1인 의원에 대치되는 개념의 의료팀, 의료 접근성 강화, 주치의 제도, 의료 질 관리 향상 노력 측정 표준화 등을 메디컬 홈을 구성하는 요소로 들 수 있겠다.

ment," *JAMA* 298/19 (2007): 2308–10.

7)   Calvin Sia et al., "History of the Medical Home Concept," *Pediatrics* 113, Supp. 4 (2004): 1473–78.

8)   Kurt C. Stange et al., "Defining and Measuring the Patient–Centered Medical Home," *Journal of General Internal Medicine* 25/6 (2010): 601–12.

상대적으로 낮은 일차의의 임금 문제를 해결하기 위해, 성과별지불제P4P: Pay-for-Performance를 도입, 특정 질 관리 요건을 충족할 경우 수입이 인상될 것임을 약속했다.

이러한 정책이 딱히 나쁜 것은 아니지만, 그럼에도 문제의 원인이 아니라 증상만 다루는 데 불과하다는 문제가 있다. 의료 자원은 고가의 전문의료로 흘러가게 되고, 그 결과 일차의료에 필요한 자원은 부족해진다. 전체 인구의 건강이 의료체계의 목적이라면 이 방법은 이치에 안 맞는다. 그러나 의료체계의 목적이 이익 추구라면, 이 계획은 논리적일 뿐 아니라 꼭 필요해 보이기까지 한다.

메디컬 홈은 경쟁적인 민간의료보험 시장을 통해 체계화된 의료서비스를 전달하는 도구이다. 개인이나 기관은 매년 보험료와 보장 사항 등을 비교해 가장 유리한 의료보험 상품을 구매한다. '홈home'이라는 비유를 적용하자면, 매년 이사를 가고 새로운 가족을 만나게 되는 것이다. 직장에서 보장하는 보험 상품이 내년에 바뀌게 되면, 같은 의사를 보게 될 거라는 보장이 없다. 좀 더 확실하게 말하자면, 메디컬 홈은 '홈'이 아니라 사업 모델이다. 그렇게 보자면, 메디컬 홈의 발전이 '환자 중심'이 아닌 것도 마찬가지이다. 의료 전문가들과 대기업은 이 모델을 개발하고 홍보해 왔다. 이 개념을 구체화하고 발전시키는 데 환자들이 적극적으로 참여한 적은 없다. 메디컬 홈이 '환자 중심'이라면 그건 맥도날드가 '고객 중심'이라는 딱 그 정도의 이해에 기반한다. 흥미롭게도, 메디컬 홈 모델을 떠들썩하게 선전하는 이 상황은 일차의료의 새 시대를 알리는 서막이라기보다는 개인 맞춤형 의료서비스의 소멸에서 시작되는 걸로 보인다.

그렇다면 메디컬 홈이 해결하지 못할 문제와 그 대안을 떠올려 보는 게 중요하겠다. 이런 제도에서는 엄청난 계급 및 인종 편차가 지속될 것이고, 의료서비스의 질이나 접근성은 물론 의료계로 진출할 수 있는 가능성에도 큰 영향을 미칠 것이다. 이런 제도에서는 질 관리 목표를 달성해야 하므로 가난해서 더 아픈 환자를 피하고 싶은 강력한 동기가 작용하고, 그 결과 저소득층 환자들은 사회적으로나 재정적으로 나은 자원을 가진 이들보다 건강 결과가 나빠

질 확률이 높다.

　대다수의 임상의료clinical care 모델은 의료원health center을 지역사회의 주요한 부분으로 구축하여, 병의원이 지역 발전에 참여할 수 있도록 영향력을 발휘하게 설계된다. 임상적으로도 지역적 배경을 이해함으로써 얻을 수 있는 이득이 존재한다. 이 모델이, 1960년대 잭 가이거Jack Geiger 박사가 시작하여 큰 성공을 거둔 지역의료센터 프로그램의 바탕이다.9) 하지만 메디컬 홈은 지역사회의 의견을 들을 여유가 없다. 메디컬 홈이 의료계의 가부장적인 분위기를 유지한다고 하더라도, 현재 메디컬 홈의 '아버지'는 기업의 관료주의일 뿐이다. 민간의료보험을 가진 개인들이 구성하고 있는 의료체계 안에서, 병의원들이 지역사회의 건강 문제에 관심을 둘 동기를 어떻게 부여할 것인가?


## 성과별 지불제

　메디컬 홈을 떠받드는 한 기둥은 성과별 지불제이다. 의사가 독감 예방주사를 맞은 환자의 비율 같은 어떤 양적인 임상 목표에 맞춰 금전 보상을 받는 이 제도가 의료 질 측정에 미치는 영향은 연구마다 아주 다르게 나타난다.10) 달리 말하면, 우리는 성과별 지불제가 정말 작동하는지 모른다. 성과별 지불제가 치료제였다면, 근거가 부족하여 승인되기 어려운 약일지도 모른다. 그러나 기업의 세계는 다르다. 보건의료 종사자를 피고용인으로 전환시키고자 하는 이데올로기적 요구는 강력하다.

　성과별 지불제는 언제나 의사의 중심 관심사여야 할 환자 복지를 직접적으로 약화시킬 수 있기 때문에 성공하지 못할 수 있다. 환자가 의사에게 독감 예방 접종을 받아야하는지 여부를 묻는다면 그것은 의사의 전문적인 견해와 지

9)　H. Jack Geiger, "Community-Oriented Primary Care: A Path to Community Development," *American Journal of Public Health* 92/11 (2002): 1713-16.

10)　Pieter Van Herck et al., "Systematic Review: Effects, Design Choices, and Context of Pay-for-Performance in Healthcare," *BMC Health Services Research* 10 (2010): 247.

식에 근거한 객관적인 대답을 요구하는 것이다. 하지만 환자들이 독감 예방주사를 맞을 때마다 내가 얼마간의 돈을 받고 있다고 말하면, 설사 그 금액이 적다하더라도, 환자들은 어떤 생각을 할까? 환자-의사 관계의 기본이 되어야 하는 바로 그 신뢰가 약해질 것이다.

실행 단계에서 측정 과정에 오류가 발생할 수도 있다. 성과별 지불제는, 주사 횟수, 혈압, 콜레스테롤 수치, 환자 만족도 설문조사 등 일반적으로 쉽게 측정될 수 있는 지표에 의존한다. 그러나 일차의료의 핵심은 시간이 지남에 따라 생성되는 환자와 그 가족들과의 관계를 포함한다고 우리 대다수는 믿고 있다. 이러한 관계는 계측 가능한 숫자로 축소될 수 없다. 외래에서 만나던 환자가 입원한 병원에 방문하면, 나는 환자들에게 무섭고 낯선 환경에서 만나는 친숙한 얼굴이 되어 치료자 역할의 중심을 담당하게 된다. 하지만 이는 고도의 기술적 목표를 가진 '어려운' 목표점이라는 관점에서는 눈에 띄지 않는다. 환자들은 이 방문을 기억하고 수년 후 내가 그들을 기억하지 못해도 여전히 나에게 감사하기도 한다.

또한 임상 목표는 일관적이지 않다. 임상 의학은 빠르게 발전하고 있으며, 오늘날 양호good한 것이 몇 년 후에 기준 미달로 간주되기도 한다. 혈압, 고지혈증, 당뇨병 관리 목표는 지난 수년간 성과별 지불제가 반영하지 못하거나 하지 않는 쪽으로 크게 수정되었다. 또 의료인들이 대규모 의료기관에서 일하는 경우가 많아지면서, 개인 의료인에게 끼치는 임상 결과의 영향은 점점 더 문제가 되고 있다.

진정한 '환자중심' 의료는 임상 결과 측면에서 아주 유연해야 한다. 모든 환자가 모든 치료를 원하는 건 아니다. 외부에서 생성된 질에 대한 목표는 환자, 병의원, 또는 공동체가 직면한 실제 문제를 반영하지 않을 수 있다.


## 전자의료기록 도입

조지 W. 부시 행정부는, 보건의료 기술, 특히 전자의료기록의 사용을 촉진하기 위한 대규모 연방 계획을 시작했다. 오바마 행정부의 첫 해인 2009년, 경기 부양책인 미국 복구 및 재투자 법American Recovery and Reinvestment Act 통과로 전자의료기록 시스템 구매에 인센티브가 주어져서 이 계획은 더욱 추진력을 얻게 되었다.[11] 전자의료기록 시스템은 새로운 연방보조금 수익 중심이 되었고, 수십 개의 기업들이 자사의 전자의료기록 소프트웨어를 의료인에게 판매하기 시작했다.

그 결과로 도리어 건강 정보는 더욱 파편화되었다. 이제 우리는 어지럽게 다양한데 각각 전혀 호환되지 않는 전자의료기록 시스템을 가지게 되었다. 심지어 개별 기관 내에 종종 여러 유형의 전자의료기록이 쓰이기도 한다. 시장 논리에서 생성된 이 혼돈을 정리하는 데 수십 년이 걸릴 수 있다. 구식이고 파일을 열 수 없는 소프트웨어 때문에 기록이 손실되어서 얼마나 많은 사람들이 추가 백신이나 추가 검사를 받아야 할지 누가 알겠는가? '이 집, 메디컬 홈 medical home'은 제멋대로 구는 몇몇 가족이 차지해 버렸는데, 이들끼리도 서로 말이 안 통하는 것이다.

다른 문제도 있다. 전자의료기록 체계의 대부분은 청구나 의료 질에 대한 정보를 수집하기 위한 것이지 임상 진료를 용이하게 하기 위한 것이 아니다. 결과적으로 의료인은 환자를 보지 않고 환자가 '담배를 피우지 않음', 또는 '대장 내시경 검사 필요'라는 사실을 표시하는 작은 상자를 클릭하며 컴퓨터 앞에 앉아 있는데, 이야말로 소외된 노동에 대한 진정한 예라 하겠다. 한 환자는 불만스러워 하며 다음과 같이 말했다. "옛날에는 의사와 얘기를 나눴는데, 지금은 의사의 뒷모습만 본다."[12] 이제는 컴퓨터 화면을 따라가느라, 임상 면담의 흐름 뒤에 흐르던 느낌이나 이성이 없다. 버거킹 계산대 뒤에 서서 고객이 감자튀김이나 양파링을 원하는지 확인하는 것처럼, 필요한 답변을 통해 필요한 화면을 통과하는 방식으로 작동한다.

11) Catherine M. DesRoches et al., "Electronic Health Records' Limited Successes Suggest More Targeted Uses," *Health Affairs* 29/4 (2010): 639–46.

12) Pamela Hartzband and Jerome Groopman, "Off the Record: Avoiding the Pitfalls of Going Electronic," *New England Journal of Medicine* 358/16 (2008): 1656–58.

대부분의 전자의료기록에서 의사의 목소리가 사라졌을 뿐만 아니라, 더 심각하게는 환자의 목소리도 사라졌다는 것이다. 메뉴 작동식 전자의료기록에서 임상 내역은 문맥에서 추출한 사실의 무작위 집합으로 축소된다. 예를 들어, 왼쪽 복부 통증 / 성질 : 경련 / 지속 시간 : 2~4 일 / 완화 요인 : 배변. 이는 환자의 경험을 이해하고 진단 및 치료를 돕는 필수 과제를 왜곡하기 때문에 거의 반反의학이다.

## "우리는 5점을 위해 노력한다": 제조된 만족

메디컬 홈의 가장 위험한 측면 중 하나는 목표를 달성하기 위해 데이터를 왜곡하는 데 초점을 맞추고 개선이 필요한 바로 그 지식을 손상시키는 것이다. 이는 프레스 개니사Press Ganey의 의료 개선하기Improving Healthcare '상품'과 같은 만족도 설문조사에서 볼 수 있다.[13] 환자 만족도 측정 분야의 선도적인 영리법인인 프레스 개니사는 환자의 만족도 조사를 방문 환자 중 일부에게 보낸다. 중간관리자는 설문조사 점수를 좋게 유지해야 한다는 강렬한 압박을 받는다. 점수를 높이기 위해 "우리는 5점을 위해 노력한다We Strive for Five"(5점이 가장 높은 점수 임)라는 메시지가 포스터, 예약카드에 적혀 있거나 병원 직원이 직접 말로 전달하기도 한다. 그래도 좋은 결과가 나오지 않는다면 프레스 개니사는 계약 개선을 위해 기관에 조언을 제공하기도 하는데, 이는 공정한 평가를 책임지고 있는 기관의 흥미로운 부업이다.

의사나 클리닉이 '5'점을 원한다는 사실을 환자에게 알리면 대답에 미묘하지만은 않은 편견이 생기는데, 임상연구에서라면 철저히 피하고자 하는 종류의 상황이다. 연구 책임자가 혈압 측정 결과가 예상과 다르다고 연구 간호사를 비난했다면, 그 연구 책임자는 해고되거나 부정직한 연구로 비난받을 것이다. 하지만 병원의 중간관리자가 같은 일을 하면 보상을 받는 것이다.

---

13) Press Ganey Associates, Inc., "Patient Voice: Every Patient Matters, Every Voice Counts," https://helpandtraining.pressganey.com.

이 상황은, 캠벨의 법칙으로 유명한 미국의 사회학자 도널드 T. 캠벨Donald T. Campbell의 금언을 시사한다. "양적 사회적 지표[때로는 질적 지표조차도]가 사회적 의사 결정에 사용되면 될수록 부패 압력에 직면하게 되고 감시하려는 사회적 과정을 왜곡하고 부패하게 한다."14) 만족도 설문조사의 왜곡은 시스템을 개선하려는 실제 시도를 저해하는 결과를 가져온다. 물론 여전히 수익을 얻고 있는 한, 그들에게 시스템 개선은 무의미할지도 모른다.

## 적과의 동침 1: 전문가 협회

기업의 일차의료 정복은 일차의료의 전문 조직을 이끌고 있지만 상업 이익에 타협해 리더십이 훼손된 의사들의 공모로 발생했다. 예는 많지만 세 가지만 들어 보자. 먼저 미국가정의학회AAFP: American Academy of Family Physicians는 코카콜라를 기업 파트너로 선정하면서, "이 내용은 코카콜라사의 일반적인 보증underwriting 지원으로 개발되었다"15)라는 글과 함께, 미국 가정의학협회의 홈페이지에서 설탕 대체물질을 권장했다.

미국 소아과학회AAP: American Academy of Pediatrics는 모유 수유를 유아 영양의 최적 형태로 추천하고 있지만, 세계 최대의 분유 기업 중 하나인 네슬레를 유효한 법인 스폰서로 두고 있다.16) 수년 동안 아기용 분유를 광고하는 정기간행물에 미국 소아과학회 로고가 두드러지게 표시되었다. 대부분의 국가에서 분유 광고는 불법이다.

미 국립보건원National Institutes of Health조차도 기업 파트너로 펩시와 코카콜라를 모두 포함하고 있다.17) 자신의 건강을 책임지고 있는 의사와 정부가 코

---

14) Donald T. Campbell, "Assessing the Impact of Planned Social Change," Public Affairs Center, Dartmouth College, Occasional Paper Series, December 1976, https://www.globalhivmeinfo.org.

15) American Academy of Family Physicians, "Sugar Substitutes: What You Need to Know," http://familydoctor.org.

16) American Academy of Pediatrics, "Corporate Friends of Children Fund Members," http://www.aap.org.

카콜라의 자랑스러운 파트너라는 사실을 이해해야 하는 환자를 생각해 보자. 콜라가 그렇게 나쁘지는 않을 거야, 그렇지?

## 적과의 동침 2: 대학병원

대학병원은 의료 인력을 훈련시키고 전문적인 가치를 형성하며, 의학 기술 발전을 촉진하는 많은 연구를 수행하고 사회적 합의를 도출하는 특정 사회구조를 지지하기도 한다. 이러한 체계를 운영하는 학자들은 많은 보상을 받는다. 큰 규모의 대학에서 임금이 가장 높은 임원은 대개 농구 코치와 대학병원 원장이다.

이 문제는 공개되고 규제될 필요가 있는 '이해상충'으로 개념화된다. 그러나 산업계와 학계의 상호 침투가 너무 심해서 이 관계가 공생 관계로 묘사되곤 한다. 예를 들어, 2007년 에릭 캠벨Eric Campbell과 하버드의과대학의 동료들은 미국 의과대학 학과장을 대상으로 한 설문조사를 발표했다. 688명의 학과장 중 459명(67%)이 응답했으며, 전문분과 책임자 중 3분의 2가 산업계와 직접적 개인적 관계가 있음이 밝혀졌다. 가장 일반적으로는 자문(27%)의 형태로 이루어졌지만, 임원(7%)이나 설립자(9%) 또는 이사(11%)로 확장된 직무 역할을 하는 경우도 있었다. 이들 중 3분의 2 이상이 이러한 관계가 "전문직으로서의 활동에 아무런 영향을 미치지 않는다"고 보고했다.[18] 대단히 흥미로운 내용이다. 그럼 대학병원의 전문분과 책임자가 기업과 어떤 '비전문적' 활동을 수행하는 걸까?

반면, 의대생들은 종종 변화를 일으키는 활동가로 기여하곤 한다. 하버드의과대학은 흥미로운 사례 중 하나이다. 2008년 하버드대에서는 여러 흥미로운 이해상충 사례가 발생했고, 의대생들은 많은 수의 교수들이 기업과 비공개적

---

17)　National Heart, Lung, and Blood Institute, "Corporate Partners," http://www.nhlbi.nih.gov.

18)　Eric G. Campbell et al., "Institutional Academic–Industry Relation- ships," *JAMA* 298/15 (2007): 1779–86.

인 관계에 있었다는 사실에 항의하기 위해 단체를 결성했다.[19] 미국의과대학생협회AMSA: American Medical Students Association는 전국적인 차원에서 변화를 지원하는 역할을 했다. 미국의과대학생협회는 1950년 미국의사협회AMA: American Medical Association가 후원한 의대생 단체의 진보적인 대안으로 결성되었고, 이 단체의 회원들은 이후 2005년 미국의사협회의 진보적인 대안으로 인식되는 전국의사연합National Physicians Alliance 창설의 중심이 되었다. 미국의과대학생협회는 정기적으로 과대학을 조사해서 제약회사와의 관련성에 따라 A부터 F까지 등급을 발표한다.[20]

## '증거'는 관련이 없는가?

최근 수십 년간 의학은 전문가의 견해에 기초한 돌봄에서 증거에 기초한 돌봄으로 변화하기 위해 노력해 왔다.[21] 그러나 기업의 경우, 어떤 결정이 증거에 기반한 일은 거의 없다. 철저한 시험 없이 메디컬 홈, 성과별지불제와 같은 유사한 접근법이 도입되어 시행되었고, 대개 이런 방법들은 기업 자본축적에 새 지평을 제공했다. 과학적 근거에 대한 심각한 의문이 제기된 영리 법인이 여전히 의학계에 존재한다는 건 놀랍기까지 하다.

의료인 개인이 임상적으로 의미가 없거나 환자에게 나쁜 일을 하도록 강요당하는 것에 반대하면, 그들은 고용주의 목적을 위해 필요한 일이라고 말한다. 가정의학의들이 미국 가정의학회가 코카콜라와의 제휴한 데 대해 항의했을 때에도, 꼭 필요한 일이라는 말을 들었다. 즉, 우리는 카프카가 묘사한 그 땅, 거짓말이 보편 원칙이 된 그곳에 와 있는 것이다.

---

19)  Mary Carmichael, "Bitter Pills: Harvard Medical School and Big Pharma," *Boston Magazine*, November 2009.

20)  American Medical Student Association, "AMSA Scorecard 2014," http://amsascorecard.org/

21)  Matthew Stewart, *The Management Myth: Why the Experts Keep Getting It Wrong.* (New York: W. W. Norton, 2009).

# 제3장

# 의료 노동의 질 저하와 보건의 질의 의미

고든 쉬프·세라 윈치

보건의 질은 중요하다. 미국의 현대 보건을 앞에 두고 이 간단한 진실을 말해야 한다는 사실이 놀랍다. 아픈 사람들은 돌봄이 양호한 수준이고 해롭지 않을 것이라고 믿고 싶어 한다. 때때로 사람들은 더 나은 수준의 치료를 절박하게 원한 나머지, 감당할 수 없는 돈을 쓰거나 의료서비스를 찾아 먼 외국으로 가기도 한다. 돌봄의 질은 모든 사람에게 중요하기 때문에 수입이나 지역에 따라 분배되어서는 안 된다는 것이 일반적인 가정이지만, 불행히도 의료의 질을 부적절하게 하는 때와 장소 및 환경 등의 많은 요소가 있다. 다음은 돌봄의 질이 환자에게 적절히 적용되지 못하는 예이다.

1. 정확하고 시의 적절한 진단을 받지 못함
2. 오류나 적절한 모니터링 실패로 부적절하거나 유해한 약을 처방받음
3. 불필요한 검사와 치료
4. 급하고 무례하고 무심한 치료, 개별 환자에 대한 관심 및 공감 부족
5. 여러 측면에서의 의사소통 실패. 예를 들어, 친숙한 언어로 세심하고 이해하기 쉽게 설명해 주는 의료인을 찾을 수 없는 경우부터 검사 결과를 고지 받는 경우까지 모두 해당된다.

6. 병원에서의 감염 또는 다른 의인 합병증

7. 걱정되는 점이나 부작용에 대한 투명성, 솔직함, 또는 의미 있는 후속 조치의 결여

8. 지불 능력, 인종, 민족, 지리적 격리 및 정신질환과 같은 낙인이 있는 상태에 근거한 불평등한 치료

'질'은 보건이 보다 조직화되면서 새로운 의미를 갖게 되었다. 측정 지표들이 재배치되고 축소되면서 질 또한 의료 종사자, 관리자 및 환자들 사이의 긴장감의 초점이 되었다. 최전선에 있는 환자들은 불만, 소진, 냉소 등을 점점 더 많이 나타내고 있고, 의료인들은 이러한 업무 환경 때문에 저하되는 의료의 질을 우려하고 있으며, 약속된 질 개선 계획이 실패하면서 이 문제는 더욱 심각해졌다.[1]

'질'에 무슨 일이 있어나고 있는지 이해하기 위해 – 개선 실패, 보건 종사자 참여 실패, 비생산적 심지어 반생산적인 계획, 질 향상을 위해 구현된 건강정보기술(HIT)에 대한 불만, 지속 불가능한 것으로 입증된 개선 사항들 – 우리는 역사적이고 상황에 맞는 시선을 통해 의료의 질과 그 향상을 보기로 한다. 우리의 견해는 질 향상을 지배하게 된 시장 중심적 사고에 비판적이다.

이러한 시선은 질이 어떻게 다루어지고 있는지에 내재하는 모순에 초점을 맞출 수 있게 도와준다. 비판적인 시선은, 예를 들어, 양적 질 지표의 광범위한 적용, '문제가 많은' 연구 방법의 시행 시도, 행위별 수가제를 '질 기반' 보상으로 전환하려는 노력, 문제 많은 정보기술의 확산, 다양한 성과별 지불제 시행

---

1)   Joseph Rabatin, Eric Williams, Linda Baier-Manwell, Mark Schwartz, Roger Brown, and Mark Linzer, "Predictors and Outcomes of Burnout in Primary Care Physicians," *Journal of Primary Care and Community Health* 7/1 (2016): 41–43; Stewart Babbott, Linda Manwell, Roger Brown et al., "Electronic Medical Records and Physician Stress In Primary Care: Results From the MEMO Study," *Journal of the American Medical Informatics Association* 21/e1, (2014): e100–06; Perry An, Joseph Rabatin, Linda Manwell et al., "Burden of Difficult Encounters in Primary Care: Data From the Minimizing Error, Maximizing Outcomes Study," *Archives of Internal Medicine* 169/4 (2009): 410–14; Doris Vahey, Linda Aitken, Douglas Sloane et al., "Nurse Burnout and Patient Satisfaction," *Medical Care* 42/2 Suppl. (2004): 1157–66.

등을 이해하는 데도 도움이 된다.

이 관점은 우리가 질 문제가 더 깊은 구조적 문제의 증상임을 인식하는 데 도움을 준다. 이러한 이유로 우리는, 의사소통 부족, 조직 관성, 공감이나 충분한 훈련이 부족한 노동자, 업무 단계를 표준화하기 위한 다양한 시도와 실패, 불충분한 환자 교육과 같은 질 관련 논문의 대부분을 차지하는 피상적인 문제를 넘어서, 의료의 질 문제가 더 잘 이해되고 다루어져야 하는 근본적인 모순을 반영한다고 주장한다.

## 보건의료 노동의 소외

의료 종사자가 소진을 겪으며 자신의 업무와 환자로부터 멀어지고 있는 지금에서 보면, 카를 마르크스의 말은 그들 대부분의 경험을 반영하고 있다.

> 노동자로부터 소외된 노동의 특징은 자신의 일이 아니라 다른 사람을 위한 일처럼 보이고, 그래서 일을 하면서도 그는 자신에게 속한 것이 아니라 다른 사람에게 속한 셈이다. … 따라서 소외는 단순히 결과에 나타나는 것이 아니라 생산 활동 자체의 과정, 즉 생산에도 나타난다.[2]

노동자가 자신의 일에서 ─생산물, 생산 행위, 다른 노동자들, 그리고 심지어는 자신으로부터도─ 소외되는 방식에 대한 마르크스의 서술은 오늘날 의사, 간호사 및 다른 보건 전문가들도 많이 인정하고 있다. 예전에는 본질적으로 만족스러웠던 일이 지치고 보람 없고 소외된 일이 되어버린 것이다.

보다 최근에는, 해리 브레이버먼Harry Braverman이 노동자가 생산 과정에 의미 있는 기여를 할 수 있는 기회를 박탈당하고 존중받지 못하는 방식을 언급하며, 이로 인해 노동자와 생산물의 질에 부정적인 영향이 가해진다고 비판했

---

2)    Karl Marx, *The Marx-Engels Reader*, vol. 4 (New York: W. W. Norton, 1972).

다.[3] 브레이버먼은, 공장 및 서비스 부문에서 이러한 악화를 '세계 시장' 아래에서 점점 더 침투되고 있는 '삶의 모든 측면의 상품화'로 연결시켜 설명하면서, 이 추세가 인간을 근본적으로 인간답게 하고 만족스럽게 하는 것을 방해한다고 강조했다.[4]

보건의료계에서 일하는 우리뿐만 아니라 환자들도 건강관리가 치료, 돌봄, 공감, 오랜 기간에 걸친 개인적인 관계와 근본적으로 관련 있다는 것을 이해한다.[5] 마르크스는 인간을 특별하게 하고 다른 종과 구별되는 이유를 다음과 같이 설명했다. "그것은 모든 동물들이 음식과 산소에 대해 가지는 '자연적 필요'와 반대되는 '종 필요species need'로서, 창조적인 노동으로 자연계를 창조하고 변혁시키려고 하는 우리의 특별하고 특징적인 필요이다." 그에 따르면, 노동자의 노동에 의해 만들어진 생산물이 그들에게 외래의 상품으로 변형됨으로써 생산자가 창출한 것과 노동자의 창조적인 연관성을 훼손시키고 소외를 초래한다.

소외의 증상은 오늘날의 보건의료 전반에서 보인다. 피고용인의 번아웃을 빼고 신문이나 의학 저널을 읽는 것은 불가능하며, 심각한 수준의 번아웃은 20%에서 많게는 60%까지 보고되고 있다.[6] 의료 전문가들은 일에서 즐거움과 의미를 얻을 수 없고, 컴퓨터 화면을 보면서 기재 사항을 확인하는 시간이 의미 있는 인간관계를 잠식하며, 동료가 바뀌면서 업무의 연속성이 흐트러지고, 더 많은 환자를 더 빨리 진료하라는 생산성에 대한 압박, 환자의 질문을 듣

---

3)   Harry Braverman, *Labor and Monopoly Capital: The Degradation of Work in the Twentieth Century* (New York: Monthly Review Press, 1998); R. Jamil Jonna and John Bellamy Foster, "Beyond the Degradation of Labor: Braverman and the Structure of the US Working Class," *Monthly Review* 66/5 (2014): 1–24.

4)   Gordon Schiff and Norbert Goldfield, "Deming Meets Braverman: Toward a Progressive Analysis of the Continuous Quality Improvement Paradigm," *International Journal of Health Services* 24/4 (1994): 655–73.

5)   Gordon Schiff, "Crossing Boundaries: Violation or Obligation?" *Journal of the American Medical Association*, 310/12 (2013): 1233–34.

6).  Bernie Monegain, "Burnout Rampant in Healthcare: Survey Reveals 60% of Healthcare Workers Experience Burnout," *Healthcare IT News*, April 30, 2013, http://healthcareitnews.com/news/burnout-rampant-healthcare.

고 답하기 너무 급한 진료시간, 다른 의료인과의 돌봄 연속성 단절,[7] 무의미한 규제와 요구 사항을 준수하는 데 소요되는 시간의 증가, 그리고 의학에 대해서 잘 모르는 관리자 및 컨설턴트가 장악한 병의원[8] 등이 더해져 좌절하고 일을 그만 두는 경우가 속출하고 있다.

이러한 문제를 업무에서의 소외감이 아닌 별개의 분리된 문제로 보는 것은 실수일 것이다. 환자를 돌보는 일이 소외를 일으키는 것은, 현장 실무자나 통찰력 있는 관리자, 더 나은 평가 지표(업무 수행 결과를 보여주는 계량적 분석 _옮긴이) 또는 심지어 충분한 시간이 없기 때문이 아니라, (이 모든 것이 확실하게 도움이 될지라도) 노동자가 일에서 창출하는 목표, 내용, 설계, 생산물에 대한 통제를 잃었기 때문에 보건 업무에서의 소외가 확장되어 대부분의 보건 노동자에게 영향을 끼치고 있기 때문이다. 보건 전문가가 더 많은 통제권을 행사했던 예전에는 전문적 우위가 환자 치료에 문제를 일으키곤 했는데 얼마 전부터는 보건 전문가의 소외로 인해 의료 업무가 변형되었다.[9]

정책 전문가들은 종종 이러한 문제들을 '가치' 또는 질을 개선하려는 의도가 가져온 의도되지 않은 부작용이며, 고유하거나 필연적인 트레이드오프의 균형을 맞추기 위한 시도라고 말하며, 단순히 더 나은 균형을 유지할 필요가 있다고 주장한다. 따라서 우리는 표준화된 업무와 유연한 업무, 융통성 없는 평가 지표와 맞춤화된 평가 지표, 민영화된 서비스와 공공 주도로 실행되는 서비스, 위임의 정도가 많고 적음, 자율성과 책임성 사이의 '최적의 자리'를 찾는 것에 대해 많은 이야기를 듣는다. 그러나 우리는 이러한 문제들을 부작용이라기보다는, 자본주의의 정치경제 체계 내에서 보건의료가 조직되는 방법에 영

---

7)   Bonnie Jennings, Margarete Sandelowski, and Melinda Higgins, "Turning Over Patient Turnover: An Ethnographic Study of Admissions, Discharges, and Transfers," *Research in Nursing and Health* 36/6 (2013): 554–66.

8)   Thomas Bodenheimer and Christine Sinsky, "From Triple to Quadruple Aim: Care of the Patient Requires Care of the Provider," *Annals of Family Medicine* 12/6 (2013): 573–76.

9).  Thomas Bodenheimer, "Primary Care: Will I Survive?" *New England Journal of Medicine* 355/9 (2009): 861–64. 전문적 우위(pro-fessional dominance)에 대한 이전의 연구는 다음과 같다. Eliot Freidson, *Professional Dominance* (New York: Taylor & Francis, 1970) and *Profession of Medicine* (Chicago: University of Chicago Press, 1988).

향을 끼치는 상류의upstream 구조적 결정요인의 결과, 즉 '효과'로 본다. 이 시선을 통해 보았을 때, 보다 근본적인 문제는 의료 생산수단의 소유, 업무 조건 통제, 창조적 성취의 상실로 특징지어지는 업무 과정, 결과적으로 의료 종사자가 경험한 소외에 관한 것이다.

의료의 질이 떨어지는 이유와 질 개선 노력이 부족한 이유를 설명하기 위해 이제는 린lean 생산, 질 측정, 건강정보기술과 같은 몇 가지 추세와 패러다임을 특징짓는 모순을 검토한다.


## 질에 기대다

폐기물 최소화, 작업 미세 조정, 신속한 문제 해결('라인 중단'을 수반하더라도), 수용력을 수요와 밀접하게 맞추고, 의견보다는 사실로 문제를 평가하고, 개인에게 오류를 탓하기보다는 시스템의 근본 원인을 파악하고, 노동자에게 질을 측정하고 개선할 수 있는 도구를 제공하는 '린 생산'이 주장하는 질 개선 목표에 반대하기는 쉽지 않다.10)

질 향상을 담당하는 의료인으로서 린 생산과 질 개선을 위한 지속적인 시도에 두려움과 양가감정을 동시에 가지고 있음을 솔직하게 인정한다.11) 우리는 보건의료를 괴롭히는 여러 문제에 대해 이러한 접근법을 적용함으로써 상당한 성과를 보아왔고, 이 장을 시작할 때 나열한 널리 퍼져 있고 종종 심각한 질의 문제들을 다루는 데 어떤 변화를 이뤄냈는지 관찰해 왔다.

그러나 '린' 생산 방식에는 진정으로 질 문제를 다루고자 하는 모든 사람들이 해결해야 하는 깊고 충분히 인식되지 못한 문제와 모순이 있다. 린 생산에

---

10) Charles Kenney, *Transforming Health Care: Virginia Mason Medical Center's Pursuit of the Perfect Patient Experience* (New York: CRC Press, 2011); Craig C. Blackmore and Gary S. Kaplan, "Lean and the Perfect Patient Experience," *BMJ Quality & Safety* (2016), doi: 10.1136/bmjqs-2016-005273.

11) Sarah Winch and Amanda Henderson, "Making Cars and Making Healthcare: A Critical Review," *Medical Journal of Australia* 191/1 (2009): 28–29.

대한 많은 비판은 잘 알려져 있지만, 종종 기술의 실패, 이해 및 구현의 결함, 정확한 방법과 적용에 대한 정보 부족 등의 핑계로 간과되곤 한다.[12] 이 때문에 린 생산에 익숙하지 않은 대부분의 사람들은 경고 신호를 놓치게 된다.

### • 질이나 노동자에 대한 피상적인 노력

'질'은 종종 비용 절감에 대한 강한 의지를 의미한다. 압박이 가해질 때 종종 그렇듯이 기관이 질 개선을 위해 들이는 수사적 노력은 우선순위에서 밀려난다. 이 수사와 현실 간의 모순은, 질 목표에서 조금 벗어나거나 집중하지 못하는 것과 같은 미묘한 경우에서부터 잠깐의 관심과 흥분이 지나면 질 계획을 지키지 않는 경우, 더 심각하게는 노동자의 의견을 존중하고 정리해고나 업무의 아웃소싱을 피하기 위해 노력하겠다는 노동자와의 약속을 어기는 방식으로도 표출된다. 그들은 노동자의 목소리를 얼마나 자주 듣고 그들의 경험과 관심을 진지하게 받아들이는가? 근거는 주장되는 것보다 훨씬 적은 사실을 보여준다.

### • '낭비'와 건강한 업무 리듬을 구별하지 못함.

건강한 업무 리듬에는 환자와의 충분한 시간, 휴식을 위한 유익한 시간, 스트레스 최소화 등이 포함된다. 건강관리(및 다른 많은 형태의 일)는 복잡한 업무이므로 노동자와 일의 리듬에 대한 존중이 필요하다. 20세기 초반의 미국 자본주의 시대의 효율성 운동 및 과학적 관리에 대한 전문가 테일러Frederick Winslow Taylor의 말처럼, 노동자들은 종종 '태업soldiering'하는(경멸을 담은 '땡땡이loafing', '꾀병malingering' 등의 표현이 쓰이기도 한다) 경향을 보이며, 임원에게 무례하거나 업무에 대한 이해 부족을 보이므로, 구조화되고 모니터링된 업무에 대한 규율이 필요하다.[13] 보건의료의 산업적 접근은 임상의의 업무 단계에 대한 외부 생산

---

12) Bozena Poksinska, Malgorzata Fialkowska-Filipek, and Jon Engström, "Does Lean Healthcare Improve Patient Satisfaction? A Mixed-Method Investigation into Primary Care," *BMJ Quality and Safety* (February 10, 2016), doi: 10.1136/bmjqs-2015-004290.; Chris Huxley, "Three Decades of Lean Production: Practice, Ideology, and Resistance," *International Journal of Sociology* 45/2 (2015): 133–51; Mike Parker and Jane Slaughter, "Management by Stress," *Technology Review* 91/7 (1998): 37–44.

압력을 더욱 부추긴다. 15분 단위로 환자를 보는 바쁜 일차의는, 15분 단위의 예약 시간에 45분 필요한 환자들이 계속 오면, 10분 만에 볼 수 있는 '쉬운' 환자 덕분에 그나마 숨을 돌릴 수 있게 된다. 그러나 생산성 최적화에 관심을 두는 관리자에게는, 쉬운 환자는 수련의 정도가 낮은 의료인이 보거나 아예 병의원을 오지 않아도 되는 '낭비적인 태만wasteful slack'을 의미할 수도 있다.

### • 시스템 혁신에 대조되는 점진적 개선

질을 향상시키겠다는 가장 좋은 의도는 오늘날의 보건의료를 구성하는 강력한 힘에 거의 상대가 되지 않는다.[14] 질 관리 전문가 데밍W. E. Deming은 "사업의 지속성과 장기적인 일자리 제공이라는 목적을 달성하기 위해 제품과 서비스 개선이라는 목표의 일관성"이 요구된다는 첫 번째 원칙을 제시했다. 하지만 합병, 인수, 기업 구조조정, 직장 내 관행들, 병원의 차입매수, 공공 서비스의 민영화 물결은 이런 원칙을 조롱하는 것처럼 보이기까지 한다.[15] 노동자들은 회의적인 태도를 보이며 때로는 작업을 지시하는 새로운 관리자나 경영 스타일의 흐름에 대해 냉소적인 반응을 보이기도 한다. 린 생산에 따른 지속적인 품질 향상CQI: continuous quality improvement은 작고 점진적인 변화에 초점을 맞추기 때문에 긍정적인 방식으로 업무를 변화시키는 데 필요한 더 큰 변화와 비교할 때 약하다.

### • 지속적인 노력의 부족과 이에 따른 이익 저하.

위의 사항과 일부 겹치지만, 기관과 프로젝트가 린 투자와 활동을 완수하거나 지속하는 데 자주 실패하는 경우라면 주의가 필요하다. 특히 작업 방식에

---

13) Cedric Lomba, "Beyond the Debate Over "Post" vs "Neo" Taylorism: The Contrasting Evolution of Industrial Work Practices," *International Journal of Sociology* 20/1 (2005): 71–91.

14) Leo Panitch and Colin Leys, *Morbid Symptoms: Health Under Capitalism, Socialist Register* (London: Merlin Press, 2009); David Coburn, "Neoliberalism and Health," *The Wiley Blackwell Encyclopedia of Health, Illness, Behavior, and Society* (2014): 1678-83, doi: 10.1002/9781118410868.wbehibs149.

15) Mary Walton, T*he Deming Management Method* (New York: Penguin, 1988).

서 개선된 기능은 불과 몇 년 후 재검토 될 때에도 간신히 감지될 수 있다. 시간이 지남에 따라 지속되는 린 헬스 케어 계획의 비율에 대한 정확한 데이터가 없긴 하지만, 우리의 경험에 따르면 지속적인 노력은 규칙이라기보다는 예외에 더 가깝다.16)

### • 낭비적인 의료 과정을 광범위한 환경 폐기물과 연결하여 생각하지 못함.

재화와 서비스를 생산하기 위한 현재의 시스템은 지구 온난화, 대기 및 수질 오염, 폐기물 처리, 천연자원 고갈 및 삼림 벌채 등 여러 환경 위기에 직면해 있다. 린 생산이 전 지구의 환경 문제를 책임져야 하는 건 아니지만, 낭비를 줄인다는 표현과 함께 생산 소비 활동의 효율을 높인다는 선전은, '낭비'라는 더 광범위한 문제에 대한 도전하여 긍정적인 결과를 가져오는 데 실패했다는 사실을 볼 때 더 큰 모순을 의미한다.17)

### • 린 생산에 대한 공정한 평가를 왜곡하는 편향.

린 생산의 가치와 장점 출판 편향publication bias이라는 현상으로 서적, 사례연구, 웹 추천 및 컨설턴트들의 주장이 확산되고 있다. 부정적인 연구보다 긍정적인 연구가 게재될 확률이 더 많다는 이 분야에는 특별한 이해상충이 있는 것으로 보인다. 높은 서비스 질, 서비스 판매를 시도하는 컨설턴트, 심지어 프로젝트 및 팀(작성자 포함)의 열렬한 구성원까지도 브랜드로 내세우기를 원하는 병원은 종종 헌신적인 노력과 다양한 성공을 전 세계에 알리고 싶어 하기도 한다. 이 모든 것들이 린 생산의 장점을 불균형하게 담은 그림을 만들어낸다.

---

16)  Antonio D'Andreamatteo, Luca Ianni, Federico Lega, and Massimo Sargiacomo, "Lean in Healthcare: A Comprehensive Review," *Health Policy* 119/9 (2015): 1197–209.

17)  Terry Tudor, Steven Bannister, Sharon Butler et al., "Can Corporate Social Responsibility and Environmental Citizenship Be Employed in the Effective Management of Waste?: Case Studies From the National Health Service (NHS) in England and Wales," *Resources, Conservation and Recycling* 52/5 (2008): 764–74; Naomi Klein, *This Changes Everything: Capitalism vs. the Climate* (New York: Simon and Schuster, 2015).

### • 하나의 큰 팀 대 "자신을 위한 모든 사람들" 팀

팀워크나 협업이라는 상징적인 언어를 사용하려는 노력에도 불구하고, 린 생산에서는 종종 협업보다 경쟁을 우선시한다. 우리 사회와 시장의 이데올로기는 경쟁의 언어와 행동으로 가득하다. 최고의 의사나 병원을 선정하기 위해 점수표를 이용하거나, 그들 자신의 행위에만 집중하는 소규모 업무 단위에 집중하고 보람을 느끼며 종종 더 크고 복잡한 전체와의 상호작용을 희생시킨다거나('하위 최적화'라고 부르는 환원주의적 과정), 팀워크를 약화시키지 않더라고 집중력을 떨어뜨릴 수 있는 개인 성과에 대한 보상, 공유될 수 없는 의료 시술 및 특히 전용 IT 소프트웨어, 공공의 기준이나 심지어 공유를 장려할 수 있는 규제에 대한 반대 등 경쟁의 방법은 무수하다.

### • 이미 혜택 받고 있는 이들에게 혜택을 주고, 혜택 받지 못하는 가난한 이들을 벌하기

방치된 질병과 사회적 문제로 보살핌을 받기 어려운 불우한 환자에게 도움을 주는 의료기관은 대개 재정적으로 어려운 경우가 많다. 특별히 이 기관들이 최고 수준의 진료를 제공할 수 있게 재설계되어야 한다. 그러나 적어도 미국의 현실에서는 부자가 더 부유해지고, "훌륭한 의료서비스의 가용성은 그 서비스가 제공되는 인구의 필요에 반비례하는 경향을 보인다"는 튜더 하트Tudor Hart의 역진료 법칙Inverse Care Law은 환자들뿐만 아니라 의료기관들에도 적용된다.[18] 가난한 사람들을 돕는 기관들은, 컨설턴트에 투자하고 직원들에게 질 개선 사업에 집중하거나 하다못해 기존의 서비스를 좀 더 나아 보이게 하는 경쟁을 할 자원도 부족하기 때문에 자주 한참 뒤처지게 된다.[19] 성과별 지불제처럼 수익을 내는 성과를 추구하는 기관의 경우, '위험 조정'과 측정 비틀기(아래에 더 자세히 설명할 것이다)에 최선을 다하더라도, 불우한 상황에 처한 사람

---

18) Julian Tudor Hart, "The Inverse Care Law," *The Lancet* 297/7696 (1971): 405–12.

19) Lawrence Casalino, Arthur Elster, Andy Eisenberg, Evelyn Lewis, John Montgomery, and Diana Ramos, "Will Pay-For-Performance and Quality Reporting Affect Health Care Disparities?" *Health Affairs* 26/3 (2007): 405–14.

들을 돌보는 것이 아킬레스건이 되고 만다는 것을 인정하고 있다.

### • 기관에서의 불평등한 혜택

이사진이 받는 보너스와 고임금은 물론 [병원 최고경영자는 종종 같은 병원의 수위가 받는 임금의 천 배 이상 받기도 할 만큼 놀랍도록 불공평하다] 보건의료의 일선 현장에서 힘든 업무와 질 개선 노력을 수행하는 노동자는 인정도 보상도 거의 받지 못하는 점을 말하고자 한다. 그러한 힘든 일에서 오는 기쁨과 좌절은 관리자나 경영진들이 인정받는 성취에 대한 공로에 비해 인정받지 못하는 경우가 많다. 드물지 않은 좋은 평가에도 불구하고, 보건의료 노동자들이 종종 기관의 위선을 꿰뚫어보고, 기관을 대신하여 질 개선 노력을 하도록 요구받으면 분노한다고 말하는 이유이기도 하다.


## 건강정보기술

질 개선 약속이 현대 자본주의의 모순에 직면하는 또 다른 주요 분야는 정보기술, 즉 IT 영역이다. 역사적으로는 비용 청구를 용이하게 하기 위해 보건의료 전산화가 도입된 이유가 크다. 하지만 수익 창출과 실리가 중요한 만큼 의료서비스의 전달에 드는 비용과 복잡성 때문에라도 보건의료의 전자 자동화가 확실히 중요해진 것이다.

검사실 검사 결과 보고 및 관리, 약물 및 검사 주문, 전자의료기록 작성 등 전산화된 의료체계가 의료서비스에 대한 지배력을 갖게 되었다. 이러한 기본적인 기능 위로 여러 층의 복합 기능이 추가되었다. 의사 결정 지원[약물 투약 및 검사 순서 보조], 통신·메시지, 환자 포털[환자가 온라인으로 접근 가능한 본인의 기록 부분], 인구 관리 도구[환자 전체의 데이터를 집계, 분석하고 예방 검진이 필요한 환자를 추적]는 물론, 다양한 의료 지표를 포착하여 의료보험사 및 규제 기관과 같은 제3자에게 보고하는 기능 등이다.

초기 IT 시스템은 의료인의 업무를 보다 쉽게 하려는 바람과 의도가 컸다.

수동으로 수행해야 하는 반복적인 업무나 문서화에 중점을 두는 업무 간소화 시도였다. 초기 시스템을 사용한 개척자는 종종 자신의 일을 더 쉽고 더 똑똑하게 만들려는 임상의로서, 자체 솔루션을 개발했다. 혁신적인 개발자의 또 다른 목표는 오류가 발생하기 쉬운 반복 프로세스를 표준화하고 자동화하여 오류를 줄이는 것이었다. 질, 안전 및 효율성 향상에 대한 초기의 성공적인 보고서의 대부분은 이러한 자생적인 솔루션을 개발하는 개인이나 기관에서 나왔다.[20]

그러나 대규모 기업들이 건강정보기술 시스템을 판매하면서 그동안 자생적으로 개발되었던 시스템을 대체하기 시작했다. 업무를 보다 쉽게 하기 위한 건강정보기술이 업무를 제어하고 표준화하기 위해 고안된 시스템으로 패러다임이 변화했다. 이론적으로 이러한 변화는 부적절한 편향이나 오류를 줄이며 책임을 강화하는 데 도움이 되는 등 여러 수준에서 유용할 수 있었다. 지금도 마찬가지이지만 사용자의 불만, 비효율, 안전에 대한 문제는 기업화된 건강정보기술 시스템의 문제점이었다. 이러한 단점은, 특히 미국과 영국에서 총 수천억 달러 또는 유로의 대규모 공공자금이 건강정보기술에 투입되었음에도 나타났으며, 건강정보기술 시스템이 의료비 지출을 감소시키고 의료인들이 보다 높은 수준의 의료서비스를 제공할 수 있도록 도와줄 것이라던 기존 전망과는 거리가 멀었다.

연구 데이터에 따르면 사용자의 불만에는 다음과 같은 내용이 포함된다. ① 업무 내용, 특히 기록 작성에 더 많은 시간이 소요된다. ② 대화는 물론 심지어 환자를 보는 것조차 어렵게 한다. ③ 생생한 경험에 관한 일관된 이야기 없이 양식만을 따른다(한 임상의는 "생명이 부족하다"라고 표현했다). ④ 전자의료기록은 관련성이나 정확성이 떨어지는 정보로 채워진다. ⑤ 다른 전자의료기록 체계 간의 소통이 부재하므로, 여러 기관에서 의료서비스를 받는 환자들에게 안전하지 않거나 비효율적인 돌봄을 야기한다. ⑥ 헷갈리고 부실하게 설계된 인터페이

---

20) Joshua Vest, Jangho Yoon, and Brian Bossak. "Changes to the Electronic Health Records Market in Light of Health Information Technology Certification and Meaningful Use," *Journal of the American Medical Informatics Association* 20/2 (2013): 227–32.

스로 인해 약물 및 검사를 효율적으로 처방하기가 어렵다. ⑦ 적절하지 않은 위양성false positive이나 도움이 되지 않는 경고 신호가 너무 많아 정작 중요한 경고를 놓칠 수도 있다. ⑧ 청구서 발송 요건이 더욱 복잡하고 비싸졌다.[21]

## 평가 지표(metrics): 줄자, 눈금자, 그리고 측정되는 것들

환자와 보건의료 노동자들이 "자신들이 숫자로 축소되고 있다"라고 표현하는 불만은 그들의 깊이가 고려되지 않는 실제 현상을 의미한다. 임상 행위와 결과에 대한 '평가 지표'는 보건의료 및 질 개선 활동에 지배력을 가지게 되었다. 건강정보기술 리더들은 환자와 노동자에게 해가 될 수 있는 방식으로 린 생산과 건강 정보기술의 오용되는 것에 불편함이나 비판을 표현하기도 하지만, 그러한 질책은 더 나은 질을 위한 수단으로서의 측정을 향한 그들의 뻔뻔한 로맨스를 방해하지 않는다. "측정할 수 없는 것을 향상시킬 수 없다"라는 명제는 이미 받아들여진 진리이며, 질 개선을 위해 건강 개입의 결과를 질적, 양적으로 측정해야 하는 필요를 아예 무지하거나 비과학적이라고 낙인찍히지 않기 위해서는 숫자의 중요성은 의심할 여지가 없다. 그러나 린 생산이나 건강 IT와 마찬가지로, 측정 기준 같이 중립적으로 보이는 구조도 질에 대한 진실을 왜곡하고, 거짓으로 나타내며, 무시하고, 헷갈리게 하여, 급기야 저해하게 되는 이데올로기적 가정과 틀을 가지고 있다.

푸코Foucault는 사회생활의 여러 분야를 이론화하여 실례를 통해 설명함으로써, 의료 행위를 규율하고 정규화하고 통제하는 현대의 방식을 상기시켰다.[22] 보건의료 노동자에게 서열을 매기고 그래프로 업무를 정량화함으로써

21) Sherry Turkle, "The Flight from Conversation," *New York Times*, April 21, 2012; Sherry Turkle, *Alone Together: Why We Expect More from Technology and Less from Each Other* (New York: Basic Books, 2012); Nancy Brown, "Driving EMR Adoption: Making EMRs a Sustainable, Profitable Investment," *Health Management Technology* 25/5 (2005): 47-48.

22) Michel Foucault, *Discipline and Punish: The Birth of the Prison* (New York: Vintage, 1977); Foucault, "Governmentaility," in *The Foucault Effect: Studies in Governmentality*, ed. Graham

업무는 징계 대상이 될 수도 있다. 푸코는 이 과정을 '정규화normalization'라고 불렀다. 원거리 감시 기능을 사용하면 멀리서도 통제할 수 있기 때문에 지역 통제의 손실을 가져올 수 있다. 일선 현장 직원은 내용과 방향에 대한 결정을 포함한 전체 작업 과정을 점차 제어하지 못하게 되고,[23] 평가 지표가 실제적인 통제를 하면서, 진정한 권력관계와 선택이 원격으로 이루어진다는 실체를 가리는 것처럼 보인다.

아이러니하게도 의사들은 오랫동안 환자를 숫자로 환원하는 경향을 보여왔다. 예를 들어, 환자의 실제 경험, 즉, '주관적인' 증상보다 환자의 '객관적인' 검사 결과에 더 많은 주의를 기울여왔다. 이제는 이 과정의 대상이 뒤바뀌어 관료주의적 시선이 점점 의사를 그런 대상화의 대상으로 두고 의학을 바라보고 있기 때문이다.

좁게 적용되는 평가 지표에 대한 선 시대의 강박과 균형 있게 적용되지 못하는 현실에 따라오는 다른 문제점을 살펴보자면, 측정 활동을 다각도에서 점검해야 한다.

### · 가치 판단

무엇을 측정할 것인가는 가치판단을 나타내며 종종 보건의료에 힘을 가진 사람들의 필요를 반영한다. 이 말이 꼭 사악한 음모를 뜻하는 건 아니다. 의사 결정 도구는 건강 실무자의 행위를 측정하고 비교하는 데 얼마나 편리하게 정량화할 수 있는가에 따라 특정 평가 지표를 취한다. 지난 몇 개월 동안의 혈당 관리를 판단하기 위해 측정한 당뇨병 환자의 당화혈색소hemoglobin A1C 수치는 이러한 평가 지표를 보여준다. 건강보험업계, 관리자, 질 관리자는 의사의 질, 특히 대부분의 당뇨병 환자를 관리하는 일차의의 척도로서, 이 마법 A1C 번호

Burchell, Colin Gordon, and Peter Miller (Chicago: University of Chicago Press, 1991); Alan McKinlay and Ken Starkey, "Managing Foucault," in *Foucault, Management and Organization Theory: From Panopticon to Technologies of Self*, ed. Alan McKinlay and Ken Starkey (London: Sage Publications, 1998).

23) Fitzhugh Mullan, "A Founder of Quality Assessment Encounters a Troubled System Firsthand: Interview with Dr. Avedis Donabedian," *Health Affairs* 20, no. 1 (2001): 137–41.

를 취한다. 이러한 행정 결정은 의사로 하여금 환자가 미리 정해진 A1C 목표 수치로 낮추도록 압력을 가하도록 한다. 그러나 이 목표 수치를 얼마나 낮게 책정해야 하는지, 환자의 연령이나 다른 변수를 참작해야 하는지, 그렇다면 얼마나 참작해야 하는지에 대한 의견은 분분하다. 엄격한 혈당 조절은 당뇨 합병증의 발생 빈도 감소와 상관있어 보이고, 인슐린 비의존형인 제2형 성인 당뇨병에 비해 인슐린 의존형인 제1형 소아 및 청소년 당뇨병에서 더 그렇다. 환자를 전체로 보지 않거나 사회적인 맥락을 고려하지 않고 A1C를 떨어뜨리기 위해 혈당강하제를 적극적으로 처방하는 행위는 저혈당 합병증 같은 부작용을 일으키는 경우가 많다. 질과 안전을 다루는 한 저명한 대변인은 "우리는 목표를 달성하고 있긴 하지만, 핵심을 놓치고 있어요"라고 정확하게 말했다.[24]

### • 좁고 왜곡된 정의

일부 관리업계에서는 질을 가장 낮은 가격으로 생산되는 무결함 수량으로 정의했다. 이 정의는 제조업에 적용될 수는 있을 것이다. 하지만 보건의료는 건강 서비스의 생산과 환자 보호 사이의 근본적인 긴장을 조성하는 여러 복잡한 변수와 사회적 상호 작용을 포함한다.[25] 질의 정의와 평가 지표는 좋은 의료에 중요한 대인관계적·질적 측면을 측정하지 못하여, 건강 노동자가 대부분의 시간을 할애하는, 요즘에는 사라져가는 돌봄이나 진단의 질 같은 지극히 중요하지만 평가 지표에는 없는 특성을 간과하게 된다. 안토니오 그람시 Antonio Gramsci가 말한 예술 또는 아름다움으로서의 질 개념은 둘째 치고, 돌봄의 우수성, 업무의 자율성/자주성, 환자에 중심을 둔 발상은 속도와 효율성을 강조하는 보건의료 생산에서는 가치가 떨어진다.[26] 질을 바라보는 좁은 관점은 질 향상 업무와 결과 아래에 있는 종종 더 복잡한 이야기를 놓치게 한다.

---

24) Robert Wachter, "How Measurement Fails Doctors and Teachers," *New York Times*, January 16, 2016.

25) James Reason. *Managing the Risks of Organizational Accidents*, vol. 6 (Burlington, VT: Ashgate Publishing, 1997).

26) Antonio Gramsci, *Prison Notebooks*, vol. 2 (New York: Columbia University Press, 1992).

## • 누가 질을 판단해야 할까?

동료 직원과 환자가 대개 제일 적절한 심사위원이다. 그들은 숫자로 된 등급이나 인위적인 점수표보다 더 정확하게 질을 이해한다. 시장의 힘을 이용하여 '질을 향상'하고자 하는 이들은 그 전략이 실패할 때마다 계속해서 실망해왔다. 우리는 시장이 어쨌든 마술처럼 좋은 질을 유도하기를 바라기보다는 건강 노동자들이 질 향상을 위해 들이는 본질적인 노력을 이해할 필요가 있다.

## • 측정 부담

평가 지표의 측정은 시스템 안에서 일하는 이들에게 과중하고 받아들일 수 없는 부담이다.[27] 최근의 한 연구에 따르면 미국 의사의 경우, 질 측정에 평균 4만 달러 이상을 소비하며 각각의 의사는 매주 약 2.6시간, 즉 9명의 환자를 볼 수 있는 시간을 사용한다.[28] 메디케어, 메디케이드 센터의 전 책임자인 돈 베윅Don Berwick은 다음과 같이 말한다.

전반적으로 행위를 측정하는 기업은 수많은 기관과 이해관계자가 자신이 원하는 방식, 원하는 시기, 원하는 사람이 원하는 방식으로 평가 지표를 요구할 수 있는 특권을 행사하게 되어 무한 경쟁과 같아졌다. 화해, 조화, 견해 및 효용에 관해서 종종 논의되지만 진전이 느리고, 그로 인해 건강 서비스를 제공하는 이들에게 부가되는 부담은 그냥 엄청난 게 아니라 솔직히 말도 안 되는 지경이 되었다. 측정 비용 자체가 너무 거대해진 것이다.[29]

---

27)  Donald Berwick, "The Stories Beneath," *Medical Care* 45/12 (2007): 1123–25; Asaf Bitton, Gregory Schwartz, Elizabeth Stewart et al., "Off the Hamster Wheel? Qualitative Evaluation of a Payment-Linked Patient-Centered Medical Home (PCMH) Pilot," *Milbank Quarterly* 90/3 (2012): 484–515; Benjamin Crabtree, Sabrina Chase, Christopher Wise et al., "Evaluation of Patient-Centered Medical Home Practice Transformation Initiatives," *Medical Care* 49/1 (2011): 10–16, doi: 10.1097/MLR.0b013e3181f80766.

28)  Lawrence Casalino, David Gans, Rachel Weber et al., "US Physician Practices Spend More than $15.4 Billion Annually To Report Quality Measures," *Health Affairs* (Millwood) 35/3 (2016): 401–6.

29)  Donald Berwick, "Health Services Research, Medicare, and Medicaid: A Deep Bow and a Rechartered Agenda," *Milbank Quarterly* 93/4 (2015): 659–62.

### • 시스템 게임: 아무 생각 없이 규칙을 따르라

질 평가 지표는 실수를 발견하고 배울 수 있는 진지한 노력보다는 질 게임에서 "점수를 매기는"것에 집중한다. 어려운 환자를 돕기 위해 하는 혁신과 실험, 위험 감수는 이 게임이 진행되는 방식이 아니다. 플레이어는 게임의 규칙을 익힌다. 현대 의학에서 게임이 어떻게 작동하는지에 대한 히멜스타인 Himmelstein과 울핸들러Woolhandler 연구에서, 메디케어 환자의 재입원율 향상은 병원에서 이 환자들을 응급실에서 '관찰이 필요하여 머무는 환자'로 분류하여 재입원의 정의를 조작하는 속임수로 만들어낸 경우가 많았다. 그들은 "속임수에 능숙해지기만 하면 다른 어떤 것에도 능숙해질 필요가 없다"라고 결론을 맺는다.[30)]

### • 해결책이 아니라 문제의 일부

마지막으로, 우리는 이러한 주의를 분산시키고 부담스럽기만 한 질 측정이 더 나은 질의 실천으로 이끌지 못할 뿐만 아니라 진정한 질을 이끌어내는 도덕적 연결고리, 즉 이타주의나 인간관계를 막음으로써 실제로는 오히려 장애물이 되고 있는 것은 아닌지 물어봐야 한다. 평가 지표의 사고방식이 내면화되어 도덕적 윤리적 행동의 나침반이 되면 돌봄을 제공하는 이들은 점차 지치고 냉소적으로 변하게 된다. 로버트 워처Robert Wachter는 "질을 측정하고 개선하려는 이러한 사업으로서의 노력은 이제 사람들이 도움을 주는 직업을 선택할 동기를 부여하는 이타주의와 사랑을 차단하고 있다"라고 말한다.[31)]

---

30)  David Himmelstein and Steffie Woolhandler, "Quality Improvement: 'Become Good at Cheating and You Never Need To Become Good at Anything Else,'" *Health Affairs Blog*, August 27, 2015, http://healthaffairs.org/blog/2015/08/27/quality-improvement-become-good-at-cheat-ing-and-you-never-need-to-become-good-at-anything-else/.

31)  Wachter, "How Measurement Fails Doctors and Teachers."

## 결론: 질과 공공의료제도

보건 노동자들과 환자들은 건강 서비스의 질에 대해 깊이 신경을 쓰고 있다. 질 향상에는 특정 전제 조건이 필요한데, 현재 미국 건강 체계에서 부족한 부분이다. 즉, 모든 사람들에게 보건의료에 대한 접근성이 필요하며, 서비스는 필요한 경우 전문 서비스가 뒷받침되는 지역사회, 연속성 있는 환자-의사 관계 및 일차의료에 기반한 공정하고 저렴한 방법으로 조직되고 제공되어야 한다는 이러한 단순한 개념은, 필요한 서비스를 조직하고 지원하는 데 필요한 자원을 모으고 풀을 제공하는 보편적이고 통일된 건강보험 체계를 필요로 한다. 이 책의 후반부에서 다시 제시하듯이, 그러한 보편적이고 통일된 체계는 일원화된 공공의료제도에 의해서만 성취될 수 있다.[32]

질은 양질의 보건의료서비스를 제공하는 기본적인 틀의 달성뿐 아니라 질에 대한 우리의 집단적 욕구를 자유롭게 하여 공유된 보편적 체계를 구축하고, 추진하고, 육성할 수 있다는 인식에 달려 있다. 그러한 체계에서만 시장의 가치보다는 공공 서비스의 가치가, 수익성보다 질을 중요하게 여기는 시스템을 구축할 수 있다.[33]

---

32)  Gordon D. Schiff, Andrew B. Bindman, and Troyen A. Brennan, "A Better-Quality Alternative: Single-Payer National Health System Reform," *Journal of the American Medical Association* 272/10 (1994): 803–8; Adam Gaffney, Steffie Woolhandler, Marcia Angell, and David Himmelstein, "Moving Forward from the Affordable Care Act to a Single-Payer System," *American Journal of Public Health* 106/6 (2016): 987–88.

33)  Julian Tudor Hart, "Two Paths for Medical Practice," *Lancet* 340 (1992): 772-75.

# 제4장

# 보건의료 개혁의 정치경제학

데이비드 히멜스타인·스테피 울핸들러

웨이츠킨 주: 이 장에서는, 보건의료 개혁의 정치경제학에 관해 내가 제시한 일련의
질문에 저자들이 대답하는 인터뷰 형식을 취했다.


**웨이츠킨: 보건의료의 상업화가 무엇을 의미하는가?**

저자: 보건의료는 수천 년 동안 환자와 치료자caregiver 간의 지극히 사적인
personal 상호 작용이며 사람들 간의 관계였다. 물론 현실은 과거에 추구했
던 이상에 미치지 못했다. 의사들은 돈에 팔려 스스로에 이익이 되는 방식
으로만 행동하기도 했고, 지배 계급은 생산성을 유지하는 데 필요한 것에
만 한정하여 노동자를 돌보아야 한다고 결정하기도 했다. (물론 농노나 노예와
같은 노동자들 다수는 그런 돌봄조차 거의 받지 못했다.) 어쨌든, 대부분의 돌봄은 환
자와 개인적인 관계를 맺은 의사나 간호사에 의해 이루어졌다.

지난 50년간 미국의 의료서비스는 구매자로 간주되는 환자와 대규모 기
업 판매자 간의 인간미 없는 경제 관계로 바뀌고 있다. 보건의료는 사고
팔리는 물건, 즉 상품이 되었다. 이 변화는 돌봄을 달리 정의하게 했다.
"아프거나 도움이 필요할 때 당신을 돌봐주고자" 하는 의사 대신, 돌봄을
제공하는 기업이 판매용으로 규정된 일련의 서비스를 제공한다. 환자의
돌봄을 어떤 사람에게 맡기는 게 아니라 기업 기관에 연결되는데, 이곳에
서의 의사와 간호사들은 교환 가능한 부품일 뿐이다.

**웨이츠킨: 자본주의 현 단계에서 의료서비스가 어떻게 변화하고 있는가? 의사를 포함한 보건의료 전문가의 사회계급적 지위는 어떻게 바뀌고 있나?**

저자: 최근까지도 대부분 의사들은 자영업자로서 개인 개원이나 작은 규모의 단체 개원 형태로 일했으며, 의료비는 환자들이 직접 지불하거나 아니면 환자의 보험회사가 지불했는데, 후자는 제2차 세계대전 이후 본격적으로 시작되었다. 이러한 환경에서 의사들은 자신의 업무나 업무 환경에 대해 상당한 통제권을 가지고 있었다. 또한 의사들은 병원 운영에도 상당한 영향력을 행사했고, 병원은 의사에 대한 통제권이 거의 없었다.

지난 10년 동안, 소규모의 독립 의원들이 경제적으로economically 살아남는 것은 실제로 불가능해졌다. 보험사는 소규모 의원과의 계약을 거부하거나 말도 안 되게 낮은 의료비fee를 제시하고 있다. 반면 대규모 기업형 병원의 경우 보험사들이 특정 보험 상품을 구매하는 경우 더 많은 병원에서 사용될 수 있게 하기 위해, 병원과 협상하려 하기 때문에 보험사와 의료비를 협상할 수 있고, 그래서 낮은 의료비를 거부할 수 있다. 또한 보험사 다수는 입원비, 약제비, 전문화된 서비스 등을 포함한 한 환자의 총의료비를 충당하기 위해 '인당 정액제capitation'인 연회비를 내야 한다고 주장하기 시작했다. 중증 환자 치료는 비용이 수백만 달러에 달할 수 있고, 작은 규모의 의원이라면 이 비용 때문에 파산하기 쉽지만, 수십만 명의 환자에게 인당 정액제를 받지만 대부분의 환자들이 건강하여 의료서비스가 거의 필요하지 않은 거대한 [의료] 기관이라면 쉽게 충격을 흡수할 수 있다.

소규모 의원에서 더 이상 일할 수 없게 되자, 대부분의 의사들은 병원이나 관리의료조직MCO, 또는 수천 명의 의사를 고용하는 단체 개원 기관과 같은 대기업 의료 조직의 고용인이 되고 있다. 이러한 조직에서는 기업의 임원이나 관리자가 의사가 일할 장소와 시간, 봐야 할 환자의 수, 환자에게 청구할 진료비 등을 결정하며, 의사가 제공해도 되는 진료의 세부 사항까지 결정하는 경우도 늘어나고 있다.

수익을 창출하지 못하거나 경영에 비협조적인 의사는 해고당할 위험에 직면하고, 업무에 대한 다른 선택지도 급속히 줄어들고 있다. 따라서 의사들이 여전히 아주 높은 수준의 임금을 받고 있고 앞으로도 당분간은 계속 그렇다 하더라도, 경영과의 관계로 봤을 때 의사들은 점점 프롤레타리아화되고 있는 것이다.

**웨이츠킨: 보건의료에 대한 기업의 통제에 오바마케어가 기여했는가?**

저자: 오바마케어는 여러 면에서 의료기업을 강화시켰다. 첫째, 대부분의 미국인들이 민간의료보험을 구매하도록 강제함으로써 보험업계의 시장을 보장해 주었다. 더불어, 10년간 1조 달러에 달하는 민간 보장private coverage 신규 보조금은 민간 보험업계에 엄청난 공적 자금을 투입하게 했다. 또한 오바마케어가 제약회사들과 맺은 거래에는 의약품 가격 통제가 빠져 있다. 그 결과, 2010년 초에 환자 보호 및 적정 부담 보험법ACA 통과 후 의약품 비용과 제약회사의 이익은 급증했다. 마지막으로, 이 법안은 메디케어로 하여금 의료비 지불을 인두제capitated payments로 전환하도록 요구했다. 앞에서 설명했듯, 이는 소규모 의원을 살아남지 못하게 하고, 대규모 기업 소유 병의원으로의 전환을 크게 가속화했다.

**웨이츠킨: 전자의료기록 체계는 이러한 과정에 어떤 영향을 미치고 있는가?**

저자: 의사-환자 간 상호 작용이 사적으로 유지되고 그래서 관리자에게 그 내용이 대개 불투명한 경우, 의료 행위를 기업이 통제하고 의사 업무를 기업 구조에 완전히 통합하는 것은 쉽지 않다. 전자의료기록체계는 의사들이 각각의 환자에게 얼마간의 시간을 쓰는지, 엄격한 진료 기준이나 및 청구 규칙을 지키는지 감시할 수 있게 함으로써 의사들을 '관리하고', 또한 이들을 고용한 기업에 수익을 내고 있는지 모니터링하는 데 핵심적인 역할을 하고 있다.

의사를 관리하고 의료를 돈벌이로 만드는 데 초점이 맞춰진 전산화는 전자의료기록을 기형적으로 이용되게 했다. 전산화로 기대되는 긍정적인 전망을 실현하는 대신, 광범위하게 채택되고 있는 체계는 근본적으로는 의료비 청구와 관리를 위한 도구에 환자 치료 요소가 덧붙여져 있는 형태이다. 과거 의사들이 작성한 의료기록은 간혹 읽기 힘들긴 했어도 대개 간략하고 유용했으나, 오늘날의 전자기록은 대개 읽을 수 있는 횡설수설에 지나지 않는다. 의료기록은 자동입력되거나 잘라 붙이기로 작성된 불확실한 품질의 이전 정보 수십 장이 덕지덕지 덧붙여져 있다. 예를 들어, 환자와의 긴 상담시간에 대한 청구를 정당화하는 광범위한 병력 청취와 진찰에 대한 기록은, 실제 그러한 질문들이 있었는지, 진찰이 이루어졌는지와는 상관없이 몇 번 키보드를 두드리는 것만으로 입력될 수 있고, 관리자들이 내린 지시를 따르기 위해 확인하는 수많은 사항들도 마찬가지이다.

**웨이츠킨: 공공의료제도를 지지하는 의사회의 공동창립인으로서, 이 단체가 어떻게 시작되었는지 설명해 달라.**

저자: 우리는 1982년부터 단일지불자 보건의료 개혁을 지지하는 매사추세츠 활동가들과 함께 활동해 오고 있다. 매사추세츠 그레이 팬서Gray Panthers가 이끄는 활동가들은 1986년 주 하원의원들에게 이 개혁에 대한 지지를 공식으로 지시할 수 있는 주 전체 투표를 결의했다. 우리는 메사추세츠주 의사협회Massachusetts Medical Society가 강하게 반대할 것을 우려했지만(의 사협회는 결국 반대 입장을 취하지 않기로 결정했다), 개혁을 지지하는 의사 단체가 균형을 잡는 역할을 잘할 수 있을 것이라고 생각했다.

그해 여름, 빈곤층에 주목하는 의료인들이 뉴햄프셔의 한적한 곳에 모여 그러한 단체의 구성을 제안했다. 상당한 토론 끝에 참가자들은 계획을 진행하기로 결정했다. 그 결정은 메사추세츠 법안initiative에 대한 지지가 필요해서이기도 했고, 또한 메디케이드 수호를 중심으로 한, 빈곤층의 돌봄을 지켜내고자 했던 과거의 노력들이 성공적이지 못했던 이유도 있다. 또한 당시의 보건의료체계는 많은 중산층 환자에게도 제대로 된 서비스를 제공하지 못하고 있으며, 빈곤층과 중산층 모두를 대상으로 한 보장과 돌봄을 개선하는 활동이 훨씬 더 큰 잠재력을 가지고 있다고 확신했다. 공공의료제도는 보건의료 관료주의에서 수십 억 달러를 절약하여 그것으로 보편적이고 종합적인 의료보장을 저렴하게 마련할 수 있다.

**웨이츠킨: 론 델럼스**Ron Dellums **하원의원 등이 제안한 영국식 국민건강서비스가 아닌 '캐나다식'의 단일지불자 보험제를 지지하는 결정이 내려진 이유와 과정은 무엇인가?**

저자: 1970년대 진보적인 보건의료 활동가들 사이에서는 날카로운 분열이 있었다. 특히 노동계를 포함한 여러 사람들은 의료비는 모두 국가가 지불하지만 의사 등 보건의료 종사자를 직접 고용하지 않고 병원이나 다른 의료 시설을 국유화하지 않는 캐나다의 국민건강보험NHI: National Health Insurance을 지지했다. 반면, 신좌파 등 젊은 세대와 연관된 이들은 공공이 소유하고 운영하는 체계의 영국식 국가보건서비스NHS: National Health Service를 추진했다.

우리는 두 진영 간의 갈등을 피하고 NHI와 NHS 모두 포함한 다양한 단일지불제 선택지에 대한 지지를 표명하기 위해 'NHP'이라는 용어를 사용하기로 결정했다. 또한 우리에게는 공공제도와 양립하는 민영 체계의 출현을 막아, 모든 사람들이 동일한 보건의료라는 배에 타는 것이 NHS와 NHI의 차이만큼 중요했다. 영국은 NHS를 보유하고 있음에도 불구하고 대부분의 부유층이 민간 보험에 가입하여 진료 대기열을 뛰어넘을 수 있다. 반면 캐나다의 국민건강보험은 공공보장과 중복되는 민간 보험을 금지한다. 따라서 부유층에게는 더 우수하고 신속한 돌봄을 택하거나 구매할 수 있는 방법이 거의 없는 것이다.

공공의료제도를 지지하는 의사회가 제안서를 작성하여 1989년 ≪뉴잉글랜드의학저널New England Journal of Medicine≫에 발표할 때, 우리는 캐나다 노선을 선택하게 되었다. 왜냐하면 그 체계로의 전환을 상상하는 편이 훨씬 쉬웠고 또 부유층을 대상으로 한 민간 영역 병존을 금지하는 것이 우선순위라고 생각했기 때문이다. 최근, 소위 책임의료조직ACO: Accountable Care Organisation으로 불리는 수많은 병원과 수천 명의 의사를 포함한 거대 통합 의료체계의 출현으로 인해 우리는 다시 NHS 모델에 대해 이야기하게 되었고, 개정판 PNHP 제안서는 그러한 지배적인 체계는 공공의 직접 소유권 아래 들어와야 한다는 의견을 지지한다.

**웨이츠킨: PNHP는 왜 의사를 주요 활동 대상으로 삼았는가? 의사의 사회계급적 지위와 사회 변화에 대한 그들의 역할, 또 노동 운동 및 사회 변화를 위해 투쟁하는 다른 단체들과의 관계에 대해 자유롭게 의견을 표현해 달라.**

저자: 1986년 매사추세츠주에서 있었던 단일지불제 찬반 투표에 대한 의학계의 조직화된 반대에 맞설 수 있는 의사 단체의 필요성이 PNHP 창설의 촉발제가 되었다. 장기적으로는 의사들의 의견을 대표하는 어떤 단체가 대중들로 하여금 의사들이 모두 획일적으로 NHP에 대해 반대하는 것은 아니며 그러한 개혁으로 의료에 문제가 생기지 않을 것이라는 확신을 주는 중요한 역할을 할 수 있을 거라 생각했다.

또한 많은 수의 의사들이 NHP를 공개적으로 지지하도록 하기 위해 가장 좋은 전략이 무엇인가라는 실질적인 질문도 염두에 두었다. NHI에 대한 의사들의 의견 조사 및 동료 의사들과의 상호 작용을 토대로 우리는 상당수의 의사들이 그러한 개혁을 선호한다는 확신을 가지게 되었다. 이는 어느 정도는 막 시작되고 있던 기업의 의료계 장악이 의사들의 특권적인 입장에 위협이 된다는 것을 반영했다. 하지만 상당한 지지를 얻을 수 있겠다고 생각하는 것만큼, 대다수의 의사 동료들이, 의사가 아닌 활동가들, 특히 노동계급 활동가들과 정치적인 조직에서 긴밀하게 활동하는 것을 불편하게 여길 것이라는 생각도 들었다. 질문이 의미하듯, 대다수의 의사들에게 그들의 사회계급적 지위와 그로부터 발생하는 문화 규범은 보다 넓은 진보 운동으로 통합되는 데 장벽이 되고 있다.

게다가 의료계의 사회적·전문가적 구조는 특히 의사 단체 조직을 선호했다. 주류 언론에서 실상 다루어지지 않다시피 한 NHP에 대한 논의를 의학 저널은 의사들에게 전달할 수단을 제공했다. 하지만 주요 의학저널은 의사 단체가 제시하는 진보적인 글에는 개방되어 있었지만, 의사 직업군 밖의 글에 대해서는 장벽이 훨씬 높았다. 그 외에도 의사들은 병원의 임상 회의나grand rounds, 부서 회의 및 지역 및 국가 단위의 전문의 회의 등에서 자주 모였고, 의료 개혁 논의를 위한 잠재적인 회의장이 되곤 했다. 마찬가지로, 이런 곳에서도 광범위한 지지 단체보다는 의사 단체를 대표하는 발표에 훨씬 개방적이었다.

끝으로 의사들은 의료 개혁에 대한 구체적인 관심사와 의견을 가지고 있다. 의대생의 부채 부담이나 전문 분야별 임금 격차, 의료 과실 관련 법률에 대한 특별한 관심이 그 예이다. 의사 단체는 이러한 문제들이 주의를 끌 수 있게 하지만, 이들 중 일부는 의사가 아닌 사람들에게는 별 관심이 없는 문제이기도 하다.

이러한 이유로 우리는 의사 단체를 조직하여 움직이는 것이 최선이라고 생각했고, 간호사 단체나 노동운동단체 등의 다른 진보적인 연합들과 연대하기를 희망했다. 실제로 강력한 노조단체인 미국간호사연합National Nurses United은 핵심 동맹단체로, 그 대표자가 PNHP 이사회의 고문으로 활동하고 있다.

즉, PNHP는 의사가 아닌 구성원도 환영한다. 단체 내부의 투표는 의료인만이 참가할 수 있지만, 실제로 투표가 실시된 적은 한 번도 없다. 우리는 합의consensus를 추구하며, 몇몇의 비의사 구성원들이 단체 내에서 중요한 역할을 담당해 왔다.

**웨이츠킨: PNHP는 자본주의 국가의 모순을 어떻게 다루어왔는가? 단일지불자 제도는 자본주의 국가의 구조와 정치경제적 단계 어디에 해당하는가?**

저자: PNHP는 보건의료를 지불 능력이 아니라 의학적 필요에 기반하여 분배되는 비시장적 재화good가 될 수 있도록 노력해 왔다. 본질적으로 "각자 능력만큼 내어놓고 필요한 만큼 가져간다"는 전통적인 구호를 구체화한 것이다.

몇몇 다른 자본주의 국가의 사례에서, 경제의 나머지 영역을 근본적으로 재구성하지 않고서도 이 방향으로 나아갈 수 있다는 것을 분명히 볼 수 있었다. 하지만 자본주의 국가라는 상황이 주는 어려움 또한 우리는 인식하고 있다. 정부가 보건의료 재정을 관리하는 것이 민간 보험회사보다 바람직하다는 것이 우리의 의견이지만, 정부는 대개 기업 계급의 이익을 반영한다. 즉, 교육에서와 마찬가지로, 정부는 나쁜 영향을 끼치는 '성과별지불제'라는 보상과 전산화 전략을 도입하여 보건의료의 본질을 상품으로 만들고, 공공자금이 민간 영역 투자자들에게 돌아가도록 끈질기게 시도하며, 투자를 왜곡하여 부자를 위한 새로운 의료시설을 만들고, 경제 불평등 및 인종 불평등, 지구 온난화, 해로운 식량 환경, 산업 재해 등의 공중보건 문제와 마찬가지로 건강을 결정하는 가장 중요한 요인을 해결하려는 노력을 거의 하지 않는다.

**웨이츠킨: 소위 의료-산업 복합체**MIC: medical-industrial complex**라는 환경 안에서 영리를 목적으로 하는 보험업계, 제약업계 등의 기업이 차지하고 있는 견고한 입지를 PNHP는 어떻게 다루어왔는가? PNHP 제안서가 주 또는 연방 정부 차원에서 통과되면 단일지불제는 이러한 기업의 역할을 어떻게 변화시키게 될 것인가?**

저자: 우리는 민간 보험사가 보건의료에 어떤 역할도 해서는 안 된다는 것을 처음부터 분명히 했다. 민간 보험사를 내버려 두는 한, 충분히 공정하고 효율적인 의료체계를 만드는 방법은 있을 수 없다. 이는 민간 보험업계가 당연히 단일지불제 개혁을 반대하기 위해 실질적인 재정적, 정치적 권력을 행사할 것이라는 것을 의미한다. 힐러리 클린턴은 개혁 지지자들에게 어떻게 이 반대를 극복할 수 있을지 질문했다. 우리는 대통령이 변화를 위한 대중 운동을 이끌라고 제안했으나, 받아들여지지 않았다. 그러나 대부분의 미국인들이 보험회사를 경멸하고 단일지불자제를 선호한다는 것은 명백한 사실이다. 우리가 할 일은 그 정서를 움직이는 것이다. 또한 기업 계급corporate class의 잠재적인 분열도 기회로 작용한다. '주식회사 미국 corporate America'은 대체로 보건의료는 생산 비용을 의미하며, 그들의 수익의 일부가 보험업계로 이동한다. NHP는 이 누수drain를 줄여줄 것이다. 영리 의료기관들이 열등한 수준의 서비스를 부풀려진 가격에 공급하고, 의료 수요를 충족시키기보다는 수익을 창출하기 위해 투자를 왜곡한다는 믿을 만한 근거에 기반해서 우리는 또한 영리 기관으로 운영되는 병원이나 양로원이 비영리 기관으로 전환되어야 함을 분명히 주장해 왔다. 보험

업계와 마찬가지로, 이러한 기업들이 강력하긴 하지만 절대 극복할 수 없는 적은 아니다. 실제로 네덜란드 같은 일부 자본주의 국가에서도 이를 금지하고 있다.

그러나 PNHP는 보험업계보다 훨씬 더 크고 강한 제약업계를 정부가 인수하거나 비영리 기관으로 전환하라고 요구하지는 않는다. 우리 스스로에게 던지는 질문은 우리가 어디까지 요구해야 하는가 하는 것이다. 보건의료서비스를 제공하는 모든 산업에서 이익 추구를 금지하는 것은 사회주의가 요구하는 것과 비슷하다. 그 의견에 찬성하는 구성원도 있긴 하지만, 전반적인 합의에 도달한 것은 아니다. 따라서 PNHP는 다른 국가의 공공의료제도와 비슷한 방법으로, 의약품 가격 책정을 보다 엄격하게 규제하고 NHP의 독점 구매력을 이용하여 제약업계의 이익 추구를 억제하는 방법을 취할 수도 있다. NHP는 사실상 모든 처방 약품의 비용을 지불하는 주체이므로 제약회사가 낮은 가격을 수용하도록 시장 영향력을 사용할 수 있을 것이다.

**웨이츠킨: PNHP 활동의 강점과 약점은 무엇인가?**

저자: PNHP는 진보적인 의료인들이 결집하는 주요한 구심점을 제공해 왔다. 기업의 의료계 장악에 반대하는 중심에 섰으며, 억압받는 이들의 건강 개선에도 지원을 아끼지 않았다.

PNHP는 1960년에서 1970년대에 태어난 의사 세대에 가장 큰 관심을 받았고, 최근 몇 년 동안은 의대생들이 매우 유용한 조직 활동을 전개하여 현재 미국 전체 의대의 거의 절반에서 적극적으로 활동하는 지부를 두고 있다. 반면 현재 30~45세 사이의 중간 그룹의 참여는 덜 효과적이었으며, 아프리카계 미국인이나 히스패닉계 동료들에게도 충분히 다가가지 못했던 것 같다.

우리는 PNHP가 지난 30년간 임금을 받는 직원이 아니라 활동가 중심의 조직으로 유지되었다는 것이 중요하다고 생각한다. 많은 경우 진보적인 의사 단체들은 본질적으로 조직의 업무 대부분을 담당하는 유급 직원을 지원하는 기금 모금 기지가 되어갔다. 이 경우 단기적으로는 의사로 일하느라 바쁜 의사보다는 업무를 끝내기 쉽기도 하지만, 장기적으로는 구성원들의 기반을 해체시키고 소외시키게 된다. 더욱이 이러한 직원들은 임금을 계속 받기 위해서는 필요한 기금을 마련해야 하고 그래서 단체의 정치적 소신politics을 굽히려는 유혹을 받게 될 수도 있다. PNHP의 경우, 개혁에 대한 우리의 '강경한 입장'을 '약화'시키는 조건으로 보조금을 제공하겠다는 제안을 여러 차례 받았지만, 그 유혹을 뿌리칠 수 있었다.

물론, 바쁜 구성원들이 단체 업무의 대부분을 맡고 공공 대변인의 역할까지 하게 하는 것 역시 때때로 문제를 일으킨다. 어떤 일들은 진행이 되지 않기도 한다.

**웨이츠킨: 그동안 단일지불제 운동의 전반적인 강점과 약점은 무엇이었나?**

저자: 보건의료제도 개혁에 좁게 집중한 원칙에는 강점과 약점이 모두 있다. 보건의료 개혁 활동을 하는 다른 많은 단체처럼, PNHP는 단일 의제 단체로, 보건의료에 관심을 두고 더 급진적인 개혁을 원하지만, 보다 넓은 범위의 급진적인 의제에 참여할 준비는 아직 안 된 많은 사람들에게 접근할 수 있었다. 그러나 보건의료체계의 개혁을 실현하려면 여러 전선에서 기업 권력에 더 강하게 도전할 수 있는 광범위하고 강력한 진보적 운동이 필요하다. 우리는 보건의료 개혁 운동이 그러한 광범위한 사회운동을 구축하는 데 중요한 한 요소가 될 수 있다고 생각한다. 이는 경제를 구성하는 중요한 영역을 보다 깊게 이해할 수 있게 하고 영리를 쫓는 동기가 주요 사회 문제들을 합리적으로 해결하는 데 어떻게 방해가 되는지 구체적이고 분명한 예를 제공하기 때문이다.

**웨이츠킨: 과거로 다시 돌아갈 수 있다면, 다른 방법을 취하고 싶은 게 있는가?**

저자: 너무 많다. 확실히 소셜 미디어 같은 현대적인 조직운동 방법에 대해 더 많이 배웠을 것 같다.

**웨이츠킨: 지금은 역사적으로 아주 중요한 순간이다. 앞으로 나아가기 위해 어떤 전략을 선호하는가? 예를 들어, 다른 단체들과는 반대로 의사들은 정치 조직화에 초점을 맞춘 활동을 계속해야 하는가?**

저자: 우리는 어떤 하나를 선택해야 하는 명제라고 보지 않는다. 보건의료 개혁을 추진하는 데 의사의 역할은 중요하며, 의사들이 강하고 뚜렷한 지지를 표현하는 것이 다른 이들을 움직이고 지지하는 데에도 중요하다. 반면, 의사가 보건의료에서 더 나아가 사회 일반의 변화를 가져올 주요 원동력이라고 생각하는 것도 좀 우습다. 우리는 여러 방면의 활동가들이 필요하고, 의사도 그중 하나이다. 의사들 중 일부는 동료 의사를 결집시키는데 탁월할 수도 있고, 굳이 많은 의사들이 그래야 하거나 그럴 수 있다고 생각하는 건 아니지만 그중 일부는 더 넓은 단위의 사회를 조직하는 데 지도력을 발휘할 수도 있을 것이다.

**웨이츠킨: 의료계의 기업화와 금융 자본의 지배적인 역할, 의사의 사회계급적 위치 변화를 감안할 때, 여전히 단일지불제를 지지하는가? 다른 대안이 있을 수 있는가?**

저자: 우리는 여전히 비영리와 단일지불제 개혁이 둘 다 필요하고 가능하다고 믿으며, 사람들을 모을 수 있는 효과적인 구심점이라고 생각한다. 수년 동안 PNHP는 반기업 활동에 초점을 두고 핵심적인 활동을 펼쳐왔고, 지금은 그 어느 때보다도 이 활동이 더 중요해졌다. 하지만 궁극적으로 보건의료 개혁은 우리 환자들의 삶과 그들이 견디고 있는 불필요한 고통에 관한 것이다. 따라서 이 목표를 최전선에 지속적으로 두는 것은 절대적으로 중요하다.

**웨이츠킨: 다른 나라의 활동가들과 함께 활동한 사례에 대해 말해 달라.**

저자: 미국에서 일어나고 있는 기업의 의료계 지배는 다른 많은 국가의 지배 계급이 달성하고 싶어 하는 모델이다. 또한 미국의 학자들은 시장친화적인 보건의료 정책의 첨병으로 민영화를 유도하고 불평등을 악화시키는

역할을 하고 있다. 따라서 우리는 이 전염병을 막을 특별한 책임이 있다. 개인적으로는 국제 저널이나 회의, 강연 여행 및 미디어 출연을 통해 우리가 경험하고 있는 사실을 말함으로써 다른 나라의 동지들에게 경고를 울리는 활동을 의미한다. PNHP는 캐나다 및 다른 몇몇 국가의 자매단체와 협력하고 있으나, 물리적 거리의 한계 때문에 주요한 활동이 되지는 못했다.

**웨이츠킨: 우리의 지속적인 투쟁에서 강조해야 할 중요한 점이 또 있는가?**

저자: 우리는 버니 샌더스 후보가 얻은 엄청난 호응에 용기를 얻었다. 특히 버니 샌더스 후보가 제안한 단일지불제 개혁안에 대한 긍정적인 여론이 그렇다. 최근 갤럽 여론조사에 따르면, 미국인의 38%가 단일지불제를 반대하는 반면, 58%가 찬성을 표현했으며, 이는 공화당원 41%를 포함하는 수치이다. 정치인 다수와 많은 언론 매체들은 샌더스가 주장하는 이 개혁안과 관련 조치가 불가능하다고 지속해서 주장했음에도 불구하고, 샌더스의 선거운동은 급진적인 변화에 대한 광범위한 지지를 움직일 수 있는 잠재력을 보여주었다. 조직화를 위한 비옥한 토양이 있음이 입증된 것이다.

**웨이츠킨: 트럼프 시대의 변화를 예상한다면?**

저자: 물론 단기적으로 봤을 때 트럼프 정권은 확실히 걸림돌이다. 하지만 그의 정책을 반대하는 사람들의 결집은 앞으로 더 나은 일들이 일어날 것을 예상할 수 있다.

민주당은 보건의료를 포함한 여러 분야에서 가진 자들에게 퍼주고 노동자들에게는 인색한 정책을 펼침으로써 트럼프에게 기회를 만들어주었다. 오바마케어는 보험 적용 범위를 2000만 명까지 확대했지만, 여전히 나머지 3억 명에 달하는 미국인에게는 도움이 되지 못했고, 많은 면에서 보건의료에 대한 기업의 지배력을 강화하는 결과를 가져왔다.

그러나 공화당의 오바마케어 폐지 시도는, 반대의 물결을 일으켰고 오바마케어의 결함을 고칠 수 있는 단일지불제 개혁에 대한 상당한 지지를 낳

왔다. 수십만의 사람들이 단일지불제 시위에 참가했으며, 수십 명의 하원 의원이 단일지불제 법안에 새로이 이름을 올렸다. 국가를 기반으로 한 활동들이 급성장하고 있다. 여론조사에서는 개혁에 대한 강력하고 증가하는 지지를 볼 수 있으며, 심지어 스스로를 '보수적'이라고 칭하는 유권자도 포함하고 있다.

따라서 다가오는 미래는 확실히 위험하지만, 동시에 진정한 기회이기도 하다.

2부

# 금융화 시대의 의료-산업 복합체

제5장
의료-산업 복합체의 변환:
금융화, 기업 부문, 독점자본

제6장
현대 자본주의의 맥락에서 보는 제약산업

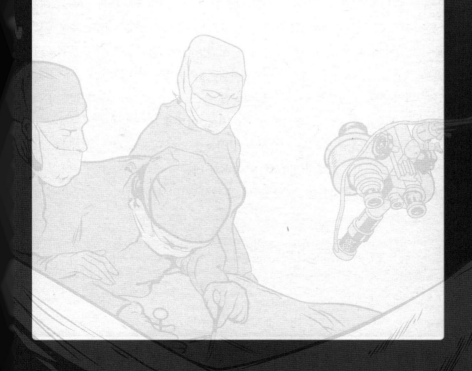

# 의료-산업 복합체의 변환*

## 금융화, 기업 부문, 독점자본

롭 벌리지·맷 앤더슨

　　의료-산업 복합체라는 미국 의료제도 개념은 1960년대 후반 생겨난 뉴욕의 활동가 단체인 건강정책자문위원회Health/ PAC: Health Policy Advisory committee의 산물이다. 건강정책자문위원회의 첫 도화점은 롭 벌리지가 1967년 쓴 '폭로 분석보고서exposé-analysis'였다.[1] 『뉴욕 시립병원들: 정책 검토』라는 제목의 이 보고서는, 1960년대 초반부터 뉴욕시의 강력한 대학병원들이 곤란을 겪고 있던 여러 공공 병원에 수련과 재정 지원을 제공하려는 시 정부와 수익성이 높은 제휴 계약을 승인받은 경위를 설명하면서, 어떻게 대학병원들이 뉴욕시로부터 당시 21개 공공 병원과 제휴하고 관리하는 명목으로 엄청난 보조금을 지원받았는지에 대해 상세히 비판했다. 이러한 대중의 관심과 지방 정부의 통제를 받았음에도 불구하고 이 대학병원들은 주변 지역사회, 특히 노동계급 공동

---

\*　이 장은 2015년 좌파 포럼(Left Forum)에서 다루어졌던 의료-산업 복합체에 관한 패널에 바탕을 두고 있다. 패널에 참가한 사람들은 미국의 보건의료제도에 대해 논의하고 이러한 모순들이 "모든 이들에게 건강을"을 향해 조직화될 수 있는 기회가 될 수도 있다는 논쟁거리를 제공했다. "모든 이들에게 건강을"이라는 슬로건은, 모든 사람의 건강을 지키고 동시에 건강을 결정하는 사회적 요인들을 해결하기 위해 만들어진 공공보건의료제도를 상징한다.

1)　Robert Burlage, *New York City's Municipal Hospitals: A Policy Review* (Washington, DC: Institute for Policy Studies, 1967).

체와 지역사회의 공중보건을 무시하고, 이들 '인구'를 연구 및 교육을 위한 실험용 쥐쯤으로 간주했다. 이 병원들 대부분은 직원의 노조 설립도 방해하려고 했다.

당시는 뉴욕시에서 강렬한 공동체 운동이 일어나던 시기였고, 그중 많은 단체들이 남북 전쟁 이후에 건립되어 브롱크스 지역에서는 '푸줏간'으로 알려져 있던 링컨 병원과 당시 컬럼비아 대학의 관리 아래 있던 할렘 병원을 중심으로 활동했다. 1971년 블랙팬서단Black Panthers과 영로드당Young Lords은 링컨 병원을 점거하고 곧이어 긴급한 문제를 해결하기 위한 즉각적인 조치를 취했다.

이러한 투쟁을 기록하고 이해하기 위해 롭 벌리지와 맥신 케니Maxine Kenny는 ≪건강정책자문위원회보Health/PAC Bulletin≫로 알려진 월간 뉴스레터를 발행하기 시작했다.[2] 한 해가 지나기도 전에 회보는 10명의 전임 직원을 두고 "보건의료 형평성을 위한 활기차고 급진적인 활동의 전략적 허브가 되어, 당시 더 널리 알려져 있던 자유주의 진영의 대응 단체와 종종 갈등을 겪으면서" 평행적인 구도를 보였다.[3] 1970년대 말, 건강정책자문위원회는 『미국의 의료제국The American Health Empire』이라는 유명한 책을 발간했다.[4]

## 용어 '의료-산업 복합체'의 기원

건강정책자문위원회는 1969년 11월호 회보에서 미국 보건의료체계를 처음으로 의료-산업 복합체medical-industrial complex로 묘사했다.[5] 이 용어는 1961년 아이젠하워 대통령의 퇴임 연설에서 차용된 것으로, 당시 아이젠하워 대통

---

2)  The complete Health/PAC archives are available at the Health/PAC Digital Archive, http://www.healthpacbulletin.org.

3)  Merlin Chowkwanyun, "The New Left and Public Health: The Health Policy Advisory Center, Community Organizing, and the Big Business of Health, 1967–1975," *American Journal of Public Health* 101/2 (2011): 238–49.

4)  Barbara Ehrenreich and John Ehrenreich, *The American Health Empire: Power, Profits, and Politics* (New York: Vintage Books, 1970).

5)  "Editorial: The Medical Industrial Complex," *Health/PAC Bulletin* (November 1969): 1–2.

령은 "행정적인 결정에서 의도된 것이든 아니든 상관없이 군-산업 복합체가 부당한 영향력을 가지게 되는 것을 경계해야 한다. 부적절한 권력이 재앙처럼 부상할 가능성은 여전히 존재하며 지속될 것이다"[6]라고 말했다.

의료-산업 복합체는 학술 의료 센터와 지역사회(대개는 빈곤한)의 관계를 제국과 식민지의 관계로 개념화한다. 즉, 의료 제국은 수련의를 훈련시킬 대상으로서의 환자라는 '교육 재료'나 연구 대상으로 가난한 지역사회를 이용한다. 의료-산업 복합체 문헌은 곧 다른 사람들이 채택하기 시작하였고, 현재에도 보건의료에 관한 주류 토론에서 흔히 등장한다. 하지만 현 시대의 주류 토론에서 이 용어가 가진 식민지라는 의미는 소멸되었다.

이 접근법은 미국 보건의료가 가진 복잡성, 주 정부와의 연결 및 지원은 물론 영리산업적인 성격을 강조했고, 미국의 보건의료를 바라보는 전통적 사고를 거부한 분석이었다. 이전의 분석들은 보건 분야에서 반복되는 위기를 시장 규율의 적용을 받지 않는 '비시스템' 또는 과잉 규제 산업이기 때문이라고 설명했으나, 건강정책자문위원회는 이 두 주류 견해에 동의하지 않았다. 시스템의 비효율, 실제로는 매우 뚜렷한 시스템의 해체disorganization는 이익 창출을 중심으로 설계된 시스템의 부산물이었으며, 건강 개선은 부수적인 결과였을 뿐이다. 활동가의 환경을 다시 한 번 묘사하면서 바버라와 존 에런라이크는 건강정책자문위원회를 대표해 다음과 같이 말했다. "미국 보건의료체계에서 건강이 차지하는 위치는 안전하고 저렴하며 효율적이며 오염 없는 운송 수단이 미국 자동차 산업에서 차지하는 위치보다 나을 게 없다."[7]

건강정책자문위원회는 보건의료체계의 최우선 순위가 이익 창출이라는 가정에서 시작했다. 의료-산업 복합체의 추가 기능에는 연구, 수련, 사회통제가 포함된다. 산업과 기관이 손을 잡은 체계는 의사들과 블루크로스 블루실드 같은 비영리 보험회사가 운영하던 이전의 체계를 지배하게 되었다. 건강정책자문위원회가 관찰한 바에 따르면, "돈을 번다는 목적에서 보면, 보건의료 산업

---

6)    President Dwight D. Eisenhower, "Eisenhower's Farewell Address to the Nation," *January* 17, 1961, http://www.americanrhetoric.com/speeches/dwightdeisenhowerfarewell.html.

7)    Ehrenreich and Ehrenreich, *The American Health Empire*, p. 252.

은 매우 잘 조직되고 효율적인 기계인 셈이다."[8]

## 학술 의료 센터, 의료 제국, 의료-산업 복합체

1960년대의 건강정책자문위원회는 주로 학술의료센터가 지방 정부 기금을 지역 의료기관 체계를 구축하는 데 사용하는 지역의 맥락에서 의료-산업 복합체를 보고, 이 네트워크를 의료 제국으로 규정하고 분류했다. 대부분의 병원은 연방 정부가 1965년 시작한 메디케어와 메디케이드에서 이익을 얻었다. 미국의학협회의 격렬한 반대가 무색하게 메디케어는 의료계에 매우 유리했다. 건강보험에 가입한 노인 인구가 1965년 절반에서 1967년 거의 대부분으로 증가함에 따라 의사들의 수익이 급증했다. 1967년에서 1993년 사이 메디케어가 의사들에게 지급한 금액은 연평균 17% 증가했다.[9] 병원은 새롭게 피보험자를 치료할 때 생기는 수익뿐만 아니라 의학 교육을 위해 메디케어가 제공하는 직접 보조금의 혜택도 받았다. 본질적으로 메디케어는 전문의 훈련 비용을 부담하여 학계에 또 다른 수익원을 열어준 셈이다.

컬럼비아의과대학은 이러한 환경이 어떻게 구성되는지 보여준다. 운영의 핵심에는 자발적으로 참여한 민간 병원 세 곳, 컬럼비아 장로회 의료센터 Columbia-Presbyterian Medical Center, 세인트 루크 병원St. Luke's, 루스벨트 병원 Roosevelt Hospital과 2개의 협력 공공 병원인 프란시스 델라필드 병원Francis Delafield과 할렘 병원Harlem Hospital Center이 있었고, 총 4500개 이상의 병상을 갖추고 있었다.

컬럼비아 대학이 가진 부와 권력을 지역사회의 건강을 개선하는 데 활용했다면 사람들이 그렇게 분노하지는 않았을 것이다. 그러나 컬럼비아 대학이 운영하는 병원이 있던 저소득 지역의 구성원들은 자신들에게 도움이 되지 않는

---

8)  *Ibid.*, vi.
9)  Margaret Davis and Sally T. Burner. "Three Decades of Medicare: What the Numbers Tell Us," *Health Affairs* 14 (1995): 231-43.

연구나 교육을 위해 이용되고 있다고 생각했고, 할렘 병원이 그 분노의 폭발점에 있었다.[10] ≪건강정책자문위원회보≫는 의료 제국에 반대하는 지역사회 구성원과 활동가들의 노력의 기록을 연재했다. 1971년 점거 후 새로운 링컨 병원 건설과 같은 일시적인 승리가 있긴 했지만, 끝내 지역사회가 주요 의사 결정에 참여할 자격을 얻지는 못했다.

슬프게도, 우리는 아직도 이 투쟁을 계속하고 있다. 예를 들면 2015년 10월 뉴욕 장로회 병원의 최고경영자와 컬럼비아의과대학 학장은 워싱턴하이츠, 브롱크스, 인우드, 할렘 지역의 빈민층을 주 대상으로 의료서비스를 제공하던 가정의학 수련 프로그램을 중단하기로 결정했다.[11] 그렇게 되면 해당 지역사회 구성원들은 산전 돌봄 서비스를 더욱 이용하기 어려워질 것이었는데 그때 마침 이 병원은 맨해튼의 북쪽 웨스트체스터 카운티의 부유한 산부인과를 확장하는 중이었다. 잘 조직된 학생들과 지역주민들이 함께 모여 투쟁했고, 학교는 이 결정을 번복했다.[12]

## 의료-산업 복합체에 대한 기득권의 비판

1980년 ≪뉴잉글랜드의학저널New England Journal of Medicine≫의 편집장인 아놀드 렐먼Arnold Relman 박사는 "신 의료-산업 복합체"라는 기사에서 의료-산업 복합체를 비판했다.[13] 렐먼의 우려는 건강정책자문위원회의 우려와는 다

---

10) Peggy Gallagher, "Back to the Drawing Boards: Redefining Some Grand Designs," *Health/PAC Bulletin* 16/5 (Fall 1985): 7–8.

11) Nate Leskovic, "Saving Family Medicine at Columbia," *Primary Care Progress*, October 20, 2015, http://www.primarycareprogress.org/blogs/16/559.

12) Anoop Raman et al., "Guest Editorial: Trial by Firings—Lessons in Organizing at New York-Presbyterian," *American Academy of Family Physicians*, October 19, 2015, http://www.aafp.org/news/opinion/20151019guested-nypfmresidency.html.

13) Arnold S. Relman, "The New Medical-Industrial Complex," *New England Journal of Medicine* 303/17 (1980): 963–70. 대부분의 문헌은, 의료-산업 복합체라는 용어의 기원으로 렐먼을 언급하는데, 이는 사실이 아니다. 렐먼은 건강자문위원회를 언급하지 않았다.

소 달랐다. 건강정책자문위원회가 의료-산업 복합체가 빈곤한 지역사회를 소외시킨 데 초점을 맞춘 반면, 렐먼은 "이전에는 비영리 기관이나 개인 의사가 담당했던 건강 서비스를 이익을 목적으로 제공하는 민간 기업 네트워크가 거대해지고 더 성장하고 있는" 상황에 집중한다. 렐먼은 이 새로운 의료-산업 제국 내의 여러 부문을 분석했는데, 이에는 해외 사업을 주로 하는 대기업이 운영하는 다중 병원 네트워크를 포함한 영리 병원, 장기요양보호 보험 정책에 의해 성장하고 있던 영리 요양원, 가정간호 산업은 물론, 검사실 검사, 병원 응급실 및 장기 혈액 투석을 포함한 다양한 새로운 '시장'을 제공하는 기업이 대상에 포함된다. 렐먼은 민간 자금으로 성장하는 수익성 있는 의료 분야는 자유 기업이 경쟁 시장을 통해 비용을 관리하고 질을 향상시킬 수 있다는 발상으로 정당화되고 있다는 걸 발견했다.

렐먼은 보건의료가 시장의 일반적인 조건에 들어맞지 않는 이유를 상술했다. 첫째, 대중은 보건의료는 인권이자 공공재이므로 다른 상품이나 서비스처럼 팔고 사서는 안 된다고 생각한다. 둘째, 환자는 보건관리 비용을 직접 지불하지 않는다. 대부분의 비용은 메디케이드나 메디케어 같은 공적 자금이나 민간 보험에서 지불한다. 실제로 "보건의료 소비자는 신중하고 차별화된 구매자가 되는 일반적인 동기부여가 없기 때문에 수요 공급의 고전적인 법칙은 작동하지 않는다." 마지막으로 렐먼은 의사가 환자들에게 조언하면서 환자의 의사결정에 영향을 끼쳐 생기는 '파생된 수요'를 언급했다.

렐먼의 비판은 개혁가로서의 비판이었다. 건강정책자문위원회와는 달리, 그는 기존의 구조가 근본적인 결함을 가진 것으로 보지 않았고, '중대한 상업적 착취'로 이해하고 있는 것들을 규제해야 한다고 주장했다. 그는 의사들이 보건의료기업에 투자했을 때 발생하는 이해 충돌에 대해 우려를 표시했다. 1980년 첫 기사 발표 후, 렐먼은 의료-산업 복합체의 성장으로 인해 증가한 임상의학의 심화되는 문제를 계속 추적했다.[14]

---

14)  Arnold S. Relman, "The Health Care Industry: Where Is It Taking Us?" *New England Journal of Medicine* 325/12 (1991): 854–59.

## 이해 충돌의 일상화

영리 목적의 보건의료와 그 결과 나타날 수 있는 의사 윤리나 의료 관행의 나쁜 영향에 대한 렐먼의 우려는, 다수의 의사가 이익 창출 활동에 머무르지 않고 의료-산업 복합체와의 협력자가 되어가고 있었기 때문에 더욱 중요해졌다.[15] 그 결과 의료계, 특히 의료 엘리트와 영리법인 간의 더 깊은 동맹 관계가 형성되었다. 이 문제는 일반에게 공개되고 규제되어야 하는 '이해 충돌'로 개념화된다. 하지만 산업계와 학계는 이미 밀접하게 얽혀 있어 공생으로 묘사될 정도이다. 최근에 발생한 두 가지 주목할 만한 사례를 통해 학계와 의료-산업 복합체를 연결하는 엘리트 사이의 이해 충돌의 여러 측면을 볼 수 있다.

빅터 드자우Victor Dzau 박사는 미국 국립의학원NAM: National Academy of Medicine 회장을 역임했고, 스탠퍼드대학과 하버드의과대학의 브리검 여성 병원에서 내과 과장을 맡고 있었다. 국립의학원에 합류하기 전에는 듀크대학교 의료센터Duke University Medical Center의 사장 겸 최고경영자로 재직했으므로, 국립의학원 회장 선출 과정에서 듀크대학교가 드자우에게 건넨 과도한 보상금에 대한 우려가 듀크대 학생들 사이에서 제기되었다. 그가 받은 금액은 듀크대가 국제 금융 위기로 인한 재정 위기에 직면한 2009년에도 220만 달러 이상이었다.

이후에 드자우가 메드트로닉사Medtronics, 아닐람제약Alnylam Pharmaceutical, 젠자임Genzyme과 같은 보건의료 관련 기업은 물론 펩시사Pepsico의 이사진으로 재직한 사실이 알려졌다. 그는 2009년 한 해에만 100만 달러의 추가 보상을 받았다. 이러한 기업과의 관계, 특히 펩시사와의 관계는 이사회 구성원으로서 펩시 주주의 이익을 보호할 책임이 있었으므로 펩시 제품의 공중보건 효과를 비판하지 않을 수 있다는 우려할 만한 이해 충돌의 사례였다.[16] 결국 국

---

15) Charles Ornstein, Lena Groeger, Mike Tigas, and Ryann Grochowski Jones, "Dollars for Docs: How Industry Dollars Reach Your Doctors," *ProPublica*, May 1, 2016, https://projects.propublica.org/docdollars/.

16) Larry Husten, "Newly Elected President of Institute of Medicine Is on the Pepsico Board of Directors," Forbes.com, February 19, 2014, http://www.forbes.com/sites/larryhusten/2014/02/19/

립의학원 회장이 되기 위해 드자우는 기업 이사진에서 사임했다. 그러나 사임이 복잡하게 얽힌 충성심 문제를 해결하지는 못했다. 그는 자신의 환자를 위한 사람이었을까? 아니면 듀크대학교를 위한 사람이었을까? 아니면 의료보험회사? 아니면 펩시? 그런 기업과의 관계는 과연 '관리'될 수 있을까?

2011년, 하버드대학교 면역학자인 로리 H. 글림셔Laurie H. Glimcher 박사는 코넬의과대학Weill Cornell Medical School: WCMS의 학장 채용 과정에서 세계 최대 제약회사인 머크Merck와 브리스톨마이어스Bristol-Myers와의 관계를 밝혔다. 그는 브리스톨마이어스사 이사진으로 재직하면서, 2010년 한 해에만 24만 4500달러와 140만 달러의 스톡옵션을 지급받았다. 코넬대학교 관계자는 "이 외부 업무는 코넬의과대학의 장기 목표 중 하나를 발전시키는 데 결정적인 역할을 한다"고 밝혔다.[17] 이 주장은 학계와 기업을 매끄럽게 통합하는 이상적인 의료-산업 복합체를 의미한다. 글림셔는 후에 다나 파버 암연구소Dana Farber Cancer Institute의 사장 겸 최고경영자로서 하버드대학교로 돌아왔고, 2017년 플로리다주 팜비치에 있는 도널드 트럼프의 마라라고Mar-a-Lago 리조트클럽에서 대규모 기금모금행사를 개최하겠다는 결정을 철회하지 않아 비판을 받기도 했다.[18]

이러한 사례는 주목할 만하긴 하지만 드문 일은 아니다. 2015년 ≪영국의학저널British Medical Journal≫에 발표된 한 연구는, 2013년 나스닥에서 거래된 446개의 미국 보건의료기업을 조사했고, 이 중 41%는 학술 의료기관이나 연구기관에 소속된 이사진이 한 명 이상 있다고 보고했다. 이 '이중' 이사들은 중앙값으로 연간 19만 3000달러의 보상을 받고 기업 주식 5만 699주를 소유하고 있었다.[19]

newly-elected-president-of-institute-of-medicine-is-on-the-pepsico-board-of-directors/#15c5c406d97d.

17) "Weill Cornell Dean Remains on Corporate Payrolls, Sparking Debate about Industry's Role in Academia," *Cornell Daily Sun*, November 30, 2012, https://www.utmb.edu/newsroom/article8099.aspx.

18) "Petition to Relocate Dana Farber Cancer Institute fundraiser from Mar-a-Lago Club," February 2017, https://medium.com/@hmsadvocacy/petition-to-relocate-dana-farber-cancer-institute-fundraiser-from-mar-a-lago-club-5d01dc36ded0.

## 확장하는 영리, 비영리, 국가 간의 공생

존 에런라이크는 현대의 의료-산업 복합체를 비즈니스와 정부 간의 연동 관계, 영리와 비영리 상태의 경계선을 모호하게 만드는 '제3의 물결 자본주의' 패러다임과 국제적인 금융 운용으로 묘사했다.[20] 이 개념화에서의 '비영리'는 성장, 비용 대비 소득 초과로 이해되는 이익 창출, 영리법인의 소유 또는 투자(특히 부동산), 라이선스 및 부정 연구를 통한 수익 창출, 경영진에 대한 과다한 지불, 영리법인의 재화 및 서비스 구매 등으로 특징지어지는 대안적 기업 모델일 뿐이다. 비영리 보건단체를 이익을 창출하는 기업으로 전환하는 양상은 적어도 1990년대 초에 이미 등장했다.[21]

대부분의 주에서는 자선단체가 해산하면 자산을 다른 유사한 기관으로 이전해야 한다. 세금 감면이나 공적 자금으로 지원된 비영리 기관의 원래 가치 중 기존의 이사진이나 임원에게 남겨지는 것은 없어야 한다. 이 원칙은 비영리 기관이 개인이 아닌 지역사회를 위해 봉사한다는 생각을 반영한다.

그러나 영악한 보건의료 관련 기업의 간부들은 이 체계를 이용하는 방법을 알아냈다. 1992년 말 캘리포니아의 관리의료조직인 헬스넷HealthNet은 영리 기관으로의 전환 승인을 받았고 전환을 보상하기 위해 캘리포니아 웰니스 재단에 5억 달러 이상을 기부해야 했다.[22] 협상의 일환으로 회사 경영진은 새로운 영리 회사 주식의 20%를 150만 달러에 구매할 수 있었고, 3년 후 이 주식은

19)  Timothy Anderson, Chester B. Good, and Walid F. Gellad, "Prevalence and Compensation of Academic Leaders, Professors, and Trustees on Publicly Traded US Healthcare Company Boards of Directors: Cross Sectional Study," *BMJ* 351 (2015): h4826, doi: 10.1136/bmj.h4826.

20)  John Ehrenreich, *Third Wave Capitalism: How Money, Power, and the Pursuit of Self-Interest Have Imperiled the American Dream* (Ithaca, NY: Cornell University Press, 2016).

21)  Judith E. Bell, "Saving Their Assets: How to Stop Plunder at Blue Cross and Other Nonprofits," *American Prospect* online, May–June, 1996, http://prospect.org/article/saving-their-assets-how-stop-plunder-blue-cross -and-other-nonprofits.

22)  James Peltz, "Health Net Wins For-Profit Status: The State Lets the Woodland Hills–Based HMO Convert from a Nonprofit Organization After It Agrees to Cede Majority Ownership to a Foundation," *Los Angeles Times*, February 8, 1992, http://articles.latimes.com/1992-02-08/business/fi-1192_1_health-net.

1억 5000만 달러로 평가되었다. 최고경영자인 로저 그레이브스Roger Greaves
가 회사에 투입한 2% 초기 투자(약 30만 달러)는 2400만 달러가 되었다. 그레이브
스는 "이 수백만 달러짜리 조직을 구축한 사람들은 보상을 받았다. 그것이 미
국이다."[23] 하지만 이것은 받아들이기 어려운 주장이다. 비영리단체가 세금
공제 및 공공 기금으로부터 보조금을 받는 이유는 지역사회 건강을 향상시키
기 위함이지 이사진에게 물질적인 보상을 하기 위한 것이 아니기 때문이다.


## 블루의 금융화

블루크로스와 블루실드의 역사는 자발적 비영리 선불 의료제도로 등장한
1929년으로 거슬러 올라간다. 처음에는 매우 성공적이었지만, 이후 성장하는
영리 보험 시장과 경쟁하면서 어려움을 겪었다. 이 두 회사는 영리를 목적으로
하는 회사와는 달리 커뮤니티에 살고 있는 사람은 누구나 보험에 가입할 수 있
었다. 당시 영리를 목적으로 한 보험회사들은 렐먼이 우려한 것처럼 환자를
선택할 수 있었다. 즉, 가장 건강하고 따라서 제일 비용이 적게 드는 사람들을
골라 선택하는 체리피킹cherry-picking이 발생하게 된다.

1994년, 블루크로스 블루실드 협회는 회원들이 주식 시장에서 더 많은 자본
을 창출할 수 있기를 희망하면서 투표를 통해 영리기업으로 전환되었다. 결과
적으로 이 계열은 다수 영리법인으로 전환되었다. 차이는 어느 정도 있지만,
대개 대규모의 공격적인 영리 보험회사가 지역사회 건강을 충실히 책임지던
자발적 비영리 체계를 대체했고,[24] 이러한 전환을 통해 새로운 영리법인 경영
진은 종종 경제적 이익을 얻을 수 있었다.

---

23) Michael Hiltzik and David Olmos, "Are Executives at HMOs Paid Too Much Money?" *Los Angeles Times*, August 30, 1995, http://articles.lat-imes.com/1995-08-30/news/mn-40469_1_hmo-executive.

24) Mark A. Hall, and Christopher J. Conover, "The Impact of Blue Cross Conversions on Accessibility, Affordability, and the Public Interest," *Milbank Quarterly* 81/4 (2003): 509-42.

# 독점기업의 가치

1980년대 이후 보건의료 업계 안에서는 합병과 메가 합병의 시기가 있었다. 병원, 관리의료조직, 보험회사가 합병하여 더 강한 협상력을 얻었고, "실패하기에 너무 거대한 존재"가 되었다. 마지막 단계로 일부 병원은 보험회사가 되기 시작했다.[25]

이러한 추세의 가장 대표적인 사례는 1994년 하버드대의 주요 수련 병원인 매사추세츠 종합병원과 브리검 여성 병원이 1994년에 합병한 경우이다. 이 합병은 파트너스 헬스케어Partners HealthCare라고 불리는 새로운 존재를 탄생시켰다.[26] 병원들은 부분적으로 병합되어 보험회사들이 병원끼리 경쟁하게 하여 이득을 볼 수 없는 구조를 만들었다. 즉, 그들은 반경쟁anticompetitive을 위해 합병했다.

2008년까지 여전히 비영리단체였던 파트너스 헬스케어는 매사추세츠주 의료제도의 강점이었다. 파트너스 헬스케어는 가장 큰 개인 고용주이자 주 내의 가장 큰 의료서비스 제공자였다.[27] 이는, 보험사에 더 높은 가격을 청구하거나, 여분의 자금을 활용하여 '활동 자금'을 확대하고 구축할 수 있음을 의미했다. 병원이 도대체 왜 활동 자금을 조성하는가? 이유는 보스턴 교외의 추가 인수 합병을 위한 재정 마련이었다. 이것은 거대한 규모의 제국 건설empire building이었던 것이다.

2000년 매사추세츠주 블루크로스사와 파트너스 헬스케어 사이의 비공식적이고 문서화되지 않은 '사적인 거래'에 가속이 붙었다. 블루크로스사는 다른 보험회사와 마찬가지로 비슷한 가격을 지불하는 한 파트너스 소속의 의사에

---

25) Thomas Farragher and Liz Kowalczyk, "Fueled by Profits, a Healthcare Giant Takes Aim at Suburbs," *Boston Globe*, December 12, 2008, http://www.bostonglobe.com/specials/2008/12/21/fueled-profits-healthcare-giant-takes-aim-suburbs/hVExi2njp1hUFhQIyRUmuO/story.html.

26) Editorial, "The Risks of Hospital Mergers," *New York Times*, July 7, 2014, http://www.nytimes.com/2014/07/07/opinion/the-risks-of-hos-pital-mergers.html.

27) Scott Allen and Marcella Bombardieri, "A Handshake That Made Healthcare History," *Boston Globe*, December 28, 2008, http://archive. boston.com/news/local/massachusetts/articles/2008/12/28/ a_hand shake_that_made_healthcare_history/.

88 2부 금융화 시대의 의료-산업 복합체

게 지불하는 금액을 확대하는 것에 동의했다. 실제로 파트너스는 터프트 보험 제도Tufts Health Plan나 하버드 필그림 헬스센터Harvard Pilgrim Health Care에서 비슷한 수준의 급여 인상을 받을 수 있었다. 결과적으로 매사추세츠주의 보험료는 2001년에서 2009년 사이 78% 증가하게 된다.[28]

파트너스 헬스케어는 이러한 보험료 상승이 의료서비스의 일반적인 인플레이션 탓이라고 했지만 매사추세츠 검찰 총장의 광범위한 조사 결과는 다른 결론을 도출했다. 보험회사가 병원에 지불한 가격의 변동을 발견한 것이다. 질, 질병의 복잡성, 학술 센터의 지위, 메디케어나 메디케어 적용 대상 환자의 비율로 설명되지 않았다. 보험료 상승은 "병원이나 보건의료서비스 공급 업체의 상대적 시장 지위에 따른 시장 지렛대"와 관련 있었다. 또한 검찰 총장의 조사로 비용 증가는 가격 인상에 의한 것이지 의료서비스 이용률의 증가 때문이 아니란 것이 밝혀졌다.[29]

2013년 파트너스에서는 두 곳의 병원을 추가 인수할 수 있는 권한을 요청했다. 주정부 위원회는 이 합병으로 의료비 지출이 연간 1550만~2300만 달러 상승할 것으로 추정했음에도 매사추세츠주 검찰 총장은 인수를 승인했다.[30] 대신 파트너스는 성장을 제한하고 향후 10년 동안 인플레이션 반영분 이상의 보험료 인상은 없을 것이라고 약속했다. 규제 당국은, 이 방안이 지난 20년간 확장을 거듭하여 이제는 견고해진 파트너스 헬스케어에 가능한 최선책이라고 생각했다.

28) Scott Allen and Thomas Farragher, "Partners, Insurer Under Scrutiny," *Boston Globe*, January 23, 2009, http://archive.boston.com/news/local/massachusetts/articles/2009/01/23/partners_insurer_under_scrutiny/.

29) "Attorney General Martha Coakley's Office Releases Report on Health Care Cost Drivers," Website of the Attorney General of Massachusetts, January 2010, http://www.mass.gov/ago/news-and-updates/press-releases/2010/ago-releases-report-on-health-care-cost-drivers.html.

30) Molly Gamble, "15 Things to Know about the Deal between Partners HealthCare, Massachusetts AG Martha Coakley," *Becker's Hospital Review*, July 14, 2014, http://www.beckershospital review.com/hospital-transactions-and-valuation/15-things-to-know-about-massa chusetts-settle ment-with-partners-healthcare.html.

# 보건의료, 금융 자본, 보험, 부동산

산업계, 학계 및 보건의료계 간의 복잡한 상호작용을 명확히 하기 위해 1960년대 의료 제국의 원형인 컬럼비아대학교를 다시 방문해 보자. 이 장을 쓸 때, 총장인 리 볼링거Lee Bollinger를 포함한 24명의 이사진이 컬럼비아대학교를 감독하고 있었다. 나머지 23명의 이사진은 누구일까? 컬럼비아대 웹사이트에 따르면 이들 중 16명(70%)이 남성이고, 가장 큰 집단은(13명, 57%) 금융 및 금융 서비스 부문이었다. 두 명은 골드만삭스 소속이며, 투자와 관련된 모든 이사진의 수를 계산하면 금융 관련자가 전체의 65%에 달한다. 이 통계는 금융 자본이 가장 뛰어난 교육기관이자 과학 기관에서 맡은 역할을 보여준다. 금융인 외에는 2명의 고등법원 판사, 2명의 언론인을 포함하며, 이사장은 변호사이다. 건강 관련 이사진도 세 명 있다. 퇴직 외과의사, 생명공학 기업가, 뉴욕의 메모리얼 슬론 케터링 병원Memorial Sloan Kettering Hospital의 전략적 파트너십 책임자가 이에 해당한다.

이사진의 마지막 구성원은 컬럼비아대의 최고경영자인 마크 홀리데이Marc Holliday다. 그는 SL 그린 부동산 주식회사SL Green Realty Corporation의 최고경영자로, 컬럼비아대 홈페이지에서 "뉴욕 사무용 상업 부동산을 제일 많이 가진 이", "부채성 및 우선주 자기자본성 금융시장debt and preferred equity fiancing을 선도하는 투자자로서의 입지를 다지고 있는 맨해튼 소매상가 부동산의 주요 투자자"로 묘사되고 있는 점에서 특히 흥미를 끈다.[31]

이들 이사진들은 부동산 및 금융 자본이 의료기관에서 여전히 중요한 역할을 차지하고 있다고 설명한다. 컬럼비아는 주변 지역으로 계속 확장하고 있으며, 지역사회의 맹렬한 반대에도 불구하고 17에이커의 맨해튼빌 캠퍼스를 건설 중이다. 즉, 2010년 뉴욕주의 결정은 지역 재산권 소유자의 권리를 무효화하고 이 지역을 컬럼비아대학교로 전환시키는 '수용권'을 상기시켰으며, 대신 컬럼비아대학교는 서쪽 할렘 지역에 줄 수 있는 혜택을 두고 협상했다. 얼마

---

31) The Trustees of Columbia University, Website of Columbia University, April 10, 2016, http://secretary.columbia.edu/trustees-columbia-university.

만큼의 돈이 과연 공동체 파괴를 보상할 수 있는지는 의문스럽다.[32]

## 의약품 생산의 금융화

지난 몇 년 동안 우리는 특허제도를 통해 제약회사에게 주어진 독점 권력에 기초하여 약물 가격이 얼마나 극적으로 인상되었는지를 관찰했다.[33] 밸리언트 제약회사Pharmaceuticals International, Inc.는 이러한 추세를 보여준다.[34] 밸리언트는 1960년 ICN 제약회사로 시작했다. 처음에는 월가와 끈끈한 관계를 이어갔으나 이후 재정 관련 갈등을 겪기도 했다. 1994년에는 2개의 다른 제약회사와 합병하여 2003년 밸리언트로 부상했지만, 2008년 2월 마이클 피어슨Michael Pearson이 최고경영자로 부임하기 전까지는 그다지 두각을 나타내지 못했다.

피어슨은 급진적인 사업전략을 지지하는 경영자로, 연구개발에 투자되던 자금을 성공한 약을 가진 제약회사를 인수하는 데 쓴 다음, 약의 가격을 올리는 게 낫다고 주장했다. 이 전략으로 그는 '행동주의activist' 투자인인 빌 애크먼Bill Ackman의 지지를 받았다. 행동주의 투자자들은 부실하게 경영된 기업을 찾아 대규모 투자를 한 다음 기업에 변화를 강제했다. 애크먼은 연구개발에 쓰인 돈이 다른 곳에서 더 잘 쓰일 것이라는 데 피어슨에 동의했고, 곧이어 베일런트 이사회의 일원이 되었다.

이 전략에서 진화한 모델은, 인수, 가격 위장, 세금 회피라는 세 가지 주요 구성 요소를 포함한다. 첫째, 밸리언트는 관심 있는 약이나 밸리언트 소유의

32)  Aaron Fisher, Sasha Zients, and Garrett Donnelly, "Ties that Bind: Checking on the Manhattanville Benefits Agreement, Six Years Later," *Columbia Spectator*, March 25, 2015, http://features. columbiaspectator. com/eye/2015/03/25/ties-that-bind/.

33)  Caroline Humer, "Exclusive: Makers Took Big Price Increases on Widely Used U.S. Drugs," Reuters Online, April 5, 2016, http://www.reuters.

34)  Steven Witt, "Valeant Pharmaceuticals' Novel Business Approach Made It a Wall Street Darling—Then a Pariah," *New York Magazine*, January 11, 2016, http://nymag.com/daily/ intelligencer/2016/01/valeant-wall-st-darling-to-pariah.html.

약과 경쟁 관계의 약을 생산하는 제약회사를 인수한다. 인수한 회사는 연구개발에 대한 지출을 낮추고 영업 직원을 줄임으로써 비용 감소를 도모한다. 밸리언트가 연구개발에 투자한 비용은 매출의 약 3%로, 업계 평균인 15~20%에 비해 훨씬 낮다.

둘째, 인수한 회사의 의약품 가격을 급격히 상승시켰다. 예를 들어, 샐릭스 제약회사Salix Pharmaceuticals를 인수한 후, 혈당강하제 글루메차Glumetza(일반명 메포민metformin)를 520달러에서 4643달러로 인상했다.[35]

셋째, 세금 회피의 예를 하나 들면 밸리언트는 캐나다 기업인 바이오볼 Biovall과 '세금 바꿔치기inversion'을 실행했다. 이 '역합병'에서 바이오볼은 밸리언트의 주식 절반 이상을 매수하여 밸리언트의 공식 소유자가 되었다. 그러나 이 '새로운' 실체는 밸리언트라는 이름을 바꾸지 않고 미국 기반을 유지했으며 피어슨을 계속 최고경영자로 두었다. 이러한 유형의 반전으로 이 캐나다 기업은 미국 정부가 부과하는 세금을 피할 수 있었다. 밸리언트가 공식적인 캐나다 기업이 되자, 35%에 가까운 미국 법인세율 대신 3~5%의 캐나다 법인세율이 적용되었다.[36] 불법은 아니지만, 밸리언트는 바꿔치기로 상당한 세금 회피에 성공한 첫 미국 제약회사가 되었다.

피어슨의 전략은 연이은 인수합병으로 이어져 이사진을 부유하게 만들어 주었지만, 밸리언트는 많은 부채를 짊어지게 되었고, 제약업 전체를 근본적으로 재편성하는 결과를 낳았다. 제임스 수로위키James Surowiecki는 다음과 같이 요약했다. "밸리언트는 제약업계의 헤지펀드라고 해도 틀리지 않다. … 금융화가 생산을 가리는 기업 시대를 보여주고 있다."[37]

35)  Andrew Pollack and Sabrina Tavernise, "Valeant's Drug Price Strategy Enriches It, but Infuriates Patients and Lawmakers," *New York Times*, October 5, 2010, http://www.nytimes.com/2015/10/05/business/valeants-drug-price-strategy-enriches-it-but-infuriates-patients-and-lawmakers.html.

36)  Dan McCrum, "Valeant and the IRS," *Financial Times Online*, August 15, 2014, http://ftalphaville.ft.com/2014/08/15/1903532/valeant-and-the-irs/.

37)  James Surowiecki, "The Roll-Up Jacket," *The New Yorker*, April 4, 2016, http://www.newyorker.com/magazine/2016/04/04/inside-the-valeant-scandal.

## 금융화와 의료-산업 복합체

밸리언트 사례는 실제로 점점 금융화되는 자본주의 경제의 전형적 특징을 보여준다. 후기 자본주의에서는 실질 자본 투자로부터 수입을 얻을 수 있는 기회가 줄어들기 때문에 자본축적은 경제 생산보다는 상상 속의 금융 조작에 좌우된다.[38] 그 결과 "이윤은 커지고, 수익성 있는 투자 기회와 자본축적을 늦추는 방법은 줄어들며, 따라서 자본축적을 동력으로 삼는 경제 성장도 줄어든다.[39] 애크맨과 피어슨에게 자본축적은 인수합병, 비용 삭감, 바가지 가격, 세금 회피에서 나오며, 이 모두는 회계를 창조적으로 악용하는 방법으로 가능하다. 이러한 활동은 대중의 건강을 향상시키거나 의약품을 개선하지 못한다. 사실은 더 이상 약을 먹지 못해 피해를 입은 사람들이 얼마나 될지 알 수 없다.

금융화는 의료-산업 복합체에 어떤 특별한 영향을 미쳤는가? 현대의 수익 창출은 실제적인 재화나 서비스의 생산보다는 점점 더 시스템을 조작하거나 '폰지형 자본주의'라고 불리는 고위험의 부채형 외국 금융상품 투기의 극단적 형태에 의존하고 있다.[40] 밸리언트 사례는 의약품 개발 및 생산을 포함하는 '실물 경제'와 금융 상품 조작을 통해 이익이 창출되는 '금융 경제'를 보여주는 대표적인 경우이다.

의료-산업 복합체의 금융화는 연결되는 몇몇 경제 전략에 의존한다. 밸리언트 사례에서 볼 수 있는 또 다른 한 가지 전략은, 직원을 해고하여 비용을 절감하는 것이다. 수술을 아웃소싱하고, 직원을 통제하고 속도를 다그치며, 노조원을 비노조원으로 대체하려는 다양한 시도에서 병원 운영에 적용되는 이러한 접근법을 볼 수 있다. 엘리트들이 모여 있는 의료기관에서 청소 업무를 하는 사람들은 흔히 서류미비 노동자이며, 전문직 직원 중에도 특히 간호사나 의사의 경우, 출신국의 재화가 투자된 인력 중 많은 수가 미국으로 유출되고

---

38)  John Bellamy Foster, "The Financialization of Capital and the Crisis," *Monthly Review* 59/11 (April 2008): 1-19.

39)  Paul M. Sweezy, "More (or Less) on Globalization," *Monthly Review* 49/4 (September 1997): 1-5.

40)  Alan Walks, "Bailing Out the Wealthy: Responses to the Financial Crisis, Ponzi Neoliberalism and the City," *Human Geography* 3/3 (2010): 54-84.

있다.

덧붙여, 의료-산업 복합체는 공공 서비스 명목이지만 실은 영리 기관에게 혜택이 가는 주 정부의 활동 보조금에 크게 의존하고 있다. 블루크로스-블루실드 구조 변경에서 이 전략을 이미 살펴보았다. 영리를 목적으로 하는 보험 회사는 메디케어나 메디케이드 같은 제도를 통해 막대한 국가 지원을 받아왔으며, 최근에는 오바마케어로 알려진 '환자 보호 및 적정 부담 보험법'을 통해 혜택을 받고 있다. 또한 연방 정부는 직접교부 또는 면제를 통해 생명공학 및 정보기술 발전에 막대한 보조금을 지급하고 있다.

## 의료-산업 복합체의 대안은 있을까?

지금까지 의료-산업 복합체가 택한 몇 가지 방향, 즉 지역사회로의 학술 의료 센터의 확장, 의학 및 의료 엘리트와 기업의 유착, 영리와 비영리 사이의 모호한 경계, 독점 권력 및 부동산의 중요성, 금융 자본의 우세에 대해서 설명했다. 언급된 모든 사안들은 건강정책자문위원회가 처음부터 제시해 온 "의료-산업 복합체는 건강에 관한 것이 아니라 이익에 관한 것"이라는 주제의 변주이다.

의료-산업 복합체의 개념은 지난 50년 동안 지속되었다. 시스템의 주요 기능이 이익 창출로 간주되면, '비효율적인' 효과가 잇따라 발생한다. 의료-산업 복합체에 대한 대안을 마련하기 위해서는 더 이상 이익을 위해 질병 착취를 허용하지 않는 전환이 필요하며, 책의 후반부에서 다시 설명하겠지만, 의료-산업 복합체가 중요한 자리를 차지하는 자본주의 경제 체제에 근본적인 변화가 필요할 것이다.

# 제6장

# 현대 자본주의의 맥락에서 보는 제약산업*

조엘 렉스친

제약업계는 지난 수십 년 동안 최고 수준의 수익성을 유지하고 있다.[1] 연구로 개발한 수많은 치료제를 생산하고 판매함으로써 수익이 발생한다고들 알고 있지만, 현실은 이와 많이 다르다. 우선, 세금 공제 후 업계가 지출하는 총액의 약 1.3%만이 신약 연구인 기초 연구로 들어간다.[2] 둘째, 제약회사에서 나온 대부분의 신약은 새로운 치료법과는 거리가 멀다. 2005년에서 2014년 사이에 프랑스 시장에 소개된 1032개의 신약 혹은 새로운 용도가 발견된 기존 약을 보면, 66개 약만이 유의한 이점이 있고, 반 이상은 "전혀 새로운 것이 없다"라고 평가되었으며, 177개는 심각한 안전 문제가 있거나 혹은 이점이 없어

---

\*   이 장은 2015년 좌파 포럼(Left Forum)에서 다루어졌던 의료-산업 복합체에 관한 패널에 바탕을 두고 있다. 패널에 참가한 사람들은 미국의 보건의료제도에 대해 논의하고 이러한 모순들이 "모든 이들에게 건강을"을 향해 조직화될 수 있는 기회가 될 수도 있다는 논쟁거리를 재공했다. "모든 이들에게 건강을"이라는 슬로건은, 모든 사람의 건강을 지키고 동시에 건강을 결정하는 사회적 요인들을 해결하기 위해 만들어진 공공보건의료제도를 상징한다. 존 에런하이트, 로버트 패드가그, 알리 페인, 카멜리타 블레이크에 감사를 전한다.

1)   Harriet Washington, *Deadly Monopolies* (New York: Anchor Books, 2011); Richard Anderson, "Pharmaceutical Industry Gets High on Fat Profits," November 6, 2014, http://www.bbc.com/news/business-28212223.

2)   Donald W. Light and Joel Lexchin, "Foreign Free Riders and the High Price of US Medicines," *BMJ* 331 (2005): 958–60.

'허용불가'였다.[3]

　제약업계의 또 다른 주장은 신약 개발은 본질적으로 위험 요소가 많기 때문에 높은 수준의 수익이 정당하다는 것이다. 제약회사는 만 개의 분자molecules 중 단 하나만이 실제로 신약으로 개발된다고 주장한다. 이 말이 사실일지라도, 비용이 극히 적게 드는 개발 초기 단계에서 실패하는 경우가 대부분이다. 현재 인용되고 있는 26억 달러라는 신약을 시장[4]에 출시하는 데 드는 비용은 비공개 자료에서 도출되었으며, 그 계산 방법도 적합성이 인정되지 않은 여러 가정을 기반으로 한다.[5] 만약 신약 개발이 그렇게 위험이 따르는 일이라면, 제약 기업 자산에 변동이 있을 거라고 예상할 수 있겠다. 하지만 반대로, 제약업계 대기업들의 재정 상태는 1980년 이래 계속 양호하다. 매사추세츠 공과대학의 의사 스탠리 핀켈스타인Stanley Finkelstein과 경제학자인 피터 테민Peter Temin이 지적하듯, "특허 만료 때문에 회사들이 사라질 것이라고 산업 분석가들이 아무리 많이 경고해도, 아직 그런 일이 일어난 적은 없다".[6]

　인상적인 수익률이 지속됨에도 불구하고, 제약업계는 세 가지 원인으로 위기를 겪고 있다. 먼저, 2010년에서 2015년까지 특허 만료로 750억 달러의 매출 손실이 예상되며, 둘째, 신약 개발이 부진하고 셋째, 최근에는 미국까지 가세하는 등 많은 국가에서 가격을 낮추고자 하는 압력을 받고 있다.[7] 이 위기는 경제활동의 중심이 생산에서 금융으로 옮겨가는 금융화의 출현이라는 현대 자본주의의 주요 특징을 반영한다. 캘리포니아대학교 샌디에이고 캠퍼스 약학 및 의과대학 소속 페드로 콰트레카사스Pedro Cuatrecasas 교수는 "신약 개

3)　Prescrire Editorial Staff, "New Drugs and Indications in 2014," *Prescrire International* 24 (2015): 107–10.

4)　Joseph A. DiMasi, Henry G. Grabowski, and Ronald W. Hansen, "Innovation in the Pharmaceutical Industry: New Estimates of R&D Costs," *Journal of Health Economics* 47 (2016): 20–33.

5)　Donald W. Light and Rebecca N. Warburton, "Extraordinary Claims Require Extraordinary Evidence," *Journal of Health Economics* 24 (2005): 1030–33.

6)　Stanley Finkelstein and Peter Temin, *Reasonable Rx: Solving the Drug Price Crisis* (Upper Saddle River, NJ: FT Press, 2008).

7)　Greg Miller, "Is Pharma Running Out of Brainy Ideas?," *Science* 329(2010): 502–4; David Holmes, "Skies Darken Over Drug Companies," *Lancet* 379 (2012): 1863–64.

발에 대해 거의 알지 못하는 주주나 투자 은행가 및 분석가들이 빠른 투자금 회수를 위해 CEO나 이사진에 엄청난 압력을 가하고 있다"고 주장한다.[8]

금융업계의 흥미를 잃지 않기 위해, 제약업계는 몇 가지 전략을 개발해 왔다. 신약 개발의 블록버스터 모델이 시들어 가자 기업들은 '틈새시장' 모델로 전환했다. 연구 개발 과정에 있는 잠재적인 신약이 적어졌기 때문에, 이미 개발된 의약품이 규제 단계에 영향을 받지 않게 하거나, 또는 업계가 정부와 공모하기도 하는 등 규제 기관과 긴밀한 관계를 맺어 규제의 의도를 피하거나 타락시키는 게 더욱 더 중요해졌다. 업계 생존의 열쇠는 의약품 판매 독점권을 보유하고 있는 기간을 연장할 수 있는 능력이며 강력한 지적재산권으로 해석된다. 다가오는 가격 통제에 대한 위협에 대응하여 수익을 확대하는 또 다른 방법은 신약은 물론 기존 약의 처방량을 늘리는 것이다. 이 목표를 달성하기 위해서 언제 어떻게 약을 처방해야 하는지에 대한 지식 통제가 필수적이다. 이 장의 나머지 부분에서, 네 가지 요점, 즉, 틈새시장 약품 개발, 규제 단계에서의 부패, 지적 재산권 강화, 의약품의 효과 및 위해에 대한 지식 통제에 대한 살펴본다.


## 블록버스터에서 틈새시장까지

몇 년 전까지 만해도 제약업은 소위 블록버스터 모델로 알려진 형태로 운영되었다. 심장 질환이나 당뇨병과 같이 선진국에서 흔히 발생하는 만성 질환 치료제를 겨냥하여 신약 개발을 했고, 개발 후에는 연매출액 10억 달러를 기대하며 공격적인 마케팅을 진행했다. 개발도상국에서 주로 발생하는 질병의 경우, 질병에 이환되는 사람들이 의미 있는 구매력이 없으므로 대개 관심을 받지 못했다. 2000년에서 2011년 사이에 판매된 850개의 신약 중 이러한 경우는 겨우 37개(4%)에 불과했다.[9]

---

8)  Pedro Cuatrecasas, "Drug Discovery in Jeopardy," *Journal of Clinical Investigation* 116 (2006): 2837–42.

쉽게 개발할 수 있던 신약 목표는 이제 다 개발되었고, 따라서 기존의 블록버스터 모델에서 한 환자에게 연간 수십만 달러씩 팔 수 있는 약 위주의 소규모 치료 시장을 목표로 하는 '틈새시장' 모델로 전환되었다. 이러한 의미에서 제약업이 겪는 어려움은 자본주의 경제 안의 다른 산업과도 닮아 있다. 즉, 시장의 고갈은 '제품 차별화'를 필요로 하는 자본주의의 내재적 성질이며, 제약업계의 경우 필수 성장을 보장하기 위한 점점 더 좁은 시장을 위한 점점 더 비싼 약을 의미한다. 미국의 다발성 경화증 치료제DMD: disease-modifying drugs 비용은 1990년대 초반 연평균 만 달러가량에서 1990년대 중반 6만 달러에 이르고 있다.[10] 2013년에는 15여 개 국 120명이 넘는 암 전문의들이 모여 항암제 가격이 연간 10만 달러, 즉 1억 원이 넘게 책정된 것을 맹렬히 비난했다.[11] 화이자사의 전 CEO 행크 맥키넬Hank McKinnell이 "우리 업계, 아니 어느 업계라도, 연구개발비를 회수하는 수준의 가격을 책정하는 것은 잘못된 생각"이라고 확인해 주는 바와 같이, 이러한 높은 의약품의 가격이 연구개발 비용[12]으로 정당화된다는 발상은 폐기되어야 한다. 가격은 시장이 감당할 수 있는 수준에 따라 결정된다. 환자가 더 절실할수록 그들이 기꺼이 지불할 가격은 높아지는 것이다.

## 약물 규제 절차의 부패

회사는 약의 대량 생산 이전에 판매 승인을 받아야 한다. 하지만 이 규정은,

9)   Belen Pedrique, Nathalie Strub-Wourgaft, Claudette Some, Piero Olliaro, Patrice Trouiller, Nathan Ford, Bernard Pécoul, and Jean-Hervé Bradol, "The Drug and Vaccine Landscape for Neglected Diseases (2000–11): A Systematic Assessment," *Lancet Global Health* 1 (2013): e371–79.

10)  Daniel M. Hartung, Dennis N. Bourdette, Sharia M. Ahmed, and Ruth H.  Whitham, "The Cost of Multiple Sclerosis Drugs in the US and the Pharmaceutical Industry," *Neurology* 84 (2015): 2815–22.

11)  Andrew Pollack, "Doctors Denounce Cancer Drug Prices of $100,000 a Year," *New York Times*, April 25, 2013.

12)  Hank McKinnell, *A Call to Action: Taking Back Healthcare for Future Generations* (New York: McGraw Hill, 2005).

규제 능력이 없거나 미미한 세계 1/3에 달하는 개발도상국에서는 형식적인 것에 불과하다.[13] 심지어 인도 같은 나라도, 두 가지 이상의 유효 성분을 함유한 고정 용량 복합제FDC: fixed-dose combination에 대한 2011~2012년 조사에서 보듯, 약에 대한 규제가 종종 엉터리이다. 한 최근 연구는, "치사율을 포함 중대한 이상 반응으로 인해 다른 국가에서는 사용이 제한되거나 금지된 혹은 한 번도 승인된 적이 없는 약이 포함된 고정 용량 복합제를 수백만 회분을" 팔기 위해 느슨한 규제 기준을 이용했다는 것을 찾아냈다.[14]

제약업계의 입김은 미국과 유럽연합EU의 의약품 규제도 타락시켰다. 킹스칼리지런던에서 제약 정책을 가르치는 커트니 데이비스Courtney Davis와 존 아브라함John Abraham이 관찰한 바에 따르면, "지난 30년 동안 제약업계는 수많은 규제 완화 개혁을 시도하면서, 표면적으로는 상업적인 이익과 환자의 건강이라는 이익을 동시에 추구하는 제약 혁신이라고 홍보했다".[15] 왜 이런 일이 일어날 수 있는가에 대한 설명은 기업 편향 이론corporate bias theory에서 찾아볼 수 있겠다.[16] "이 이론에 따르면, 기업은 상대적으로 강하고 주도적인 국가의 가능성을 허용하여, 친기업적인 규제 완화를 장려할 수 있다"고 아브라함 교수는 주장한다.[17] 그는 또한, 규제 기관뿐만 아니라 로비, 재정 기부 등의 직접적인 활동을 통해 보다 광범위하게 정부에 영향을 주는 방식으로 규제를 추진할 수도 있다고 주장한다. 예를 들어, 제약회사 대표를 정부의 종합 정책 대책위원회로 임명하는 경우가 있겠다. 결과적으로 국가가 제약업계의 광범위한 규제 완화 목표를 적극 지원하게 되는 것이다.

---

13) World Health Organization, *The World Medicines Situation* (Geneva: WHO, 2004).

14) Patricia McGettigan, Peter Roderick, Rushikesh Mahajan, Abhay Kadam, and Allyson M. Pollock, "Use of Fixed Dose Combination (FDC) Drugs in India: Central Regulatory Approval and Sales of FDCs Containing Non-Steroidal Anti-Inflammatory Drugs (NSAIDs), Metformin, or Psychotropic Drugs," *PLoS Medicine* 12 (2015): e1001826.

15). Courtney Davis and John Abraham, *Unhealthy Pharmaceutical Regulation: Innovation, Politics and Promissory Science* (Hampshire, UK, and New York: Palgrave Macmillan, 2013).

16) John Abraham, "Sociology of Pharmaceuticals Development and Regulation: A Realist Empirical Research Programme," *Sociology of Health & Illness* 30 (2008): 869–85.

17) Davis and Abraham, *Unhealthy Pharmaceutical Regulation.*

제약 규제에서 편향 이론이 가장 분명하게 드러난 예로, 미국식품의약청 FDA: Food and Drug Administration, 유럽의약청EMA: European Medicines Agency, 영국 약품 및 건강제품 규제협회MHRA: Medicines and Healthcare Products Regulatory Agency와 같은 의약품 규제 기관에서 기업 사용자 부담금 제도가 광범위하게 채택된 것을 들 수 있다. 미국에서의 사용자 부담금 시행의 추동력은 식품의 약청에 대한 자원 부족이었다. 의회가 FDA 예산 증가를 계속 거부한 것이 궁극적으로 FDA가 제약업계의 사용자 부담금 제도에 반대하던 이전의 입장을 포기하게 만들었다. 1992년 처방약 사용자 부담금 법PDUFA: Prescription Drug User Fees Act의 일환으로, 제약업계는, 처방약 사용료는 의회의 세출예산안을 보완하고 신약 승인 심리의 효율과 속도를 개선하는 데 전적으로 사용된다는 조건으로 약정 체결에 합의했다. 그 결과, 사용자 부담금 수익의 대부분은 신약 승인 심사자를 고용하는 데 사용되었고, 2007년 이전까지 이미 승인된 의약품의 안전성을 감시하기 위한 용도로는 전혀 쓰이지 않았다.

PDUFA는 이후 5년 간격으로 재승인되었고, 가장 최근에는 2012년에 갱신이 되었다. PDUFA의 주요 특징 중 하나는, FDA가 일정 기간 내에 승인되는 신약 신청이 지속적으로 증가하도록 하는 조항이 포함되어 있다는 것이다.[18] 특허 기간에 제한이 있는 경우, 약이 시장에 있는 기간이 길수록 약을 판매하는 기업의 수익은 커진다. 즉, 약을 시장에 더 빨리 내놓는 방법으로, PDUFA는 기업에 더 많은 이익을 가져다주었다.

1989년 이전에는 영국 약품 및 건강제품 규제협회의 전신인 의약통제국 Medcines Control Agency이 기금의 65%를 사용자 부담금으로 나머지 35%를 세금으로 조달했다. 이 시기에 과학은 산업의 요구에 "보다 민감하게 반응해야 한다"라는 대처 수상의 보수 정부 철학이 반영되어, 사용자 부담금 100%로 이동하게 된다.[19] 유럽 연합은, 사용자 부담금에 대한 철학이 기구 설립 초기부터

---

18) James L. Zelenay, Jr. "The Prescription Drug User Fee Act: Is a Faster Food and Drug Administration Always a Better Food and Drug Administration?," *Food and Drug Law Journal* 60 (2005): 261–338.

19) John Abraham, *Science, Politics and the Pharmaceutical Industry: Controversy and Bias in Drug Regulation* (London: UCL Press, 1995).

받아들여진 것으로 보인다. 이제, "공공과 산업 둘 중 누구를 위한 것인가"라는 질문을 해볼 수 있겠다.

사용자 부담금은 공공 안전에 부정적인 영향을 미친다. 미국의 경우, 신약 신청에 대한 표준 검토 시간은 300일이며, PDUFA에 따르면, FDA는 그 시간 내에 신청 절차의 90%를 완료해야 한다. 이 기준에 맞추지 못하면, 사용자 부담금 갱신에 문제가 생길 수 있고, 이로 인해 FDA는 수익의 상당 부분을 잃게 될 수도 있다. 실제로 FDA는 결정 기한이 가까운 경우, 안전성 평가 기준을 느슨하게 적용하는 것으로 보인다. 다른 시기에 승인된 약품과 비교하여, 결정 기한 2개월 안에 승인된 약품은, 안전상의 이유로 시장에서 퇴출되는 경우가 5배 이상, FDA가 요구할 수 있는 가장 심각한 안전 경고인 블랙박스 경고를 붙여야 하는 경우도 약 4.5배 더 많았다.[20]

EU의 경우, EMA에 신약 승인 신청서가 제출되면, 이 기관은 먼저 조사위원 Rapporteur과 공동조사위원Co-Rapporteur라 하는 신약 승인의 실제 평가를 수행하는 국가 규제 기관을 선정한다. EU 국가의 규제 기관 대부분은 사용자 부담금에서 상당한 자금을 조달받고 있기 때문에, 수입을 창출하기 위해서 이 지위를 놓고 격렬하게 경쟁하는 경우도 종종 있다.[21] 이러한 경쟁 때문에 유럽의약청은 신약 승인을 EU가 정한 제한시간 210일에 맞추거나 그보다 앞당기라는 상당한 압박을 받고, 기업이 신속한 승인을 원하므로, 조사위원과 공동조사위원을 추천하는 주요 조건이 된다. 존 아브라함과 요크대학교의 그레이엄 루이스Graham Lewis가 인터뷰한 독일, 스웨덴, 영국의 규제 담당 공무원 15명 중, 5명이 이러한 제한시간이 공중보건에 위협이 된다라고, 또 다른 5명이 위협이 될 가능성이 있다고 밝혔다.[22] 비슷한 맥락에서 제약업의 영향력을 조사한 영국하원위원회British House of Commons Committee는 "다른 규제 기관과 마

---

20) Daniel Carpenter, Evan James Zucker, and Jerry Avorn, "Drug-Review Deadlines and Safety Problems," *New England Journal of Medicine* 358 (2008):1354–61.

21) John Abraham and Graham Lewis, "Europeanization of Medicines Regulation," in *Regulation of the Pharmaceutical Industry, ed. John Abraham and Helen Lawton Smith* (Hampshire, UK: Palgrave Macmillan, 2003), 42–81.

22) *Ibid.*

찬가지로 영국 약품 및 건강제품 규제협회는 기금 전체를 규제 대상인 사용자의 부담금에서 지원받고 있다. 하지만 다른 규제 기관과는 다르게, 사용자 부담금을 놓고 유럽의 다른 기관과 경쟁한다. 이 상황은 기업들로부터 부담금 수입을 얻기 위해 공중보건을 보호하고 증진해야 할 요구를 놓치게 될 우려가 있다"고 결론 내렸다.[23]

## 지적재산은 '권리'인가?

지적재산권은 제약회사의 자산과 수익을 창출하는 핵심 요소이다. 현재의 제약 환경에서 주요 지적재산권은 의약품 자체와 시판 전 의약품의 안전성과 효능을 평가하기 위해 임상시험을 수행할 때 생성되는 데이터에 대한 특허이다. 지적재산권이 강할수록 기업은 의약품에 대한 독점권을 유지하고 더 많은 돈을 벌 수 있다. 따라서 제약업계가 지적재산권을 보호하고 나아가 강화하려 노력하는 것은 놀라울 게 없다.

이러한 지적재산권 집착의 초기 현상 중 하나는 업계의 로비로, 그 결과 미국 정부는 1987년 캐나다와의 자유무역협정FTA: Free Trade Agreement에 이어 1994년 북미자유무역협정NAFTA: North American Free Trade Agreement의 대가로 캐나다가 시행하던 강제실시제도 해체를 주장했다. 강제실시제도는 의약품의 특허가 유효하더라도 제네릭 의약품을 생산할 수 있게 허용해서 덕분에 당시 캐나다는 약제 비용의 약 15%를 절감하고 있었다.[24]

미국 지적재산권 강화에 대한 가장 최근의 승전보는 생물의약품biologic products, 즉 살아 있는 세포로 만든 의약품에 대한 12년간의 시장 독점권으로 4년간의 실험 데이터 보호와 8년간의 의약품 독점적 이용이 허용된다. 즉,

---

23) House of Commons, Health Committee, *The Influence of the Pharmaceutical Industry: Fourth Report of Session 2004-05*, vol. 1 (London: Stationery Office Limited, April 5, 2005).

24) Joel Lexchin, "Pharmaceuticals, Patents and Politics: Canada and Bill C-22," *International Journal of Health Services* 23 (1993): 147–60.

FDA는 이 8년 동안 제네릭 의약품에 해당하는 '바이오시밀러biosimilar'를 승인하지 않는다. 데이터 보호권은 특허권과 달리 데이터는 법원에 의해 이의 제기되지 않으므로 어떤 면에서는 기업에 특허보다 더 중요할 수 있다. 미국의 경우, 생물의약품은 작성된 처방전의 1% 미만이지만, 전체 의약품 비용의 28%를 차지하고 있으며, 앞으로 더 증가할 것이다.[25] 예를 들어, 유전성 희귀 효소 결핍질환인 고서병Goucher disease의 치료제 세레자임Cerezyme의 경우, 환자당 연간 20만 달러, 즉 2억 원이 넘는 비용이 든다.

국제적으로는, 제약업계의 강력한 지원을 받은 미국 정부가 국제무역협정에 투자자 국가 간 소송ISDS: investor-state dispute settlement 제도를 포함시키려는 압력을 가했다. 이 제도를 통해 기업은 다른 국가의 정부를 고소할 수 있다.[26] 예를 들어 캐나다 법원이 자사의 의약품 2건의 특허를 무효화한 것을 이유로, 엘리 릴리Eli Lilly는 북미자유무역협정의 투자자 국가 간 소송ISDS 규정을 사용하여 캐나다 정부에 5억 달러를 요구하는 소송을 시작했다.[27] 무역협정의 지적재산권 조항은 제네릭 약품의 상품화를 지연시키므로 고소득국가developed countries에서의 약 접근성에도 상당한 영향을 미치지만, 개발도상국에서는 훨씬 더 치명적이다. 예를 들어, 현재 특허법하에서는 베트남 에이즈 감염 인구의 68%가 항바이러스 약물 치료를 받고 있지만, 환태평양 경제 동반자 협정 TPP: Trans- Pacific Partnership이 체결되었다면 약 30% 수준으로 떨어질 수도 있었다.[28]

강력한 지적재산권을 목표로 한 제약업계의 로비는, 세계무역기구WTO:

25)   Ameet Sarpatwari, Jerry Avorn, and Aaron S Kesselheim, "Progress and Hurdles for Follow-On Biologics," *New England Journal of Medicine* 372 (2015): 2380–82.

26)   James Love, "TPP, Designed to Make Medicine More Expensive, Reforms More Difficult," 2015, https://medium.com/@jamie_love/tpp-designed-to-make-medicine-more-expensive-reforms-more-diffi-cult-e6a94a5d4a18.

27)   Kazi Stastna, "Eli Lilly Files $500M NAFTA Suit against Canada Over Drug Patents," September 13, 2013, http://www.cbc.ca/news/business/eli-lilly-files-500m-nafta-suit-against-canada-over-drug-patents-1.1829854.

28)   Hazel Moir, Deborah H. Gleeson, Brigitte Tenni, and Ruth Lopert, *Assessing the Impact of Alternative Patent Systems on the Cost of Health Care: The TPP and HIV Treatment in Vietnam* (Sydney, Australia: Asia-Pacific Innovation Conference, 2014).

World Trade Organization를 탄생시킨 우루과이 라운드 협상을 시작으로 30년이 넘는 성공의 역사를 자랑한다. 화이자와 당시 최고경영자였던 에드먼드 프랫 Edmund Pratt은 미국 정부가 지적재산권을 이 회담의 주요 의제로 삼게 하는 데 중요한 역할을 했다.29) 그 결과 1994년, WTO의 모든 회원국에게 획일적인 특허 기준을 요구하는 무역 관련 지식재산권에 관한 협정TRIPS: Trade-Related Aspects of Intellectual Property Rights이 체결되었다. 이는 의약품에 대한 20년의 특허를 의미하며, 제네릭 제품의 출현을 가속화할 수 있는 강제실시제도의 제한을 포함했다. 제약업계의 목표는 모든 국가가 미국과 동일한 지적재산권을 채택하도록 하는 것이며, 그 국가의 개발 수준이나 적정 가격의 약물 치료를 전 인구에게 제공할 수 있는 능력이 있는가는 상관하지 않았다. 선진국 다수의 경우, 1인당 GDP가 만 달러가 넘는 1970년대까지도 의약품에 대한 완전한 특허 보호를 채택하지 않았던 반면, TRIPS 협정은 1인당 GDP가 많아야 천 달러가 좀 넘는 국가들까지 같은 기준을 요구했다.30)

이렇게 강화된 지적재산권 때문에 2000년 기준 많은 개발도상국에서 에이즈 3제 요법 가격이 1인당 연간 1만 달러를 넘어서게 되고, 머지않아 저가 제네릭 약을 구할 수도 없게 되는 상황이 되었다.31) 1990년 말 남아프리카 공화국 정부는 에이즈 감염률의 상승과 에이즈 치료제의 가격 상승에 대처하기 위해 의약품 및 관련 물질 관리 수정안Medicines and Related Substances Control Amendment Act을 통과시켜, 특허가 만료된 오리지널 약제를 제네릭 약제로 대체하고, 위조 약제가 아닌 경우 지적재산권 소유자의 허가 없이 수입하는 것을 허용하였다. 1998년 클린턴 행정부하의 미국 정부와 유럽집행위원회 European Commission의 지원을 받는 39개의 다국적 제약회사들은 이 법안이 무역 관련 지식재산권에 관한 협정과 남아프리카공화국 헌법을 위반했다고 주

29)  Peter Drahos, "Expanding Intellectual Property's Empire: The Role of FTAs," November 2003, http://www.ictsd.org/downloads/2008/08/drahos-fta-2003-en.pdf.
30)  Jean O. Lanjouw and William Jack, "Trading Up: How Much Should Poor Countries Pay to Support Pharmaceutical Innovation?," *CGD Brief* 4 (2004): 1–7.
31)  Campaign for Access to Essential Medicines, *Untangling the Web of Antiretroviral Price Reductions* (Geneva: Médecins Sans Frontières, 2010).

장하며 남아프리카 공화국 정부를 법정으로 끌어냈다. 하지만 광범위한 대중의 반대에 부딪힌 미국 정부는 소송 지원을 중단했고, 제약회사들은 소송을 포기했다.[32]

이후 미국과 EU는 무역 관련 지식재산권에 관한 협정을 지적재산권에 대한 허용 기준의 최소치로 사용했으며, 더 새롭고 보다 엄격한 조항을 포함시키면서, 이어지는 무역 협상에서 그들의 영향력을 조금씩 키워 나갔다. 그 결과, 특허 연장 가능 기간이 20년 이상으로 길어지고, 특허권 승인 전에 특허를 거부할 수 있는 제도가 폐기되었다.[33] 베트남의 예에서 본 것처럼, 자유무역협정의 지적재산권 조항 강화는 처방 의약품에 대한 접근성을 현저하게 감소시킨다.[34]

고소득국가 정부와 제약산업계가 개발도상국을 괴롭히기 위해 어떻게 지적재산권을 활용했는가는 태국의 사례에서 살펴볼 수 있다. 2006년 태국 정부는 기존 의약품이 너무 비싸고 정부는 적절한 가격의 의약품을 공급할 의무가 있다는 입장에서 에이즈 복합치료제인 로피나비르-리토나비르lopinavir-ritonavir에 대한 강제실시를 발표했다. EU 통상 담당 집행위원은 태국 상공부장관에게 불만을 표명했고, 이 약제의 제조업체인 애보트Abbott는 태국 식품의약청에서 고온에서도 안정적인 버전의 로피나비르-리토나비르를 포함한 모든 신약 신청을 철회하는 방법으로 대응했다.[35]

제네릭 의약품이 강제실시를 통해 생산되면 오리지널 의약품 기업들은 즉각 이 조치를 비난한다. TRIPS 협정 기준 완벽하게 합법적임에도 불구하고,

---

32) Ellen F 't Hoen, "TRIPS, Pharmaceutical Patents, and Access to Essential Medicines: A Long Way From Seattle to Doha," *Chicago Journal of International Law* 3 (2002): 27-48.

33) Stephanie Rosenberg, *Comparative Chart of Pharmaceutical Patent and Data Provisions in the TRIPS Agreement, Free Trade Agreements Between Trans-Pacific FTA Negotiating Countries and the U.S., and the U.S. Proposal to the Trans-Pacific FTA* (Washington, DC: Public Citizen, 2011).

34) Youn Jung and Soonman Kwon, "The Effects of Intellectual Property Rights on Access to Medicines and Catastrophic Expenditure," *International Journal of Health Services* 45 (2015): 507-29.

35) Ellen F 't Hoen, *The Global Politics of Pharmaceutical Monopoly Power: Drug Patents, Access, Innovation and the Application of the WTO Doha Declaration on TRIPS and Public Health* (Diemen, NL: AMB, 2009).

바이엘의 CEO인 마진 데커스Marijn Dekkers는 강제실시 면허제가 "본질적으로는 절도"라고 규정했다. 데커스는 또한, 바이엘이 개발한 효과적인 C형 간염 치료 신약 소보스부비르sobosbuvir(Sovaldi)에 대해 말하면서, 다음과 같이 언급했다. "솔직해져 보자. 우리는 인도 시장을 위해 이 제품을 개발한 것이 아니다. 알다시피, 우리는 이 제품을 살 수 있는 서구 환자를 위해 이 제품을 개발했다."36)

## 지식 통제

효과 입증에 실패했거나 심각한 안전 문제가 제기되는 임상시험은 제품 판매에 큰 영향을 줄 수 있다. 2002년 7월, 여성건강계획Women's Health Initiative 임상시험에서 호르몬 대체 요법으로 사용되는 에스트로겐 / 프로게스틴 복합제가 폐경기 여성에서 심혈관계 질환 및 유방암의 위험을 증가시키는 것으로 나타났다.37) 미국에서 가장 널리 판매되던 에스트로겐 / 프로게스틴 복합제 프렘프로Prempro의 처방은 2003년 6월 기준 66%까지 감소했다.38)

이런 상황을 피하고 수익을 지속적으로 확대하기 위한 방안으로, 기업은 신약 개발에서 신약에 대한 지식을 통제하는 데까지 발전하여, 의사나 환자에게 도달하는 메시지까지 통제하는 데 이르렀다.39) 제약회사는 거의 모든 시판 전 임상시험에 자금을 지원한다. 이러한 임상시험은 신약 또는 기존 약물에 대한

36)  Daily Mail, "'We Didn't Make This Medicine for Indians...," January 24, 2014, http://www.dailymail.co.uk/news/article-2545360/Pharmaceutical-chief-tries-stop-India-replicating-cancer-treatment.html.

37)  Writing Group for the Women's Health Initiative Investigators, "Risks and Benefits of Estrogen Plus Progestin in Healthy Postmenopausal Women: Principal Results from the Women's Health Initiative Randomized Controlled Trial," *JAMA* 288 (2002): 321-33.

38)  Adam L Hersh, Marcia L. Stefanick, and Randall S. Stafford, "National Use of Postmenopausal Hormone Therapy: Annual Trends and Response to Recent Evidence," *JAMA* 291 (2004): 47-53.

39)  Marc-André Gagnon, *The Nature of Capital in the Knowledge-Based Economy: The Case of the Global Pharmaceutical Industry* (Toronto: Political Science, York University, 2009).

새로운 적응증을 승인하는 근거로 사용되며, 약에 대한 지식 토대가 되므로, 이 결과는 매우 중요하다. 자금을 대는 기업은 초기 설계에서부터 수행 및 분석 방법, FDA와 같은 약물 규제 기관에 보고하는 방법, 공개 여부 및 공개 방법, 그리고 제일 중요하게는 의사들에게 제시하는 방법까지 임상시험의 모든 측면을 통제한다.

친기업적인 편향은 시험 설계에서부터 시작되어, 시험 중인 신약을 이미 시장에 출시되어 있는 다른 약에 비교할 때, 다른 약의 부작용을 극대화하거나 효과를 최소화하기 위해 부적절하게 낮거나 높은 용량이 선택되기도 한다.[40] 1980년대 암, 심혈관계 질환 및 신생아 패혈증 치료를 포함한 후기 임상시험 종료의 가장 흔한 이유는 효능(31%)과 안전성(21%)이 아니라 재정적 고려(43%)였고,[41] 시장성 부족, 투자 대비 불충분한 기대 수익률, 제약사들의 합병에 따른 연구 우선순위의 변화 등이 그에 포함된다. 그러나 재정적인 이유만으로 임상시험을 중단하는 것은 헬싱키 선언, 즉 임상시험 수행에 대한 국제 기준을 위반한 것으로 간주될 수 있다.[42] 제6조에 따르면 "인체와 관련된 의학 연구에서 개별 연구 대상의 복지는 다른 모든 관심에 우선해야 한다"고 명시되어 있다. 재정적인 이유만으로 임상시험을 중단하는 것은 실질적으로 "분기별 사업 계획 또는 최고 경영자의 교체"가 "사회적 의무와 윤리적 책임감을 아우르는 책임 있는 의료 연구 수행"에 우선한다는 뜻이 된다.[43]

임상시험으로 수집한 모든 데이터를 규제 당국에 제공하지 않고, 오히려 호도하는 방향으로 제시하기도 한다는 증거도 있다. 머크는 알츠하이머병 및 기

40) Antonio Nieto, Angel Mazon, Rafael Pamies, Juan J. Linana, Amparo Lanuza, Fernando Oliver Jiménez, Alejandra Medina-Hernandez, and Javier Nieto, "Adverse Effects of Inhaled Corticosteroids in Funded and Nonfunded Studies," *Archives of Internal Medicine* 167 (2007): 2047–53.

41) Joseph A DiMasi, "Success Rates for New Drugs Entering Clinical Testing in the United States," *Clinical Pharmacology & Therapeutics* 58 (1995): 1–14; Bruce M. Psaty and Drummond Rennie, "Stopping Medical Research to Save Money: A Broken Pact with Researchers and Patients," *JAMA* 289 (2003): 2128–31.

42) "WMA Declaration of Helsinki: Ethical Principles For Medical Research Involving Human Subjects," 2008, http://www.wma.net/en/30publications/10policies/b3/.

43) *Ibid.*

타 인지기능장애 환자를 대상으로 한 로페콕시브rofecoxib 관련 두 임상시험의 사망률 데이터를 FDA에 적시에 제공하지 못했으며,[44] 글락소스미스클라인 GlaxoSmithKline은 천식 치료제인 살메테롤salmeterol의 위험성이 현저하게 감소했다는 데이터를 FDA에 제출했다.[45]

기업은 결과를 FDA에 보고하는 시점과 실제로 발표되는 시점 사이에 해석을 바꾸기도 하는데, 가장 잘 알려진 사례 중 하나가 화이자Pfizer가 만든 비스테로이드성 항염증제NSAID인 셀레콕시브celecoxib 효과 연구이다. 6개월간의 데이터를 바탕으로 발표된 임상시험은 셀레콕시브가 전통적인 항염증제에 비해 위출혈 예방 효과가 우월함을 입증한 듯 했다. 그러나 발표된 두 연구는 실제로 각각 12개월, 16개월 동안 지속되었고, 12~16개월의 기간 동안 셀레콕시브를 사용한 환자와 전통적인 비스테로이드성 항염증제NSAID를 사용하는 환자 간의 위장관계의 부작용 차이는 없었다.[46]

제약업계에서의 대필은 기업 또는 기업을 대신하여 일하는 사람이 작가를 고용하여 기업이 가진 데이터를 기반으로 저널논문이나 서신을 작성하는 것을 말한다. 이런 글은 대개 돈이나 논문 발표의 명예를 대가로 자신의 이름을 쓰는 데 동의하는 학계의 연구자에게 전달된다. 이 글이 인쇄물로 발표되더라도 유령작가가 이 과정에서 맡은 역할은 인정되지 않는다. 호르몬 대체요법의 위험이 이득보다 크다는 여성건강계획 발표 전후에 와이어스Wyeth는 대필 작가들을 고용하여 연간 20억 달러에 달하는 호르몬 대체제 프레마린Premarin과 프렘프로의 판매량을 지키려고 했다. 법원 문서에 따르면, 유령 작가들은 호르몬 대체요법을 지지하는 26건의 과학 논문 생산에 중요한 역할을 한 것으로 보인다. 물론 이러한 논문에는 이 프로젝트를 기획하고 비용을 지불한 와이어

---

44)  Bruce M. Psaty and Richard A. Kronmal, "Reporting Mortality Findings in Trials of Rofecoxib for Alzheimer Disease or Cognitive Impairment: A Case Study Based on Documents from Rofecoxib Litigation," *JAMA* 299 (2008): 1813-17.

45)  Peter Lurie and Sidney M Wofle, "Misleading Data Analyses in Salmeterol (SMART) Study," *The Lancet* 366 (2005): 1261-62.

46)  James M. Wright, Thomas L. Perry, Kenneth L. Bassett, and G. Keith Chambers, "Reporting of 6-Month vs 12-Month Data in a Clinical Trial of Celecoxib," *JAMA* 286 (2001): 2398-99.

스의 역할은 공개되지 않았다.[47]

효과를 입증하지 못하는 임상시험이 선택적으로 출판되는 예도 많다. FDA 가 약제의 효과에 부정적이거나 의문스럽다고 판단한 항우울제 37건에 대한 연구 중 22건은 아예 출판되지 않았다.[48] 공개되지 않은 데이터는 의약품의 효과를 과대평가하거나 위해를 과소평가할 수 있다. 항우울제 레복세틴 reboxetine의 경우, 위약 대비 효과는 115%까지 과대평가되었으며 위해는 과소 평가되었다.[49]

글락소스미스클라인의 내부 문서는 청소년 환자에게 쓰인 항우울제 파록세 틴paroxetine의 안전성과 효과를 조사한 실제 연구 결과와 출판될 때 제시된 결과가 일치하지 않았음을 보여 준다.[50] 발표된 논문에서는 "파록세틴은 청소년의 주요우울장애에 효과적이고 부작용이 현저하지 않다"라고 주장했다.[51] 하지만 초안에서 정의된 1차 결과치 및 2차 결과치를 바탕으로, "2개의 1차 결과치 혹은 6개의 2차 결과치에서 파록세틴은 위약에 비해 유의한 효능 차이가 없었고" 오히려 자살 충동 증가를 포함한 위험성과 관련 있었다.[52]

마지막으로, 기업은 자사의 제품에 대한 근거를 의사에게 직접 제시하는 경

47)  Natasha Singer, "Medical Papers by Ghostwriters Pushed Therapy," *New York Times*, August 5, 2009.

48)  Eric H. Turner, Annette M. Matthews, Efthia Linardatos, Robert A. Tell, and Robert Rosenthal, "Selective Publication of Antidepressant Trials and Its Influence on Apparent Efficacy," *New England Journal of Medicine* 358(2008): 252–60.

49)  Dirk Eyding, Monika Lelgemann, Ulrich Grouven, Martin Härter, Mandy Kromp, Thomas Kaiser, Michaela F. Kerekes, Martin Gerken, and Beate Wiseeler, "Reboxetine for Acute Treatment of Major Depression: Systematic Review and Meta-Analysis of Published and Unpublished Placebo and Selective Serotonin Reuptake Inhibitor Controlled Trials," *BMJ* 341 (2010): e4737.

50)  Jon Jureidini, Leeman B McHenry, and Peter R Mansfield, "Clinical Trials and Drug Promotion: Selective Reporting of Study 329," *International Journal of Risk & Safety in Medicine* 20 (2008): 73–81.

51)  Martin B. Keller, Neal D. Ryan, Michael Strober et al., "Efficacy of Paroxetine in the Treatment of Adolescent Major Depression: A Randomized, Controlled Trial," *Journal of the American Academy of Child and Adolescent Psychiatry* 40 (2001): 762–72.

52)  S. Swaroop Vedula, Lisa Bero, Roberta W Scherer, and Kay Dickersin, "Outcome Reporting in Industry-Sponsored Trials of Gabapentin for Off-Label Use," *New England Journal of Medicine* 361 (2009): 1963–71.

우 신뢰성에 차이가 있음을 인식하고, 이를 우회하기 위해 의사나 연구자를 "핵심 오피니언 리더KOL: key opinion leader"로 고용한다. 이때 발표를 하는 핵심 오피니언 리더에 대한 의사의 신뢰를 유지하기 위해 핵심 오피니언 리더가 기업과 상관없는 지식체계라는 픽션을 유지하는 것이 필수적이다. 그러나 핵심 오피니언 리더가 독자적으로 행동하고 기업의 메시지에서 벗어나기 시작하면, 기업은 핵심 오피니언 리더의 가치에 대해 의문을 가지기 시작했다.[53] 한 핵심 오피니언 리더의 경우, 특정 약품이 경쟁사의 약품보다 낮지 않다는 일련의 사례 보고를 게재한 후, 그동안 월 4~6회 오던 강연 초청장이 실질적으로 0회로 줄었다.[54]

## 더 나은 세상은 가능하다.

영국의 경제학자 앨런 메이나드Alan Maynard는 미공개 논문에서 다음과 같이 말했다.

"경제이론에 따르면 기업은 이득benefits이 비용을 넘어설 때마다 근거 기반을 손상하는 데corruption of the evidence base 투자할 것이라고 예측할 수 있다. 규제기관의 단속 비용이 큰 경우, 근거 기반의 손상이 광범위할 것으로 예상할 수 있다. 의약품에 대한 임상적·경제적 근거를 왜곡하는 데 소요되는 투자는 평가 과정의 모든 측면을 아우르는 상세하고 포괄적인 방법이 될 확률이 크며, 과학적·정책적 담론이 전문적이고 난해해짐에 따라 단속은 어렵고 비용이 많이 들게 되므로, 이러한 투자는 더 광범위해질 것이다.[55]

---

53)  Sergio Sismondo, "'You're Not Just a Paid Monkey Reading Slides': How Key Opinion Leaders Explain and Justify Their Work," Edmund J Safra Working Papers, Harvard University, No. 26 (2013).

54)  John W. Norton, "Is Academic Medicine for Sale?" *New England Journal of Medicine* 343 (2000): 508.

55)  Alan Maynard, personal communication, 2001.

제약업이 도저히 이길 수 없는 적처럼 보일지라도, 우리가 마주하고 있는 위기는 합리적인 가격의 약을 가능하게 하여 이익의 극대화가 아닌 실제 의료 요구를 충족시키는 새로운 방법을 주장할 기회일지도 모른다. 1960년대 초에 설립된 이탈리아의 마리오 네그리 연구소Mario Negri Institute는 신약 연구에 대한 대안을 제시한다. 이 연구소는 제약회사가 제공하는 연구비를 기꺼이 받아들이겠지만, 이와 별개로 임상시험을 계획하고, 실시하고, 데이터를 수집 분석하여 결론을 내는 모든 단계에서 어떤 간섭도 없이 독립성을 유지할 수 있어야 한다고 주장한다. 또한 이 연구소는 특허권이나 다른 형태의 어떤 지적재산권도 요구하지 않으며, 따라서 모든 데이터는 자유롭게 이용 가능하다. 마지막으로, 연구소 과학자들이 시험 결과가 공중보건에 도움이 되지 않을 것이라는 결론을 내리면, 자금 지원을 거부한다.[56]

마리오 네그리 연구소 모델은 확대하여 시행해 볼 가치가 충분하지만, 약제 선택이나 약제의 가격 결정을 제약회사의 손에 맡겨야 하는 등 여전히 문제가 있다. 지난 10년간 이에 대한 해결책으로, 수익이 아니라 실제 의료 요구를 충족시키는 제품에 대한 연구개발 인센티브를 제공하고, 기업의 수익이 의약품의 가격보다 치료 가치에 기반하도록 하는 제안이 있어 왔다. 버니 샌더스 미 상원의원은 의료혁신상 기금Medical Innovation Prize Fund 법안을 도입 개정하여, 연구개발에 대한 인센티브를 고가의 약제 가격에서 분리하려는 시도를 하고 있다. "인센티브는 … 건강의 관점에서 연구 우선순위를 가지는 약제 등의 중요한 목표에 주어질 수 있다."[57]

한발 더 나아가, 매니토바대학교 전문가 응용윤리센터Centre for Professional and Applied Ethics 소장인 아서 셰이퍼Arthur Schafer가 제안한 '격리 가설sequestration thesis'이 있다.[58] 이 제안에 따르면, 미 국립보건원 또는 이에 해당하는 다

---

56) Donald W. Light and Antonio F. Maturo, *Good Pharma: The Public-Health Model of the Mario Negri Institute* (New York: Palgrave Macmillan, 2015).

57) James Love, *What's Wrong with Current System of Funding R&D, and What Are Ideas for Reforms?* (Washington, DC: Knowledge Ecology International, 2015).

58) Arthur Schafer, "Biomedical Conflicts of Interest: A Defence of the Sequestration Thesis— Learning from the Cases of Nancy Olivieri and David Healy," *Journal of Medical Ethics* 30 (2004):

른 나라의 기관들이, 제약업이나 일반 세수에서 징수한 세금으로 자금을 조달하여 임상시험 및 관련 데이터를 생산하고 관리하게 된다.[59] "제약회사는 더이상 자사 제품을 평가하는 과학자들에게 직접적으로 보상하지 않고 대신, 그 과학자들이 규제기관에서 일하게 될 것이다."[60] 워싱턴 DC 소재, 경제 정책 연구센터Center for Economic and Policy Research의 공동 창립자 딘 베이커Dean Baker는 더 적극적인 주장을 펼친다. 그는 모든 임상시험이 공공기금으로 진행되어도, 메디케어를 포함한 다른 공공의료제도에서 적용되는 합리적인 약제 가격으로 시험 비용을 감당할 수 있을 것이라고 주장한다.[61]

몇몇 공공의료체계는 다양한 방식을 통해 총약제 지출비용을 비교적 성공적으로 통제했다. 캐나다의 경우, 새로운 특허 의약품에 도입 최고가격을 책정[62]한 결과, 오리지널brand-name 약품의 가격은 미국 평균보다 약 50% 낮다.[63] 그러나 캐나다가 사용하는 기준은 다른 7개국의 중간값이며, 이 중 일부는 세계에서 가장 높은 가격 수준이다. 이는 캐나다의 의약품 지출이 1인당 713달러로 세계에서 네 번째로 높은 이유 중 하나이다.[64] 호주는 전 국민을 대상으로 하는 의약품 혜택 제도Pharmaceutical Benefits Scheme를 통해 국가 차원에서 가격을 협상한다. 처방약에 등재되지 않으면 의약품 판매에 심각한 타격을 입기 때문에 호주는 캐나다보다 약 9~10% 낮은 수준에서 오리지널 의약품 가격이 형성된다.[65] 뉴질랜드는 제네릭 의약품에 대한 경쟁 입찰과 오리지

8-24.

59)  Tracy R Lewis, Jerome H. Reichman, and Anthony Deh-Chuen So, "The Case For Public Funding and Public Oversight of Clinical Trials," *Economists' Voice* 4 (2007): 1-4; Marcia Angell, T*he Truth About the Drug Companies: How They Deceive Us and What to Do About It* (New York: Random House, 2004).

60)  Lewis, Reichman, and So, "The Case For Public Funding and Public Oversight of Clinical Trials."

61)  Dean Baker, "The Benefits and Savings from Publicly Funded Clinical Trials of Prescription Drugs," *International Journal of Health Services* 38 (2008): 731-50.

62)  Patented Medicine Prices Review Board, *Regulating Prices* (Ottawa: PMRPB, 2014), http://www.pmprb-cepmb.gc.ca/english/View.asp?x= 1440.

63)  Patented Medicine Prices Review Board, *Annual Report* 2012 (Ottawa: PMRPB, 2013).

64)  OECD, *Health at a Glance 2015: OECD Indicators* (Paris: OECD Publishing, 2015).

65)  Productivity Commission, 2003, *Evaluation of the Pharmaceutical Industry Investment Program, Research Report* (Canberra, Australia: AusInfo, 2003).

널 의약품 가격 기준reference-based pricing을 사용하여 더 적극적으로 의약품 가격을 통제하고 있다. 이 기준에 따라 특정 증상에 대해 치료상 동등한 모든 약제들을 한 그룹으로 묶고, 정부는 동일 그룹에서 가장 저렴한 약제에만 비용을 지불한다. 이러한 방법들에 힘입어, 2000년 의약품 지출 증가율을 기준으로 34억 뉴질랜드달러로 예상되었던 2012년 의약품 비용이 8억 뉴질랜드달러를 훨씬 밑도는 수준에서 지출되었다.[66]

그러나 전반적인 의약품 지출 통제에 어느 정도 성공했음에도 불구하고, 어느 선진국도 20년간 보장되는 독점권으로 저가의 제네릭 약제가 시장에 도입되지 못하게 하는 현재의 지적재산권 체계를 제대로 다루지 못하고 있다. 모든 의약품 규제 체계는 사용자 수수료에 기대는 재정 구조이므로, 신제품 승인 과정에서 제약업의 요구에 민감할 수밖에 없는 본질적인 문제를 내포한다. 마지막으로, 전 세계의 임상시험은 제약회사의 통제하에 있다. 뉴질랜드 같은 국가에서조차도 의료 종사자나 환자를 대상으로 한 홍보에 대한 규제가 부실하고, 이는 약을 처방하는 사람은 물론 환자들이 가진 약제에 대한 지식이 제한적이라는 것을 의미한다.

막대한 부를 가진 제약회사들은 엄청나게 강력하다. 그들은 규제 기관은 물론, 기관을 감독하는 정부와 적극적으로 공모하여 이 힘을 얻는다. 사용자 수수료의 도입은 FDA와 같은 조직의 우선순위에서 상업적 가치가 공중보건의 자리를 차지하고 있음을 의미한다. 이 과정에서 신약 승인의 근거는 점점 더 부실해지고, 그 결과 시판되는 의약품과 관련하여 치료의 효과는 떨어지고 안전성 문제는 더 많아지게 된다. 국제 및 양자 무역 협상을 통한 지적재산권 강화는 기업의 이익을 보호하는 데 도움이 된다. 하지만 전 세계적인 관점에서 볼 때, 특히 개발도상국의 경우, 필수 의약품에 대한 접근이 제한된다는 것을 의미한다.

마지막으로, 업계는 의료지식 수준의 위해뿐 아니라 더 중요하게는 사람들의 건강을 해치는 내용까지도 지식을 조작할 수 있다. 업계가 제약업의 자본

---

66) Pharmaceutical Management Agency, *Annual Review* 2012 (Wellington, NZ: PHARMAC, 2013).

주의적 생산구조에 내재된 위기의 극복 방법을 찾는 동안, 다른 한 편에서는 제약업계의 권력을 견제하고, 더 큰 수익이 아니라 실질 의료 필요에 맞게 개발되고 가격 책정되는 약을 보장하자는 진지한 제안이 나오고 있다.[67)]

---

67)  이 책이 출판되자, 미국의 '공공의료제도를 지지하는 의사회'와 캐나다의 '메디케어를 지지하는 캐나다 의사회'가 제약산업의 권력을 제한하고, 약제에 대한 접근성을 개선할 종합적인 전략을 제안했다(제안서는 2017년 11월에 게재 접수되었다.)

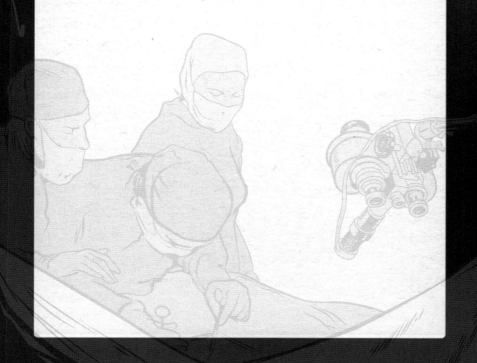

3부

# 신자유주의와 건강 개혁

제7장
오바마케어:
신자유주의 모델, 그냥 둔다면 다시 미국으로 돌아와 홰를 치게 될 것이다

제8장
긴축정책과 보건의료

# 오바마케어*

### 신자유주의 모델, 그냥 둔다면 다시 미국으로 돌아와 화를 치게 될 것이다

하워드 웨이츠킨·아이다 헬랜더

오바마케어로 알려진 환자 보호 및 적정 부담 보험법Affordable Care Act의 길은 지금껏 꽤 험난했으므로, 이 길이 어디에서 와서 어디로 가는지를 묻는 건 의미가 있겠다. 공식적으로 오바마케어는 미국이 한 세기가 넘도록 추구하는 보건의료에 대한 보편적 접근 노력의 최신 사례이다. 하지만 현실에서의 오바마케어는 세금으로 마련된 재정을 민간 부문으로 이전함으로써 영리 보험산업을 강화하고 있다. 즉, 오바마케어는 지금까지 그랬던 것처럼 미래에도 미국의 보험미가입자 문제를 개선하는 효과는 거의 없을 것이며, 오히려 이미 보장성이 약한 보험 문제를 악화시키기 시작했다. 오바마케어는 재정적으로 지속될 수 없다는 예측도 여럿 있다. 부유한 기업과 임원에게는 혜택을 주고, 부자가 아닌 사람들에게는 불리하거나 애매한 영향을 끼침에도 불구하고, 정치 상징주의라는 현저한 조작으로 오바마케어는 좌파의 창조물로 여겨지며 우파에게서 격렬한 반대를 받고 있다. 이 상징주의는 트럼프 행정부가 오바마케어를 폐지하지 못했을 때 정점에 이르렀다. 그들이 실패라고 여겼던 이 상황은 실제로는 민간 보험업계와 의회의 다수 공화당 협력자들에게 승리를 의

---

\*    이 장은 ≪Monthly Review≫ 2016년 5월호에 실린 글에서 발전시켰다(*Monthly Review* 68/1 (May 2016): 1-18).

미했다.

오바마케어의 실패가 거의 불가피하다는 주장을 보여주는 데이터는 풍부하다. 접근성을 보자면, 오바마케어가 완전히 이행되더라도 이전 보험 미가입 인구의 반 이상, 의회예산처Congressional Budget Office에 따르면 적어도 2700만 명이 여전히 미가입일 것이며, 보장성이 약한 보험 가입자의 경우, 그 수는 최소 2배 이상일 것이다.[1] 높은 환자 자기부담금deductibles(브론즈 가족 보험의 경우 약 1만 달러, 실버 가족 보험의 경우 약 6000 달러) 및 공동부담금copayment 때문에, 오바마케어는 많은 이들에게 이용도가 낮으며, 고용주가 제공하는 보험도 상황은 비슷하다.[2] 민간 보험은 일반적으로 공공의료제도에 비해 약 여덟 배 높은 행정비용을 소요한다. 의료행정에서의 낭비는 오바마케어에서 훨씬 더 많이 증가했으며, 공공의료제도가 시행되는 다른 자본주의 국가들보다 훨씬 더 심하다.[3] 이러한 행정 지출은 마케팅, 청구, 청구 거부, 자기부담금 및 공동부담금 처리, 임원에게 지급하는 과다한 급여 및 이월 소득(때로는 연간 3000만 달러 이상), 주주들에 주어지는 이익과 배당금 등이 포함된다.[4] 오바마케어에서의 보건의료제도

1)  Congressional Budget Office, "Insurance Coverage Provisions of the Affordable Care Act," March 2015, https://www.cbo.gov/sites/default/files/cbofiles/attachments/43900-2015-03-ACAtables.pdf; Rachel Nardin, Leah Zallman, Danny McCormick, Steffie Woolhandler, and David Himmelstein, "The Uninsured after Implementation of the Affordable Care Act: A Demographic and Geographic Analysis," *Health Affairs Blog*, June 6, 2013, http://healthaffairs.org/blog/2013/06/06/the-uninsured-after-implementation-of-the-affordable-care-act-a-demographic-and-geographic-analysis/.

2)  Robert Pear, "Many Say High Deductibles Make Their Health Law Insurance All but Useless ," *New York Times*, November 14, 2015, http://www.nytimes.com/2015/11/15/us/politics/many-say-high-deductibles-make-their-health-law-insurance-all-but-useless.html.

3)  David Himmelstein and Steffie Woolhandler, "The Post-Launch Problem: The Affordable Care Act's Persistently High Administrative Costs," *Health Affairs Blog*, May 27, 2015, http://healthaffairs.org/blog/2015/05/27/the-post-launch-problem-the-affordable-care-acts-persistently-high-administrative-costs/; David U. Himmelstein et al., "A Comparison of Hospital Administrative Costs in Eight Nations: US Costs Exceed All Others By Far," *Health Affairs* 33/9 (2014): 1586-94; Steffie Woolhandler, Terry Campbell, and David U. Himmelstein, "Costs of Health Care Administration in the United States and Canada," *New England Journal of Medicine* 349/8 (2003): 768-75.

4)  "Health Insurance CEO Pay Skyrockets in 2013," Health Care NOW!, May 5, 2014, http://www.pnhp.org/news/2014/may/health-insurance-ceo-pay-skyrockets-in-2013.

전체 비용은, 2013년 국내총생산의 17.4%에서 2022년에는 19.6%로 증가할 것으로 예상된다.[5] 한 연구에 따르면, 평균 수준의 가정에서 소비하는 보험료 및 자기부담금 지출은 2019년에는 평균 가구소득의 절반 수준, 2029년쯤에는 소득 전체와 비슷해질 것이라고 예측된다.[6]

## 오바마케어의 기원

오바마케어의 전반적인 구조는 전혀 새로운 것이 아니다. 지난 20년 동안 다른 나라에서도 이와 유사한 '개혁'이 있었다. 예를 들어, 1994년은 전 세계적으로 건강 개혁을 위해 중요한 해였다. 콜롬비아 정부는 이전의 보건의료제도를 대체하고 주로 공공 부문의 병·의원을 기반으로 한 국영 '관리 경쟁managed competition' 제도를 도입했다. 세계은행은 개혁을 요구하고 부분적으로 재정을 지원했다. 세사르 가비리아Cesar Gaviria 대통령과 그의 동료들은 세계경제포럼 World Economic Forum 등에서 금융 엘리트들에게 이 개혁안을 발표했다. 같은 해 미국 보험업계가 설계하고 힐러리 클린턴Hillary Clinton이 주도한 유사한 제안이 진행되었지만, 실현되지는 않았다. 우파에서는 이 계획을 거대 정부가 떠벌이는 쓸데없는 일로 비난한 반면, 좌파는 민간 보험업계, 특히 소수의 국내 최대 기업에 이 제도가 가져다줄 엄청난 규모의 세금 보조금 역할을 중점적으로 반대했다.

1990년대 몇몇 유럽 국가에서도 비슷한 방식의 민영화 모델인 '관리 경쟁'을 따르고 민간 보험업계가 건강보험 신탁기금에 접근할 수 있도록 보건의료제도 개혁 제안을 고려했고,[7] 이 중 네덜란드, 영국 같은 몇 나라에서는 그 개

---

5)  Centers for Medicare and Medicaid Services, "National Health Expenditure Projections 2012~2022," https://www.cms.gov/Research-Statistics-Data-and-Systems/Statistics-Trends-and-Reports/NationalHealthExpendData/Downloads/Proj2012.pdf.

6)  Richard A. Young and Jennifer E. DeVoe, "Who Will Have Health Insurance in the Future? An Updated Projection," *Annals of Family Medicine* 10/2 (2012): 156~62.

7)  Howard Waitzkin, *Medicine and Public Health at the End of Empire* (Boulder, CO: Paradigm

혁의 요소들이 시행되었다. 그러나 대부분의 유럽 국가들에서는 좌파 정당, 노동조합, 시민단체의 반대로 그 제안이 받아들여지지 않았다.

라틴아메리카, 아시아 및 일부 아프리카 국가에서는 주로 미국을 기반으로 하는 영리 목적의 다국적 보험회사가 사업 운영을 확대하고자 했다. 원래 연금이나 보건의료 혜택을 제공하도록 지정된 공공 부문의 사회보장 신탁기금에의 접근이 이들 기업이 확장을 꾀한 주된 동기였다.[8] 세계은행 및 보험회사들이 주최한 회의나 출판물은 남아프리카의 데스몬드 투투 주교 같은 진보적 성향의 대변인을 섭외하여 그럴듯한 정당성을 갖추기도 했다.[9]

2006년 공화당 미트 롬니Mitt Romney 주지사는 매사추세츠주의 모든 주민들은 건강보험을 가지고 있어야 하며, 미가입자의 경우 주정부 제도를 통해 보험을 구매하도록 하는 개혁을 시행했다. 이후 그는 2012년 대통령선거운동에서 이 제도에 대한 지지를 철회했다. 그리고 오바마케어에서도 같은 구조가 재현되었다.

가난하고 열악한 조건의 사람들을 위해 의료 접근성을 향상시키려는 제도이긴 했지만, 이러한 계획은 영리 보험회사들이 '관리 의료'를 제공하려는 시도를 부추겼다. 보험회사들은 고용주나 환자 개인은 물론 신탁기금을 운영하는 정부 기관으로부터 선불 개인별 요금prepaid capitation fees 또는 기타 보험료를 징수할 수 있었고, 이렇게 모은 준비금을 투자하여 높은 수익을 올렸다. 이들 보험회사들은 이용 검토 및 사전 인증 요구 사항과 같은 전략을 통해 필요한 치료를 거부하거나 지연시킴으로써 이익을 얻기도 했다. 공동부담금, 자기부담금, 공동보험, 약국등급제와 같은 비용 분담, 특정 의사에게만 진료를 가능하게 하는 접근성 제한, 보험상품의 보장 내용의 잦은 재설계 등도 이에 해당한다.

Publishers, 2011), chap. 8.

8)   Howard Waitzkin and Celia Iriart, "How the United States Exports Managed Care to Third World Countries," *Monthly Review* 52/1 (May 2000): 21–35; Karen Stocker, Howard Waitzkin, and Celia Iriart, "The Exportation of Managed Care to Latin America," *New England Journal of Medicine* 340/14 (1999): 1131–36.

9)   Waitzkin and Iriart, "How the United States Exports Managed Care to Third World Countries."

이러한 보건의료제도 개혁 제안은 신자유주의를 조장했다. 경쟁적인 영리 민간 보험회사를 장려했고, 이전에는 공공 부문을 기반으로 했던 제도와 기관은 축소되거나 민영화되었다. 공공 부문이 담당하던 보건의료에 대한 정부의 예산은 대체로 삭감되었고, 민간 기업은 공공 신탁기금에 접근할 수 있게 되었다. 공공 병의원은 민간 의료기관과 경쟁해야 했으며, 예산은 공급보다는 수요에 의해 결정되었고, 사회안전망을 위해 의료기관에 보장되었던 이전의 포괄 예산global budget은 더 이상 보장되지 않았다. 보험회사의 임원이 건강 서비스를 운영결정을 내렸고, 그들의 권위는 의사나 다른 임상 의료인을 대신하게 되었다.

## 신자유주의 개혁의 이상한 직업

신자유주의 보건의료 개혁 모델의 뿌리는 냉전 시대의 군사 정책에서 나왔다. 경제학자 알랭 엔토벤Alain Enthoven은 초기 군사 정책에 많은 지적 기반을 제공했다. 엔토벤은 케네디를 이어 존슨 행정부까지 로버트 맥나마라Robert S. McNamara 당시 국방부 장관의 차관보로 일했으며, 1961년부터 1969년까지 펜타곤의 '계획 예산제도PPBS: planning-programing-gudgeting-system'와 비용 편익 분석을 통해 군 비용 지출에 대한 비용 절감 효과를 높였다.[10] 이후 엔토벤은 군을 떠난 후 클린턴 보건의료 개혁의 주요 모델이 된 '관리 경쟁'의 주요 입안자로 다시 등장했는데, 이 모델이 이후 롬니케어나 오바마케어뿐만 아니라 전 세계에 영향을 끼친 신자유주의 보건의료 개혁의 기반이 된다. 그는 수십 년이 지난 후에도 여전히 이 모델을 강력하게 지지했다.[11]

---

10) Alain C. Enthoven and K. Wayne Smith, *How Much Is Enough? Shaping the Defense Program, 1961-1969* (New York: Harper & Row, 1971).

11) 군에 도입된 신자유주의 의료 개혁에 대한 정보는 다음 제시한 논문들에서 찾을 수 있다. Howard Waitzkin, "The Strange Career of Managed Competition: Military Failure to Medical Success?" *American Journal of Public Health* 84/3 (1994): 482-89; Alain C. Enthoven, "Commentary: Setting the Record Straight—A Reply to Howard Waitzkin," *American Journal of Public Health* 84/3

**표 7.1 군의 계획예산제도와 보건의료에서의 관리 경쟁**

| 주제 | 주제의 초점 | |
|---|---|---|
| | 계획예산제도(PPBS) | 관리 경쟁 |
| 전문가에 대한 불신 | 군 간부 | 의료 길드 |
| 관리자에 대한 신뢰 | 독립적인 분석가 | 병의원 후원기관의 관리자 |
| 대안 선택 | 무기 체계, 군사 전략 | 체계화된 의료제도 |
| 과학적 방법 | 사례 연구를 통한 비용편익 분석 | 사례 연구를 통한 비용편익 분석 |
| 관리자의 "도구" | 비용이익 분석, 5개년 국방계획, 대통령 각서 초안, 개발개념 문서 | "시장 실패" 예방을 위한 기술: 가격, 비용-이익 분석, 연간 등록, 질 보증, 보조금 관리 |
| 여전히 부담을 안고 있는 점진적인 개선 | 군 장교, 기업 계약자, 의회 구성원 | 의사, 중산층 소비자, 관리의료조직을 갖추지 않은 민간 보험 기업 |
| 비용 감소와 상관없는 비용 분석 | 군 비용에는 예산 상한이 없음 | 보건의료 비용에는 예산 상한이 없음 |

자료: 각주 11

주요 군수 계약자인 리턴 인더스트리스Litton Industries에서 1969년부터 1973년까지 부사장 및 사장을 역임한 그는 1973년 스탠퍼드대학교 경영 및 보건경제학 교수로 합류했다. 보건 정책에 관한 그의 연구는 군과 의료 체계에 공통적인 몇 가지 요소를 통합했다[표 7.1]. 전문가에 대한 불신, 관리자에 대한 존경, 경쟁 대안들 사이의 선택, 비용 절감과 상관없는 비용 편익 분석이 이에 해당한다.[12]

엔토벤은 방위산업을 떠난 지 불과 4년 후인 1977년, 카터 행정부에 소비자 선택 제도Consumer Choice Health Plan를 제안했다. 카터 대통령은 이 제안을 받아들이지 않았지만, 엔토벤은 제안서를 발표했다.[13] 이 초기 작업에서는 대부

(1994): 490–93; Howard Waitzkin, "A Rejoinder [to commentary by Alain Enthoven]," *American Journal of Public Health* 84/3 (1994): 493–94. For a more recent packaging of the same perspec-tive, see Alain C. Enthoven, "Market Forces and Efficient Health Care Systems," *Health Affairs* (Millwood) 23/2 (March–April 2004): 25–27; Alain C. Enthoven and Wynand P.M.M. van de Ven, "Going Dutch: Managed-Competition Health Insurance in the Netherlands," *New England Journal of Medicine* 357/24 (2007): 2421–23.

12) Waitzkin, "The Strange Career of Managed Competition."

13) Alain C. Enthoven, "Consumer-Choice Health Plan," *New England Journal of Medicine* 298/12–13 (1978): 650–58, 709–20; Enthoven, *Health Plan: The Only Practical Solution to the Soaring Cost of*

분의 후속 보건의료 개혁 제안의 기본 개념이 제시되고 있으며, 오바마케어는
이와 거의 동일한 전체 구조를 포함하고 있다.

1980년대 엔토벤은 관리의료조직 및 보험회사의 임원들과 협력하여 제안
서를 수정했다. '관리 경쟁managed competition'라고 붙여진 새 용어는, 와이오밍
주 잭슨홀에서 엔토벤, 폴 엘우드Paul Ellwood와 정기적으로 만나던 사업가들에
게 매력적이었다.[14] 5대 보험사는 이후 빌 클린턴Bill Clinton 대통령선거운동과
클린턴의 보건안전법Health Security Act 등에 자금을 지원했다.

민간 보험업계의 자산을 강화하는 형식으로 오바마케어가 만들어지게 된
상황들도 있었다. 당연히 선거운동 자금이 중요한 역할을 차지했다. 일리노이
주의 국회의원으로 단일지불방식을 지지하던 오바마는 대선 후보가 되자 입
장을 크게 바꾼다. 오바마는 2008년 선거운동에서 역사상 최대 규모의 기부금
을 보험업계로부터 받았고, 이 금액은 당시 공화당 경쟁자였던 존 매케인John
McCain이 받았던 것보다 3배 이상 많았다. 월가와 연결된 보험·금융업계로부
터 재정 지원을 받게 되자, 오바마는 역사상 최초로 대통령선거운동에 지원되
는 정부기금을 거절한 후보가 되었다.[15]

    *Medical Care* (Reading, MA: Addison-Wesley, 1980).

14)  Alain C. Enthoven, *Theory and Practice of Managed Competition in Health Care Finance*
(Amsterdam: North-Holland, 1988); Alain C. Enthoven and Richard Kronick, "A Consumer
Choice Health Plan for the 1990s," *New England Journal of Medicine* 320/1–2 (1989): 29–37, 94–
101; Paul Ellwood, Alain Enthoven, and Lynn Etheredge, "The Jackson Hole Initiatives for a
Twenty-First-Century American Health Care System," *Health Economics* 1/3 (1992): 149–68.

15)  오바마가 단일지불자 방식에서 시장 주도 방식으로 입장을 바꾸게 된 사실과 이 변화를 가능하게 했
던 선거 기부금에 대한 정보는 다음의 글들에서 찾을 수 있다. "Barack Obama on Single Payer in
2003," http://www. pnhp.org/news/2008/june/barack_obama_on_sing.php; Brad Jacobson,
"Obama Received $20 Million from Healthcare Industry in 2008 Campaign," *The Raw Story*,
http://rawstory.com/2010/01/obama-received-20-million-healthcare-industry-money-2008/.
Obama's support from the insurance industry deteriorated slightly in 2012. See Center for
Responsive Politics, "2012 Presidential Race," https://www.opensecrets.org/pres12/.

# 똑같이 찍어내는 신자유주의 개혁

오바마케어를 포함한 신자유주의 보건 정책은 세계은행, 국제통화기금 및 기타 국제금융기구에 의해 개발된 세계적인 의제로 떠올랐다. 시장 중심의 보건의료를 장려하는 이 의제는 다국적 기업으로 하여금 공공 보건의료 및 사회보장 신탁기금 접근을 용이하게 했다. 근본 경영 이념은, 기업이 시장에서 보건의료서비스를 '관리'함으로써 우수한 질과 효율성을 달성할 수 있다는 주장이었으나, 이를 뒷받침하는 근거는 거의 언제나 존재하지 않았다.[16] 엔토벤과 학계의 보건 경제학자들은 이 시도에 참여하여 용어를 바꾸고 기업에 학술적 신뢰성을 부여했다.

서로 다른 나라에서 제안된 의료보건 개혁안들이지만 아주 유사했다. 각각의 제안서의 구체적인 세부 사항도, 기관명이나 지역 행위자만 달랐을 뿐, 쿠키 틀로 찍어낸 것처럼 똑같았다. 거의 모든 신자유주의 보건의료 개혁안이 공통된 여섯 가지 광범위한 특징을 보인다(표 7.2 참조).

## 1) 보건의료서비스 제공 기관

신자유주의 보건의료 개혁안의 한 요소는 민간이 통제하는 대규모 보건의료서비스 제공 조직을 포함한다. 이 조직들은 민간 보험회사의 직접 통제 또는 강력한 영향을 받아 병원 및 보건의료체계와 협력하여 운영되고, 의료서비스 제공자를 직접 고용하거나 선호하는 네트워크의 제공자와 계약을 하기도 한다. 클린턴 제안에서의 이 조직은 책임 있는 건강 파트너십AHPs: Accountable Health Partnerships이라고 명명되었고, 오바마케어에서는 책임의료조직ACO: Accountable Care Organisation이라고 불린다. 책임의료조직ACO은 원칙적으로는 메디케어 안에서만 지원되지만, 오바마케어는 광범위한 적용을 기대하며 기관 통합을 가속화했다. 콜롬비아의 보건의료 개혁에서는 보건의료서비스 제

---

16) Deborah Levine and Jessica Mulligan, "Overutilization, Overutilized," *Journal of Health Politics, Policy and Law* 40/2 (2015): 421-37.

공 기관(IPSSs: Instituciones Prestadores de Services de Salud)이라고 명명되었다.

이 모델에서는 일반적으로 다국적 보험회사의 자회사인 영리 목적의 관리
의료조직(MCO: managed care organiation)들이 건강보험을 경쟁적으로 제공한다.
하지만 실제로 이 경쟁은 새 법률이 요구하는 재정 및 시설에 대한 요구 사항
을 충족시킬 수 있는 소수의 대규모 기관이나 혹은 연합체로 제한된다. 관리
의료조직은 다수의 보건의료 전문가와 계약을 맺거나 고용하고, 이로 인해 행
위별 수가제 지불을 기반으로 한 의료 행위는 상당히 감소하는 한편, 의사와
병원은 대개 관리의료조직에 흡수된다.

## 2) 보건의료서비스 구매 기관

신자유주의 보건의료 개혁안의 두 번째 요소는 대형 조직이 관리의료조직
을 통해 민간 건강보험을 직접 구매하거나 구매하도록 하는 노력을 포함한다.
클린턴 개혁안의 경우, 회원 소유 또는 노동자 소유 협동조합으로 조직되는
걸 강요하지는 않았지만 이들 조직을 건강보험 구매 협동조합(HPIC: Health
Insurance Purchasing Cooperatives)으로 지칭했다. 오바마케어에서는 연방 정부와
주 정부의 건강보험 '교환(exchange)'이 비슷한 역할을 하는데, 이후 '시장'으로
용어가 바뀌면서 정부 보조금이 지원되는 민간 기업이라는 현실이 반영되었
다. 환자 보호 및 적정 부담 보험법은 소비자 주도의 비영리 제도(COOP:
Consumer-Operated and Oriented Plans)의 작은 역할을 허용하고 있으나, 지금까지
는 재정적인 성공을 거두지 못했다.[17] 콜롬비아 의료 개혁에서는 이에 해당하
는 요소를 건강 증진 기업(EPS: Emporsas Promotoras de Salud)이라고 부르며, 일부
조직은 일부러 '협동조합'이라는 표현을 써서 혼란을 야기하기도 한다(예: 콜롬비
아 보고타 소재 건강협동조합SALUDCOOP).[18]

---

17)  "Health Policy Brief: The CO-OP Health Insurance Program (updated)," *Health Affairs*, updated
     January 23, 2014, http://www. healthaffairs.org/healthpolicybriefs/brief.php.

18)  Entidad Promotora de Salud Organismo Cooperativo SALUDCOOP, Directorio de Empresas,
     Colombia, http://www.informacion-empresas.co/empresa_entidad-promotora-salud-organismo-
     cooperativo-salu-dcoop.html.

**표 7.2 신자유주의 보건의료 개혁의 구조적 요소**

| 콜롬비아 보건의료 개혁<br>(1994) | 클린턴 보건의료 개혁안<br>(1994) | 오바마케어<br>(2010) |
|---|---|---|
| 민간 기업에 의해 통제되는 대규모 보건의료서비스 제공기관 | | |
| 보건의료서비스 제공 기관 | 건강 파트너십 | 다수의 의원, 병원, 의료 시설을 포함한 대규모 기관; 메디케어 내의 책임의료조직 |
| 대규모 보건의료서비스 구매 기관 | | |
| 건강 증진 기업 | 건강보험 구매 협동 조합 | 관리의료 보장을 위한 보건의료서비스 제공기관 네트워크와 계약 관계인 대규모 영리 보험회사 |
| 공공 병원 및 사회안전망 축소 | | |
| 지역 공공 병원의 재정 위기: 폐원 증가 | 공공 병의원에 끼칠 예상되는 악영향 | 공공 병원의 재정 위기 및 폐원: 다른 안전망 제공기관의 재정 위기 |
| 보장성 등급제 | | |
| 다양한 "건강서비스 패키지" | "균일한 효과적인 건강 혜택" | "시장"에서 브론즈, 실버, 골드, 플래티넘으로 지정됨. |
| 다수 지불 방식 | | |
| ● 인두제*<br>● 본인부담금<br>● 공제액<br>● 세금 | ● 인두제**<br>● 본인부담금<br>● 공제액<br>● 세금 | ● 인두제**<br>● 본인부담금<br>● 공제액<br>● 세금 |
| 세금 제도 변화 | | |
| ● 고용주 및 피고용인을 대상으로 한 급여세 인상 | ● 최소 보장 기준을 넘는 '캐딜락' 민간보험에 대한 세금공제 축소<br>● 저렴한 보험 상품 구매에 대한 세금 인센티브 | ● 특정 비용 기준을 넘는 '캐딜락' 민간보험에 대한 소비세<br>● 민간 의료보험을 구매하지 않은 경우 가해지는 세금을 통한 벌금 부과 |

* 자금원: 환자, 고용인, 공공영역 신탁('연대') 기금(피고용인이 지불하는 '기부금'이나 저소득층 또는 실업자들에게 부여되는 '보조금').

** 자금원: 환자, 고용인, 공공영역 신탁기금(메디케이드, 메디케어).

이러한 조직은 민간 보험회사의 건강보험을 구매하거나 판촉하며, 이는 위에서 언급한 AHP, ACO 또는 IPSS와 같은 대규모 민간 보건의료서비스 제공 기관과 계약을 맺는다. 미국의 경우 이전이라면 자신의 보험료를 직접 부담하거나 보험 미가입자가 대상인 '비단체 시장'에 '시장'이 서비스를 제공한다. 시장의 민간 의료보험들이 국가 세수에서 대규모 보조를 받고 있는 동시에, 메디케이드나 메디케어와 같은 공공 보건의료제도도 빠르게 민영화되고 있다. 기존 메디케어에서는 간접비가 1~2% 정도였으나 민간 메디케어 어드밴티지의 경우 간접비용 및 이윤이 최소 14%에 달한다.[19] 콜롬비아의 보건의료서비스 구매 조직은, 그 전까지 건강보험이 없었던 사람들에게 보건의료를 제공하기 위하여 국세, 지방세 수익과 소득세를 지원하여 보건의료서비스 제공 조직과 계약하거나(보조금 제도), 또는 노동자와 그 부양가족들에게 건강보험을 제공하는 기업과 계약하는 방법을 취한다(혜택 당사자 부담 제도).

### 3) 공공 병원 등 안전망 공급 구조의 축소

주, 카운티, 시 단위의 공립 병원은 메디케이드나 메디케어와 같은 공공 프로그램으로 보호받는 환자를 두고 보험회사 또는 관리의료조직의 자회사나 계약자로 참여하는 비영리 민간 병원과 경쟁한다. 공공 병원들은 공공 예산의 감소로 건강서비스나 사업을 줄이고, 그중 많은 수가 끝내 문을 닫게 된다. 지역건강센터CHCs: Community Health Care Center는 오바마케어에서와 같이 일시적인 재정 보조를 받는 경우도 있지만, 보험이 없는 사람들을 위한 최후의 수단을 제공하는 기관으로 더 많이 기능하게 된다. 결과적으로, 지역건강센터는 예산 삭감에 취약하고, 불안한 미래에 직면하게 된다. 오바마케어 하에서 다수의 공립 병원이 폐원했거나 폐원 위기에 처했다.[20] 콜롬비아의 공공 병원과

---

19) Kip Sullivan, "How to Think Clearly about Medicare Administrative Costs: Data Sources and Measurement," *Journal of Health Politics, Policy and Law* 38/3 (2013): 479-504.

20) Sharita R. Thomas, Brystana G. Kaufman, Randy K. Randolph, Kristie Thompson, Julie R. Perry, and George H. Pink, "A Comparison of Closed Rural Hospitals and Perceived Impact," North Carolina Rural Health Research Program, University of North Carolina, April 2015,

진료소는 예산 삭감과 폐쇄에 직면했고, 살아남았다 하더라도 신규 보험가입자들의 높은 본인부담금 같은 또 다른 접근 장벽에 직면해야 했으며, 비슷한 문제가 아르헨티나, 멕시코, 브라질 등 라틴아메리카의 다른 국가에서도 발생했다.[21]

### 4) 보장성 등급제

신자유주의 제안은 보험 혜택을 계층에 따라 달리 정의한다. 국가 단위의 의료 개혁은 필수라고 생각하는 최소한의 혜택을 제공하며, 개인이나 고용주는 추가적인 혜택을 위한 보험을 구매할 수 있다. 미국 메디케이드 제도의 경우 빈곤층이나 차상위층의 사람들은 비용 부담 없이 혜택을 받을 자격이 있지만, 오바마케어가 통과된 이후에는 주정부들이 점차 프리미엄 보험료와 공동 분담금을 부과하고 있다.

예를 들어 '최소보장상품'을 가진 여성은 모두 자궁경부 세포진검사Pap smears를 받을 수 있지만, 세포진 검사 결과 밝혀진 자궁경부암의 치료는 보장 대상이 아닐 수도 있고, 그 경우 환자는 비용 분담을 해야 하므로 이들 여성들은 지방정부 예산이나 정책에 따라 [필요한 의료서비스에] 취약한 상황에 놓일 수 있다. 빈민층 여성의 자궁경부 세포진 검사 결과가 양성일 때 받을 수 있는 치료에 대한 혜택도 주 정부나 시의 재원이나 정책에 따라 달라진다. 콜롬비아, 멕시코 등 최소보장상품 제도를 채택한 다른 국가에서도 비슷한 상황이 발생했다.

미국의 신자유주의 의료 개혁에도 등급별 보장 상품 제도가 포함되었다. 클린턴 제안은 모든 건강보험에 "균일하고 효과적인 건강 혜택"을 창출하도록 만드는 것을 목표로 했지만, 환자나 고용주가 더 많은 금액을 부담할 수 있다

---

http://www.shepscenter.unc.edu/wp-content/uploads/2015/04/AfterClosureApril2015.pdf; Chad Terhune, "Closure of Three Southland Hospitals May Be Part of a Trend," *Los Angeles Times*, April 3, 2013, http://articles.latimes.com/2013/apr/03/business/la-fi-pacific-hospitals-closing-20130404.

21) Waitzkin, *Medicine and Public Health at the End of Empire*, chaps. 9 and 10.

면 추가 혜택을 제공할 수 있었다. 오바마케어에서는 최소한의 필수 서비스를 제공하는 보험 상품도 부분적인 보장성만 가질 뿐이었다. 브론즈, 실버, 골드, 플래티넘 같은 금속명으로 보험 적용 등급이 식별되었는데, 이때 가장 낮은 등급은 브론즈[해당 보험 네트워크 내의 의료진에게 건강관리를 받는 경우 비용의 60% 보장]이며, 최고 혜택을 보장하는 등급은 플래티넘[90% 보장]이다. 가장 값비싼 금속명을 딴 보험 상품에서, 개인 및 가족이 내야 하는 보험료는 더 크며, 건강 서비스를 받을 때 내는 본인 부담액은 평균보다 적다. 그러나 이 비율은 특정 계층의 모든 수혜자 중 보험회사의 1년 동안의 보험료 지불에 대한 보험 수리적 계산을 나타낸다. 그러므로 60%의 보험 보장을 기대하는 개인이나 가족은 실제 보험료, 공제액 및 공동 지불액으로 훨씬 더 많은 금액을 지불할 수도 있다. 오바마케어에서, 특정 단계 보장의 '가치'는 회계에서의 보험 수리적 원칙에 기초한 엄격한 재무 계산이다. 비슷한 등급제 보장이 메디케어[약물 치료를 보장하는 메디케어 D]나 메디케이드의 관리의료제도 내에서 의료 서비스 및 의약품에도 적용되었다.

### 5) 복잡한 다자 지불multi-payer 및 다중 재정multu-payment financing.

신자유주의 보건 정책안에서의 돈의 흐름은 복잡하다[그림 7.1 참조]. 이러한 흐름과 신자유주의 정책의 다른 구성 요소를 관리하는 비용은 상당하며[전체 건강관리 지출의 약 25~28%] 계속 증가하고 있다. 직접적인 환자 돌봄에 기여하지 않기 때문에 낭비라고 말할 수 있는 이러한 행정비용은 오바마케어에서 2014년 한 해 동안 10.6%의 증가세를 보였고, 의약품을 제외한 다른 모든 의료서비스 비용의 상승세보다 빨랐다. 민간 보험의 총비용은 2022년이 되면, 2014년에 비해 2736억 달러 증가할 것으로 예상된다.[22]

다음은 이러한 다양한 재정 흐름의 구조 및 출처에 대한 설명이다.

**보험료 유출**: 각 피보험자는 보험회사나 관리의료조직에 '인당 정액제

---

22)  Himmelstein and Woolhandler, "The Post-Launch Problem."

**그림 7.1 신자유주의 의료 개혁에서의 돈의 흐름**

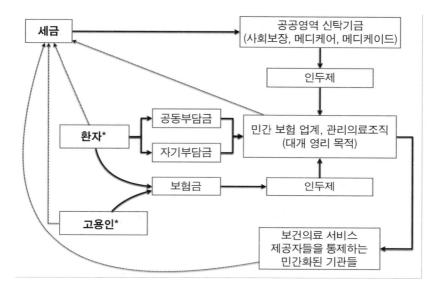

\* 대규모 보건의료서비스 구매기관에 의해 중재되는 개인 환자 및 고용인의 건강보험 구매

capitation'를 지불해야 하는 '머릿수'로 간주된다. 인당 정액제는 지불금을 수령한 조직이 예방을 장려함으로써 후에 고가의 의료 서비스를 제공함으로서 발생되는 비용의 감소를 꾀하고, 자신들의 수입은 증가한다는 이론에 근거하여 역사적으로 정당화되었다. 선지불되는 인당 정액제는 실제로 관리의료조직이 글로벌 금융시장에 투자할 수 있는 자본의 원천이 되어, 약 16%의 자기자본 수익을 가져다주었다.[23]

**자금 유입:** 인당 정액제 기금은 노동자가 내는 보험료 대비 고용주가 지불하는 부담금이 차지하는 비율은 고용주가 선택한 보험에 따라 다르다.

공공 신탁기금은 인당 정액제를 구성하는 세 번째 자금원이다. 저소득층, 실업자 또는 고용주가 제공하는 건강보험이 없는 사람들은, 재정적 수입 및

---

23) "Are Health Insurers Making Huge Profits?" *The Economist*, May 5, 2010. http://www.economist.com/blogs/democracyinamerica/2010/03/insurance_costs_and_health-care_reform.

지출을 증명하기 위한 서류를 까다롭게 요구하는 '자산 조사means test'를 받는데, 평균값 이하의 소득층의 경우, 주택, 자가용, 저축과 같은 다른 자원을 고려한 후 공공 신탁기금으로부터 보조금을 받는다. 클린턴 개혁안이나 오바마케어의 경우, 신탁기금은 메디케이드와 메디케어를 포함한다. 메디케이드 신탁기금은 연방 정부와 주 정부가 조성하며, 각각 주 정부의 결정에 따라 주 정부 수익을 사용하여 메디케이드 자격 및 서비스 혜택을 향상시키는 방법이 다양하다. 콜롬비아의 제도에서는 직원 및 고용주가 건강 및 퇴직 급여를 위해 기여하는 국가사회보장제도가 민간 관리의료조직에 대한 급여 지급에 사용되는 공공 신탁기금FOSYGA: Fondo de Solidaridad y Garantía이 되었다. 빈민층이나 무보험자를 위한 또 다른 신탁기금은 보건부는 물론, 지역, 주, 시 자치단체의 보건 당국(Fondo de Solidaridad del Régimen Subsidiado: 연대기금 보조 제도)이 조성한 세금으로 예산이 구성된다.

공동부담금Co-Payments과 환자 자기부담금Deductibles을 포함하는 본인부담금은 인당 정액제를 구성하는 네 번째 자금원이다. 공동부담금은 환자가 의료서비스를 받을 때 지불하는 본인 지불분이다. 공동지불에 대한 이론적 근거는, 서비스가 제공될 때(전달 시점) 사람들이 지불해야 한다면 불필요한 서비스를 덜 사용한다는 가정에 크게 의존한다. 피보험자의 경우, 보험료가 증가함에 따라 크기는 대개 감소한다. 예를 들어 오바마케어에서 비싼 보험 상품을 구매하기 위해 더 비싼 보험료를 지불하는 사람들은 보통 의료서비스 전달 시점에서 내는 지불금이 낮다. 하지만 공동부담금 때문에 빈곤층이 불필요한 의료서비스를 덜 이용한다는 근거는 제한적인 반면, 필수적인 돌봄을 이용하지 못한다는 강력한 근거가 있다.[24] 본인부담금은 보험 혜택이 적용되기 이전에 환자가 먼저 지불해야 하는 금액이다. 이 제도도 원칙적으로는 불필요한 사용을 줄이기 위한 것이지만, 실제로는 필요한 치료를 받는 데 장애물로 작용될 수 있다. 예를 들어, 오바마케어의 경우 브론즈 등급은 1인당 연간 6000달러의 본인부담금을 내게 함으로써 환자가 보험 혜택을 받기 전에 파산에 이를 지

---

24) Nicole Lurie, Nancy B. Ward, Martin F. Shapiro et al., "Termination of Medi-Cal Benefits," *New England Journal of Medicine* 314/19(1986): 1266-68.

경이 되기도 한다.

세금은 다섯 번째 자금원이다. 노동자는 임금에서 공제하는 방식으로 세금을 내고, 고용주는 급여의 일정 비율을 급여세로 낸다. 신자유주의에서의 이러한 급여세는 공공 신탁기금으로 이동한 다음 관리의료조직이 인당 정액제로 지급 받는 자금으로 흘러간다. 하지만 대부분의 신자유주의 의료제도에서는 보통 종합소득세 같은 부가적인 세금에 의존하여 빈민층을 위한 공공신탁기금을 창설·유지한다. 미국과 콜롬비아에서는 부유층이 조세법의 무수한 허점과 예외를 악용하여 세금을 적게 내기 때문에 소득세제는 전반적으로 역진적이다. 결과적으로 비부유층은 보험료, 본인부담금 외에 세금을 통해 신자유주의 보건 프로그램에 더 많은 기여를 하고 있는 셈이다.

## 6) 조세법의 변경

신자유주의적 개혁은 행정비용과 기업 이익을 증가시키기 때문에 일반적으로 더 높은 세금으로 이어진다. 콜롬비아에서는 고용주와 피고용인에 대한 급여세가 약 11%로 크게 증가했다.[25] 클린턴 개혁안에서는 조세법이 변경되면서 의료보험에 대한 기업 및 개인 세금 공제가 축소되어 전반적으로 보다 저렴한 보험상품을 구매하게 하는 인센티브로 작용되기도 하였다. 오바마케어는 세금 공제를 줄이고 특정 최소 보상 기준을 초과하는 이른바 캐딜락 보험에 세금을 부과한다.

게다가 오바마케어는 보험 구매를 강제하고 있어, 보험을 구매하지 않은 사람들에게 국세청이 집행하는 벌금을 부과한다. 조세법 변경의 근거는, 세금 공제 축소 및 법을 어겼을 시에 부과하는 벌금이 보건의료에 투입되는 전체 비용의 감소로 이어질 것이라는 점이다. 그러나 조세법을 재구성하고 집행하는 데 드는 행정비용 증가는 일반적으로 잘 인식되지 않는다.

---

25) Ursula Giedion and Manuela Villar Uribe, "Colombia's Universal Health Insurance System," *Health Affairs (Millwood)* 28/3 (May–June 2009): 853–63.

## 신자유주의 개혁에 대한 평가

신자유주의적 보건의료 개혁을 주도한 이들은, 예상대로 평가에서도 호의적이었다. 2000년 세계은행으로부터 일정 부분 지원을 받아 WHO가 보건의료제도의 순위를 선정한 세계건강보고서의 경우, 개념 지향성 및 방법론 때문에 비판이 컸는데,[26] 이를테면 중요한 기준 중 하나가 의료보험 선택 여부였다는 사실을 들 수 있겠다. 이 관점에서 볼 때 보편적 의료체계는 모든 사람을 대상으로 하지만 민간 보험 선택을 권장하지 않았다. 결과적으로 쿠바(39위)의 의료제도는 높은 의료 접근성과 탁월한 건강 지표로 많은 찬사를 받았음에도 불구하고, 콜롬비아(세계 22위, 중남미 1위), 칠레(33위), 코스타리카(36위), 심지어 미국(37위)보다 낮은 순위에 머물렀다. 브라질도 1988년 헌법에 성문화된 통합 보건체계를 달성하려는 노력 때문에 125위에 머물렀다.

WHO '국가별 보건의료제도' 평가 프로젝트의 공동 책임자였던 훌리오 프렝크Julio Frenk는 후에 멕시코 보건부 장관이 되어 신자유주의 개혁을 구축했다. 그와 그의 동료들은 ≪랜싯Lancet≫에 멕시코의 의료제도 개혁을 설명하면서 충분한 근거 없이 성공적이라고 주장하여 반감을 야기하였다.[27] WHO 보건의료제도 평가 프로젝트와 멕시코 의료 개혁에 대한 광범위한 비판에도 불구하고, 프렝크와 그의 동료들은 최근 몇 년간 '보편적 건강 보장UHC: Universal Health Coverage'의 모습을 한 신자유주의 방식의 선두 지지자가 되었다. 보편적 건강 보장은 개인이나 가족의 경제력과 상관없이 모든 인구에 동

---

26) *World Health Report 2000. Health Systems: Improving Performance* (Geneva: World Health Organization, 2000), http://www.who.int/whr/2000/en/whr00_en.pdf. For critiques, see Celia Almeida, Paula Braveman, Marthe Gold et al., "Methodological Concerns and Recommendations on Policy Consequences of the World Health Report 2000," *The Lancet* 357/9269 (2001): 1692–97; Vicente Navarro, "Assessment of the World Health Report 2000," *The Lancet* 356/9241 (2000): 1598–601.

27) Felicia M. Knaul, Eduardo González-Pier E, Octavio Gómez-Dantés et al., "The Quest for Universal Health Coverage: Achieving Social Protection for All in Mexico," *The Lancet* 380/9849 (2012): 1259–79; Waitzkin, *Medicine and Public Health at the End of Empire*, chap. 9; Asa Cristina Laurell, "Three Decades of Neoliberalism in Mexico: The Destruction of Society," *International Journal of Health Services* 45/2 (2015): 246–64.

등한 서비스를 제공한다는 목표를 주창하는 "모든 이를 위한 보건의료제도"가
아니라 사실은 '의료보험 보장'을 의미[28]하는 것이다. [29]

라틴아메리카 사회의학 지도자들이 지적한 것처럼, 보편적 건강 보장이라
는 방향성은 국제 보건 정책 분야에서 '헤게모니'가 되었다. [30] 데이터 분석을
기반으로 콜롬비아, 칠레, 멕시코 등지에서 진행된 제한된 연구에서도 보편적
건강 보장이 관리의료, 시장 경쟁, 효율성, 비용 절감 또는 의료 질에 긍정적으
로 작용할 것이라는 이념적 주장을 확인해 주지 못하고 있다. 보편적 건강 보
장하에서는 비용과 기업 이익이 확대될수록, 접근성 문제는 비슷하거나 악화
된다. [31]

이 현상은, 당시 신자유주의 권력들이 '새로운 길의 개척'이라고 여겼던 콜
롬비아 보건의료 개혁에서 더욱 뚜렷해졌다. 세계은행은 콜롬비아 보건의료
개혁을 후원했으며, 무작위 데이터가 부족하거나 인과 관계를 추론할 수 없음
에도 불구하고 이를 지지하고 호의적으로 평가했다. [32] 이 평가의 근간이 되었
던 '공공 부문이 시장을 저해한다'는 이념적 가정은 2009년 미주개발은행Inter-
American Development Bank이 발표한 콜롬비아 연구보고서에 나타난다. "보편적
건강 보장을 성취하는 데에는 몇 가지 장애물이 있다. … 왜냐하면 의료 보험

28)  Julio Frenk, "Leading the Way toward Universal Health Coverage: A Call to Action," *The Lancet*
     385/9975 (2015): 1352–58.

29)  Howard Waitzkin, "Universal Health Coverage: The Strange Romance of *The Lancet*, MEDICC,
     and Cuba," *Social Medicine/ Medicina Social* 9/2 (2015): 93–97.

30)  Nila Heredia, Asa Cristina Laurell, Oscar Feo et al, "The Right to Health: What Model for Latin
     America?," *The Lancet* 385/9975 (2015): e34-7. doi: 10.1016/S0140-6736(14)61493-8.

31)  Waitzkin, *Medicine and Public Health at the End of Empire*, chap. 9; Laurell, "Three Decades of
     Neoliberalism in Mexico"; Amit Sengupta. "Universal Health Coverage: Beyond Rhetoric,"
     Ottawa, Ont.: International Development Research Centre. Occasional Paper No. 20, November
     2013, http://www.municipalservicespro-ject.org/sites/municipalservicesproject.org/files/publications/
     OccasionalPaper20_Sengupta_Universal_Health_Coverage_Beyond_   Rhetoric_Nov2013_0.pdf;
     David Stuckler, Andrea B. Feigl, Sanjay Basu, and Martin McKee, "The Political Economy of
     Universal Health Coverage," background paper for the Global Symposium on Health Systems
     Research. November 16–19, 2010, Montreux, World Health Organization. http://www.
     pacifichealthsummit.org/downloads/UHC/the%20political%20economy%20of%20uhc.PDF.

32)  Giedion and Villar Uribe, "Colombia's Universal Health Insurance System."

의 대체재로 작동하고 무료로 제도를 이용할 수 있도록 인센티브를 제공하는 안전망의 존재이다. … 공급 보조금 폐지에 대한 공공 병원의 저항을 과소평가해서는 안 된다."[33]

대조적으로 콜롬비아 보건의료 개혁에 대한 지지자들과 관련 없는 평가에서는 대개 부정적 효과를 밝혔다. 영향력 있는 한 연구 결과에 따르면, 2008년 한 해에만 민간 보험회사의 치료비 보상 거부로 인한 소송이 14만 3000건에 달하며, 공공 기금이 바닥을 드러냈고 제도를 개선하는 과정에서 부적절한 민원이 발생했다.[34] 또 다른 한 연구에 따르면, 이익을 추구하는 경향이 보건의료에 스며들었고, 의료보험이 보장하는 서비스는 너무 적었으며, 빈곤한 환경이 건강에 미치는 영향은 다루어지지 않았다.[35] 한 문화기술 연구는 이 보건의료제도가 지닌 시장 구조를 보호하려는 법원의 시도를 분석했다.[36] 저명한 상원 의원 호르헤 로블레도Jorge Robledo는 이 제도에서 발생한 독점 행위, 지급 지연, 부패, 높은 간접비, 간병 거부로 인한 법적 조치 증가, 영리 보험회사의 의료 기금 불법 투자 등을 문서화했다. 그는 다음과 같이 결론 내렸다. "법령 100이 작동하지 않는 것은 그 법이 콜롬비아인의 건강이 아니라 콜롬비아인의 건강을 대상으로 한 기업을 재정 지원하는 의도를 가졌기 때문이다."[37]

많은 국가들이 신자유주의 모델을 거부하고 "모든 이를 위한 건강HCA: Health Care for All"이라는 목표를 기반으로 한 보건의료체계를 구축해 왔다. 이

33) Amanda L. Glassman, María-Luisa Escobar, Antonio Giuffrida, and Ursula Gliedion, *From Few to Many: Ten Years of Health Insurance Expansion in Colombia* (Washington, DC: Inter-American Development Bank, 2009).

34) Thomas C. Tsai, "Second Chance for Health Reform in Colombia," *The Lancet* 375/9709 (2010): 109–10.

35) Ingrid Vargas, María Luisa Vázquez, Amparo Susana Mogollón-Pérez, and Jean-Pierre Unger, "Barriers of Access to Care in a Managed Competition Model: Lessons from Colombia," *BMC Health Services Research* 10/297 (2010): 1–12.

36) César E. Abadía-Barrero, "Neoliberal Justice and the Transformation of the Moral: The Privatization of the Right to Health Care in Colombia," *Medical Anthropology Quarterly* (October 21, 2014), doi: 10.1111/maq.12161.

37) Senator Jorge Robledo, "SALUDCOOP: The Greatest Robbery of Public Assets," speech in a plenary session of the Colombian Senate, September 9, 2014, http://colombiasupport.net/2014/10/saludcoop-the-greatest-robbery-of-public-assets/.

들은 재산에 따라 다양한 혜택을 제공하는 게 아니라 보편적인 돌봄을 제공하기 위해 노력한다. 예를 들어, 캐나다는 공공의료제도에서 보장하는 서비스에 대한 민간 보험을 금지하고 있다. 캐나다의 부유층은 공공 재정 제도의 한 부분으로 기여해야 하고, 따라서 전체 인구가 단일 체계 아래 존재함으로서 양질의 공공의료가 보장된다. 라틴아메리카에서 모든 이를 위한 건강 모델을 발전시키려는 국가로는 볼리비아, 브라질, 쿠바, 에콰도르, 우루과이, 베네수엘라를 들 수 있다. 오바마케어의 여러 실패 사례는 심지어 미국조차 신자유주의 방식을 따르지 않는 국가 보건의료제도를 추구할 여지를 줄지도 모른다.

## 단일지불제 제안서

미국의 단일지불제 공공의료제도NHP: National Health Program는, 비신자유주의 모델로서 본질적으로 "모두를 위한 개선된 메디케어제도"를 창출하게 될 것이다. 이 계획하에서, 정부는 노동자, 고용주, 메디케어 수령자로부터 지불금을 징수한 다음, 환자가 받는 서비스를 제공하는 보건의료 제공자에게 자금을 분배한다. 워낙 간단한 제도이기 때문에 전통적인 메디케어 제도에서의 행정비용은 평균 1~2%이며,[38] 메디케어 지출의 대부분은 의료 관련 비용이 된다. 이러한 구조는 캐나다, 대만 등의 국가들에서 행정 낭비를 줄임으로써 상당한 금액을 절약할 수 있었다.

단일지불제의 다음과 같은 특징은 '공공의료제도를 지지하는 의사회'의 제안서[39]에서 시작되었다(최근의 개정안은 12장에서 다시 언급할 것이다). 이 단체는 전국 2

---

38) Himmelstein and Woolhandler, "The Post-Launch Problem."

39) Adam Gaffney, Steffie Woolhandler, Marcia Angell and David U. Himmelstein, "Moving Forward From the Affordable Care Act to a Single-Payer System," *American Journal of Public Health* 106/6 (2016): 987–88; David U. Himmelstein, Steffie Woolhandler et al., "A National Health Program for the United States: A Physicians' Proposal," *New England Journal of Medicine* 320/ 2 (1989): 102–8; Kevin Grumbach, Thomas Bodenheimer, David U. Himmelstein, and Steffie Woolhandler, "Liberal Benefits, Conservative Spending: The Physicians for a National Health Program Proposal," *JAMA* 265/19 (1991): 2549–54; Charlene Harrington, Christine Cassel, Carroll

만 명 이상의 전문 분야, 연령, 근무지 전반을 아우르는 회원이 활동하고 있다. 이 제안에 따르면, 의료 보험은 약물치료, 장기요양보호를 포함한 필요한 모든 서비스를 보편적으로 보장한다. 본인부담금out-of-pocket premiums은 없다. 의료비용은 단일의 공공 기금이 '수요 독점' 재정을 통해 통제한다. 공공의료 보험과 경쟁하는 민간보험을 허용하지 않으며, 소득에 따라 다른 혜택이 주어지는 장치를 제거한다. 진료인과 진료소는 비용이 많이 드는 요금 징수 절차가 필요하지 않으며, 서비스에 대해 미리 정해진 금액을 지불 받는다. 병원은 총운영비용에 대해 연간 총액 예산을 협상하게 될 것이다. 영리를 목적으로 하는 투자자 소유의 기관의 참여는 금지된다. 대부분의 비영리 병원은 여전히 민간에서 운영하며, 중첩 및 중복 시설을 줄이기 위해 지역의 보건 계획 목표에 따라 자본의 구매 및 확장에 대한 별도의 예산이 책정된다.

자금원에는, 메디케어나 메디케이드에 대한 연방 지출, 현재 지불하고 있는 보험료보다 낮은 수준의 개인 사업체에 대한 급여세, 고소득 및 양도 소득에 대한 누진 가계 소득세가 포함된다. 주식 거래에 대한 소액의 세금은 실시되지만 보건의료에 책정된 주 및 지방세는 폐지될 것이다.[40] 이 재정 계획에 따르면, 전체 가구의 95%는 보험료, 환자 자기부담금, 공동부담금, 기타 본인 지출, 원천징수에 적은 돈을 쓰게 될 것이다.

기업 관점에서 보면, 보험 및 금융 부문은 자본축적의 주요 원천을 잃게 될 것이나, 다른 부문의 기업은 의료비를 안정시키거나 감소시킬 수 있다. 현재 의료보험을 제공하지 않는 회사는 지출이 더 많아지겠지만, 여전히 민간 보험을 사는 비용보다 훨씬 적다.

미국 전체에서 진행된 여론조사에 따르면, 일관되게 전 국민의 약 3분의 2가 단일지불 방식을 선호하고 있음이 드러났다.[41] 트럼프 행정부가 오바마케

---

L. Estes et al., "A National Long-Term Care Program for the United States: A Caring Vision," *JAMA* 266/21 (1991): 3023–29.

40) Gerald Friedman, "Funding HR 676: The Expanded and Improved Medicare for All Act: How We Can Afford a National Single-Payer Health Plan," http://www.pnhp.org/sites/default/files/ Friedman%20 Executive%20Summary.pdf.

41) "New Poll on Single Payer and a Medicare Buy-In," *Progressive Change Institute, Conducted by*

어를 폐지하려는 시도에 실패한 지 한 달도 되지 않아, 존 코니어스John Conyers 의원과 버니 샌더스 상원의원이 이끄는 100명이 넘는 의회 의원이 단일지불 법안을 공동 후원했다.[42] 그렇다면, 단일지불제도의 장애물은 무엇일까? 더 나아가서 이 제도가 미국 보건의료제도의 최종 목표여야 할까?


## 단일지불제를 넘어

예견되는 오바마케어의 실패는 신자유주의가 돌아온 미국에서 전환의 순간으로 바뀔 것이다. 그 순간을 위해, 정당하고 접근 가능한 보건체제를 위해 싸우고 있는 사람들은 신자유주의 시대에 나타나고 있는 중대한 변화를 다룰 수 있어야 한다. 이러한 변화는 건강 전문가의 사회계층적 지위의 변화와 점점 더 과점화되고 금융화되는 건강보험산업의 성격과도 관련 있다.

앞서 1부에서 설명한 것처럼 의사 및 다른 보건 전문가들의 사회계층적 지위가 크게 바뀌었다. 이전에는 대부분의 의사들이 개인 또는 그룹으로 개원하여 일했고, 따라서 일부는 상대적으로 높은 임금과 수당을 받기도 했지만, 대부분은 소규모 자영업자로 존재했다. '행위별수가제fee-for-service' 아래의 의사들은, 기업가나 금융가의 수준의 자본을 축적하지 못했지만, 스스로는 물론 다른 사람들도 그들을 '상위 계급'의 일원으로 보았다. 몇몇 마르크스주의적 계급 이론가들은 그들을 '전문적인 관리자 계급'의 일원으로 표현했다.[43]

의사들은 점차 대형 의료기업에 의해 부분적으로 소유된 병의원의 고용인

---

*GBA Strategies, January 9-15*, 2015, http://www.pnhp.org/news/2015/january/new-poll-on-single-payer -and-a-medicare-buy-in.

42) Physicians for a National Health Program, "The Expanded & Improved Medicare For All Act (H.R. 676)," http://www.pnhp.org/publications/united-states-national-health-care-act-hr-676.

43) Barbara Ehrenreich and John Ehrenreich, "The Real Story Behind the Crash and Burn of America's Managerial Class," *Alternet*, February 13, 2013, http://www.alternet.org/economy/barbara-and-john-ehren-reich-real-story-behind-crash-and-burn-americas-managerial-class; Barbara and John Ehrenreich, "The Professional-Managerial Class," *Radical America* 11/2 (March -April 1977): 7-31.

이 되었다. 2015년 대규모 설문조사에서 전체 의사의 63%가 봉직의라고 보고했으며, 이 중 72%는 여성이다.[44] 이러한 변화는 민간 개업의의 경우 의료비 청구나 다른 행정비용의 증가로 인한 비용 상승을 반영한다. 평균 의원 운영 비용은 캐나다의 2만 2000달러에 비해 미국의 의사당 연간 간접비는 8만 3000달러에 달한다.[45] 결과적으로 의사는 주로 병원을 포함한 보건의료기업의 고용인이 되고 있지만, 상대적으로 높은 급여 때문에 고용인이라는 신분의 현실이 가려지는 듯하다.

업무 과정에 대한 통제력의 상실과 다른 전문직 종사자에 비해 훨씬 높았던 소득의 감소 추세로 인해 의료계는 프롤레타리아 시대로 접어들고 있다.[46] 전문성이라는 신비스러움과 여전히 높은 수준을 유지하는 소득 때문에 의사들은 자신들이 느끼는 불만이 자신들의 사회계급의 변화를 반영한다는 것을 잘 알아채지 못한다. 어떤 면에서 레닌 등이 '노동 귀족'이라고 불렀던 가장 높은 계층의 노동자들에 합류하고 있는 셈이며,[47] 사미르 아민 Samir Amin의 정치경제학 관점에서 보면, 지금 벌어지고 있는 "프롤레타리아화의 일반화" 물결이 의료전문직도 집어 삼키고 있는 것이다. "빠르게 증가하는 노동자의 비율은 자본에 노동력을 파는 판매자에 불과하다. … 이런 현실이 법적 지위에 따른 명백한 자주성 때문에 모호해져서는 안 된다."[48]

44) Carol Peckham, "Medscape Physician Compensation Report 2015," http://www.medscape.com/features/slideshow/compensation/2015/public/overview#page=9; Elisabeth Rosenthal, "Apprehensive, Many Doctors Shift to Jobs with Salaries," *New York Times*, February 13, 2014, , http://www.nytimes.com/2014/02/14/us/salaried-doctors-may-not-lead-to-cheaper-health-care.html.

45) Dante Morra, Sean Nicholson, Wendy Levinson, David N. Gans, Terry Hammons and Lawrence P. Casalino, "US Physician Practices versus Canadians: Spending Nearly Four Times as Much Money Interacting with Payers," *Health Affairs*, August 2011, http://content.healthaffairs.org/content/early/2011/08/03/hlthaff.2010.0893.

46) John B. McKinlay and Joan Arches, "Toward the Proletarianization of Physicians," *International Journal of Health Services* 15/2 (1985): 161-95; Adam Reich, "Disciplined Doctors: The Electronic Medical Record and Physicians' Changing Relationship to Medical Knowledge," Social Science & Medicine 74/7 (2012): 1021-28.

47) Eric Hobsbawm, "Lenin and the 'Aristocracy of Labor,'" *Monthly Review* 64/7 (December 2012): 26-34.

48) Samir Amin, "Contra Hardt and Negri: Multitude or Generalized Proletarianization?," *Monthly*

의료 전문가의 변화하는 계급 지위를 넘어서고, 오바마케어를 넘어서는 전환을 위해서는 대규모 의료기업들의 통합은 물론, 의료보험업계의 과점적 특징도 해결되어야 한다. 오바마케어는 공공 및 민간 기금의 보험업으로의 유입을 증가시켰고, 이 과정을 통해 오바마케어는 세계 자본주의 경제의 전반적인 재화를 확장시키고 있다.[49]

이러한 맥락에서 국민건강보험NHI: National Health Insurance과 국민건강서비스NHS: National Health Service의 차이를 다시 생각해 보는 것이 중요하다. 국민건강보험은 보건의료서비스에 대한 지불의 사회화를 포함하지만, 일반적으로 인프라 수준에서의 개인 소유권은 그대로 유지한다. 공립 병원이나 진료소와 같은 소수의 기관을 제외하고 국민건강보험하에서의 의료서비스 생산수단은 사적으로 유지된다. 캐나다가 국민건강보험의 가장 잘 알려진 예이며, PNHP가 제안하고 미국 의회 법률안이 구체화하고 있는 단일지불자 방식도 캐나다의 국민건강보험 모델을 기반으로 한다.

이에 비해 국민건강서비스는 보건 서비스에 대한 지불과 서비스가 제공되는 인프라의 사회화를 포함한다. 국민건강서비스에서는 일반적으로 국가가 병원, 진료소 및 기타 보건 기관을 소유하고 운영하며, 이들 기관은 민간 부문의 소유권이나 통제권이 아니라 공공 부문의 일부가 된다. 자본주의 국가들 중에는 스코틀랜드, 웨일즈, 스웨덴이 대부분의 보건 인프라를 공공 부문에 두고 대부분의 보건 전문가는 공무원인 국민건강서비스의 사례를 보여준다. 국가기구는, 보건의료서비스 등 자본주의 경제 체제를 보호하는 '복지국가' 서비스를 제공하는 요소를 포함한다. 사회주의 국가 중에는 쿠바가 민간 부문이 존재하지 않는 국민건강서비스의 가장 명백한 다른 모델을 제시한다. 1970년대와 1980년대를 거쳐 로널드 델럼스Ronald Dellums 의원이 미국에 소개한 법률안은 국민건강서비스의 목표를 명시적으로 채택했다.

---

*Review* 66/6 (November 2014): 25-36.

49) 이런 관점에서, 건강보험의 자금 흐름은 존 벨라미 포스터의 다음 언급과 의미를 같이 한다. "현대 금융이 대표하는 더 높은 영역에서는 M(money)-C(commodity)-M'라는 자본주의의 일반 공식이 투기 자본에 의한 M-M'로 빠르게 치환되고, 따라서 사용가치의 생산은 사라지고 돈이 더 많은 돈을 창출한다." John Bellamy Foster, "The Epochal Crisis," *Monthly Review* 65/6 (October 2013): 1-12.

PNHP의 단일지불자 제안서는 1986년 뉴햄프셔 모임에서 시작되었다. 이 때만 해도 활동가들이 이 제도 간의 차이를 구별하는 데 어려움을 겪고 있었다. 모임 참가자 대부분은 델럼스 의원의 국민건강서비스 제안을 위해 활동하고 있던 사람들이었고, 캐나다 방식을 기반으로 한 국민건강보험 제안에 확신을 가지지 못했지만, 마침내 이에 대한 합의를 이루는 데 성공하였다. 이 변화는 두 가지 주요 고려 사항을 바탕으로 한다. 첫째, 미국은 캐나다와 지리적으로 가깝고 문화적으로 유사하므로, 캐나다 모델이 미국인들, 특히 미국 국회의원들의 마음에 들 가능성이 더 컸다. 두 번째로는, 캐나다식 국민건강보험 제안은 '의사 친화적'일 수 있었다. PNHP 제안서대로 한다면 의사는 하던 대로 개인의원, 진료소, 병원에서 일할 수 있었다. 의사에게 달라지는 것은, 의사가 제공한 서비스에 대한 요금 청구 및 징수를 걱정할 필요 없이 지불이 사회화된다는 점이다.

PNHP가 연구 및 정책 부문에서 큰 성공을 거둔 것에 비해, 캐나다 방식의 국민건강보험을 이루기 위한 광범위한 사회운동은 아직 이끌어내지 못하고 있다. 그동안, 지배 계급이 이익 전부를 취하고 나머지가 결점을 취하는 신자유주의 모델이 주도권을 얻고 있다. 그 결과, 의사 등의 보건 전문가들은, 영리추구를 동기로 하여 병합되고 금융화되고 있는 의료 산업의 프롤레타리아 고용인이 되어 가고 있다. 오바마케어하에서도, 자본주의 국가는 자본주의 경제체제의 수호를 최우선으로 하며, 구체적으로는, 민간 보험업계와과 제약업계에 주어지는 막대한 정부 보조금을 감독하는oversee 방식을 취하고 있다.

이러한 상황에서, 단일지불제 방식의 국민건강보험을 수단으로 한 보건의료서비스의 사회화가 진보 세력이 투쟁해야 할 유일한 목표일까. PNHP는 미국 보건의료체계에서 영리 기관을 분리해 낼 것을 주장한다. 하지만 그러한 변화는 우리가 아는 자본주의의 맥락에서 일어나지 않을 것이다. 신자유주의가 끝이 가까워오고 오바마케어가 실패함에 따라, 보건의료제도뿐 아니라 자본주의 국가와 사회를 새롭게 바꿀 훨씬 더 근본적인 전환이 필요하다.

# 제8장

# 긴축정책과 보건의료

애덤 개프니·카를레스 문타네르

유로존에서 일어난 일들은 자칫 보편 보건의료제도를 향한 운동이 선형적으로 또 일방향으로 진행한다는 순진한 착각을 일으킨다.[1] 2008년 월가의 몰락은 금융계 전체로 소용돌이처럼 퍼져, 전 세계는 장기간의 경기 침체, 급증하는 실업, 그리고 그에 따른 전반적인 고통을 겪었고 (정작 월가는 정부 구제 금융 이후 다시 살아났지만)[2] 보건의료도 이러한 강력한 흐름의 영향으로부터 자유로울 수 없었다.[3]

그럼에도, 사람들이 지적하는 것처럼, 경기 침체가 건강에 미치는 영향은

---

[1]   예를 들어, 아일랜드 보건의료 보편주의를 흔드는 최근의 움직임에 대해서는 Sara Ann Burke et al., "From Universal Health Insurance to Universal Healthcare? The Shifting Health Policy Landscape in Ireland since the Economic Crisis," *Health Policy* 120/3 (2016): 235-40.를 유럽의 보편 보건의료 체계를 위협하는 현상에 대해서는 Aaron Reeves, Martin McKee, and David Stuckler, "The Attack on Universal Health Coverage in Europe: Recession, Austerity and Unmet Needs," *European Journal of Public Health* 25/3 (2015): 364-65.를 참고하라.

[2]   Joseph E. Stiglitz, *Freefall: America, Free Markets, and the Sinking of the World Economy* (New York: W. W. Norton, 2010); Richard D. Wolff, *Capitalism Hits the Fan: The Global Economic Meltdown and What to Do About It* (Northampton, MA: Olive Branch Press, 2010).

[3]   Vicente Navarro and Carles Muntaner, eds., *The Financial and Economic Crises and Their Impact on Health and Social Well-Being, Policy, Politics, Health and Medicine Series* (Amityville, NY: Baywood Publishing, 2014); Anna Maresso, et al., eds., *Economic Crisis, Health Systems and Health in Europe: Country Experience* (Brussels: WHO Regional Office for Europe/European Observatory on Health Systems and Policies, 2015).

복잡한 현상으로, 항상 유해한 것은 아니며,[4] 때로는 유익하기도 하며, 국가의 특정 정책 결정에 따라 달라지거나 혹은 변화한다.[5] 이 장의 요점은 건강과 경기 침체 사이의 통시적·공시적 역학 관계에 관한 문헌을 종합하거나 비평하는 것이 아니다. 대신, 우리는 2008년 대침체와 그에 따른 긴축정책이 실행되는 동안, 유로존의 정치적 행위자가 공공보건의료체계에 반대하는 움직임에 초점을 맞춘다.[6] 이 장에서 살펴본 그리스, 카탈루냐를 중심으로 한 스페인, 영국 세 나라 모두에서, 앞에서 언급한 움직임은 그들의 보건의료 체계가 가진 보편적인 특징과 강점에 역행하려는 것이었다.[7]

또한 이들 국가의 변화에는 중요한 유사점이 발견되는데, "경제 사회 활동에 대한 국가의 개입 축소, 노동 및 금융 시장은 물론 무역 및 투자에 대한 규제 완화"에 대한 이념과 일련의 정책으로 정의될 수 있는 신자유주의의 범주에 해당된다.[8] 각 국가별로 우리가 보건의료체계 신자유주의의 네 가지 축이

---

4) 그러나 침체가 사망률을 개선시킨다는 효과조차도 － 직장 내 사망자 수의 감소도 마찬가지로 － 서비스 산업으로의 이동 등 사실은 기술 변화 때문일 수도 있다. 거시적 변화와 사망률에 대한 조용한 효과를 보여주는 다음과 같은 최근의 분석에서 더 잘 보여주고 있다. Christopher J. Ruhm, "Recessions, Healthy No More?," *Journal of Health Economics* 42 (2015): 17–28.

5) David Stuckler and Sanjay Basu, *The Body Economic: Why Austerity Kills* (New York: Basic Books, 2013); Veronica Toffolutti and Marc Suhrcke, "Assessing the Short-Term Health Impact of the Great Recession in the European Union: A Cross-Country Panel Analysis," *Preventative Medicine* 64 (2014): 54–62; Mahiben Maruthappu et al., "Economic Downturns, Universal Health Coverage, and Cancer Mortality in High-Income and Middle-Income Countries, 1990–2010: A Longitudinal Analysis," *The Lancet* (2016), doi: http://dx.doi. org/10.1016/S0140-6736(16)00577-8.

6) Stucker와 Basu의 저서가, 긴축정책이 건강에 미치는 충격과 국가의 경제위기 대처 방법이 건강에 어떤 영향을 주는가에 대해 넓게 서술하고 있다면 몇몇의 다른 논문들은 이 문제를 좀 더 자세히 살피고 있다. 긴축정책이 보편적 보건의료체례에 어떻게 영향을 미치는 가를 다루는 참고문헌은 다음과 같다. Martin McKee et al., "Universal Health Coverage: A Quest for All Countries but Under Threat in Some," *Value Health* 16/1 (2013): S39–45; Martin McKee et al., "Austerity: A Failed Experiment on the People of Europe," *Clinical Medicine* 12/4 (2012): 346–50. 먼저, 저자들은 보편적 보건의료가 어떤 정치적 배경에서 시작되었는지에 대한 생각을 종합하고, 지금 유럽에서 보편적 보건의료에 어떤 위험이 도래했는지에 집중한 후, 그리스, 스페인, 포르투갈, 이탈리아에서 나타나고 있는 보건의료의 변화에 대해서 짧게 설명한다.

7) Some material in this article was presented at a talk on "Global Neoliberal Attack on Public Health Systems" given by Adam Gaffney at the 2015 American Public Health Association annual meeting.

8) 이 정의는 다음 문헌에 제시되었다. Vicente Navarro, "Neoliberalism as a Class Ideology; Or, the Political Causes of the Growth of Inequalities," *International Journal of Health Services* 37/1

라고 부르는 ① 긴축 보건의료체계, ② 보편주의부터의 후퇴, ③ 비용 분담 증가, ④ 보건의료체계 민영화에 부합하는 변화를 살펴본다.[9] 특히 영국 보건서비스NHS의 경우, 이러한 변화는 훨씬 더 긴 역사적 과정의 일부로 해석되어야한다. 결론에서는 이러한 미국의 새로운 발명품이 일으키는 파급 효과에 대한몇 가지 생각을 제시한다. 단일지불자 보건의료 개혁을 지지하는 사람들에게는, 미국의 파편화된fragmented 체계를 유럽을 포함한 다른 나라의 보편주의와대조하는 것이 일반적이고 합리적이다. 하지만 그 대비가 우리가 보여주고 싶은 만큼 언제나 확실한 것은 아니다. 현실은 보편적 공공 보건의료체계가 그끝이 아니며, 한 번 구축되었다고 아무 노력 없이 영원히 누릴 수 있는 것도 아니다. 아닌 게 아니라, 다국적 보건의료기업들과 유착된 다양한 다국적 정치세력들이 오랫동안 그러한 체계를 무효화려는 시도를 하고 있다.[10]

(2007): 47–62. 신자유주의의 기원이 되는 이데올로기에 대한 역사적 분석에 대한 참고문헌은 다음과 같다. Daniel Stedman Jones, Masters of the Universe: Hayek, Friedman, and the Birth of Neoliberal Politics (Princeton: Princeton University Press, 2012). 보건의료에서의 신자유주의에 대한 논의라면 다음 문헌을 참고할 수 있다. Ronald Labonte and David Stuckler, "The Rise of Neoliberalism: How Bad Economics Imperils Health and What to Do about It," *Journal of Epidemiology and Community Health* 70/3 (2016): 312–18.

9)   여러 연구자들이 보건의료에서의 '신자유주의적인' 변화가 대개 이 맥락을 따른다고 설명한다. 예를 들어 Holden의 경우 여러 나라에서 진행되고 있는 보건의료서비스의 민영화 단계를 들어 네 번째 축을 설명하고 세 번째 축을 보여주는 몇몇 국가의 환자 자기부담 비용 증가를 언급한다. 다른 많은 연구자들이 복지국가를 위한 공공재정이 어떻게 감소하는지를 보여주며 첫 번째 축을 설명하고, 보편주의의 후퇴가 복지국가를 정치적으로 양화시킬 수 있음을 들어 두 번째 축을 설명하낟. 예를 들어, McKee and Stuckler는 The Assault on Universalism,"에서 빈민층에 대한 보편복지를 제한하는 방식으로, 정부가 공공의료를 포함한 일반 혜택을 전반적으로 양화시키는 과정을 논의한다. 따라서 네 '축'을 신자유주의의 우산 아래 묶는 것이 우리에게도 개념적으로 명확해 보인다. 각각의 축에서 국가의 보건의료체계를 시장화, 상업화 방향으로 움직이고 있다. 게다가 이 네 축은 긴밀히 연결되어 작동하고 있다. 예를 들어, 긴축정책은 공공서비스의 질을 떨어뜨리고, 그래서 이 서비스들을 민간에서 맡아야 한다고 유도할 수 있는 것이다. 비슷하게, John Lister도 전 지구적으로 일어나고 있는 보건의료체계를 무너뜨리기 위한 신자유주의의 공격, 특히 개발도상국에서 세계은행과 같은 국제기구들이 어떤 역할을 하고 있는가에 초점을 맞춰 탐색하고 있다. 다음을 참고하라. Chris Holden, "Privatization and Trade in Health Services: A Review of the Evidence," *International Journal of Health Services* 35/4 (2005): 675–89; Martin McKee and David Stuckler, "The Assault on Universalism: How to Destroy the Welfare State," *British Medical Journal* 343/7837 (2011): d7973, doi: 10.1136/bmj.d7973; John Lister, *Health Policy Reform: Global Health versus Private Profit* (Farringdon, UK: Libri Publishing, 2013); Labonte and Stuckler, "The Rise of Neoliberalism: How Bad Economics Imperils Health and What to Do about It."

# 그리스

그리스는 유로존에 있는 어떤 국가보다 더 파괴적인 경제적 불황과 재정 긴축의 과정을 겪고 있다.[11] 이 과정은 국가와 보건의료체계의 건전성에 악영향을 미쳤다. 먼저, 그리스의 보건의료체계를 긴축정책의 맹공격에 특히 취약하게 만든 여러 요소들과 그 방식을 살펴본다. 둘째, 네 가지 신자유주의 보건의료 정책의 축을 따라 보건의료체계의 변화가 어떻게 진행되었는지 기록한다. 셋째, 최근 그리스에서 일어나는 정치적 사건들이 여전히 진화하고 있는 이 그림의 색깔을 어떻게 바꾸고 있는지 간략하게 논의한다.

우선, 그리스는 상대적으로 공공보건의료제도의 후발주자였음을 강조할 필요가 있다. 비센테 나바로Vicente Navarro가 지적했듯이, 제2차 세계대전 이후, 'PIGS' 국가로 불리는 포르투갈, 아일랜드, 그리스, 스페인 4개 국가 중 3개 국을 우익 독재정권이 통치했다. 스페인, 포르투갈과 마찬가지로 그리스에서도 이 사실은 의심의 여지없이 복지국가로서의 약점에 영향을 끼쳤다.[12]

초기 개혁은 대부분 제한적인 사회보험제도를 만들기 위한 점진적 조치였다. 1934년 일부 노동자를 위한 보험 제도를 시작했고, 1950년대와 1960년대의 개혁은 이 보험 범위를 다른 집단으로 확대했다. 그러나 종합적인 보건의료 개혁은 1981년 그리스 사회당PASOK이 독재정권을 종식시키고 선거에서 이기고 나서야 마침내 시작되었다. 1983년, 사회당은 그리스의 국가보건서비스

---

10) 이 현상은 미국이나 유럽 밖에서도 알려져 있다. 예를 들어, 2006년 결성된 '메디케어를 위한 캐나다 의사들'은 "캐나다 보건의료계에서 증가 추세인 민영화와 (공공과 민영으로) 이분화된 보건의료체계 성장"에 우려를 표하고 있다. Canadian Doctors for Medicare, "Background of CDM," http://www. canadiandoctorsformedicare.ca/Who-We-Are.

11) Charalampos Economou et al., "The Impact of the Crisis on the Health System and Health in Greece," *Economic Crisis, Health Systems, and Health in Europe: Country Experience* (Brussels: European Observatory on Health Systems and Policies, World Health Organization, 2015); Alexander Kentikelenis et al., "Greece's Health Crisis: From Austerity to Denialism," *The Lancet* 383/9918 (2014): 748-53.

12) Vicente Navarro, "Report from Spain: The Political Contexts of the Dismantling of the Spanish Welfare State," *International Journal of Health Services* 45/3 (2015): 405-14; Vicente Navarro, "The Crisis and Fiscal Policies in the Peripheral Countries of the Eurozone," *International Journal of Health Services* 42/1 (2012): 1-7.

를 도입하는 1397/83 법안을 통과시켰다. 이 법안은, 민간 부문을 크게 축소시키고 보건의료 재정과 공급을 공공화하여 동등한 서비스를 제공하는 보편적 보건의료체계 구축을 목표로 했다. 이 법안의 핵심 조항은 시행되지 않았으므로, 그리스 보건의료체계에 대한 2010년 보고서에는 "포괄적이고 보편적인 보건의료체계"는 "아직 확립되지 않았다"라고 쓰여 있다.[13) 그러나 단점에도 불구하고, 그리스의 공중보건 체계는 사회안전망의 중요한 구성 요소이며 대다수 시민들에게 보건의료서비스를 제공했다.

두 번째로 고려해야 할 요소는 그리스의 취약한 정치경제적 지위이다. 그리스의 경제학자이자 재무장관을 역임했던 야니스 바루파키스Yanis Varoufakis가 강조한 바와 같이, 스페인과 마찬가지로 그리스에도 유로존 가입 후 독일 등 다른 유럽의 은행으로부터 유입된 유로가 넘쳐났다. 역진적인 세금 체계, 탈세, 사기 등으로 인한 낮은 정부 수입과 더불어 이러한 자본 유입은 재정 재앙으로 이어지는 거품을 일으켰다.[14) 그리스는 스페인보다 더 불안정한 위치에 있었는데, 실제로 유로존 국가들 중 유일하게 세수에 비해 과도한 지출을 비밀리에 집행하고 있었고, 골드만삭스사에서 이를 은폐하는 것을 도와주었다는 사실이 재정 위기 이후 세상에 알려졌다.[15) 이러한 다양한 요인들이 그리스의 경기 침체와 부채 위기의 원인이 되었다.

월가에 닥친 재앙에 뒤이어, 국제 자본의 망치는 그리스에 빠르고 강하게 내리쳐졌다. 그리스의 금융 위기로 인해 재정 및 통화 확대 정책 같은 친케인즈주의의 공감대가 이루어진 기간은 길지 않았고, 독일과 유럽중앙은행이 압박한 보복적 긴축정책이 그 자리를 차지하였다.[16) 정치 경제학자 마크 블라이

---

13) This paragraph's discussion of the history of Greece's health care system relies on Charalampos Economou, "Greece: Health System Review," *Health Systems in Transition* 12/7 (2010): 17–25.

14) Yanis Varoufakis, "From Contagion to Incoherence: Toward a Model of the Unfolding Eurozone Crisis," *Contributions to Political Economy* 32/1 (2013): 51–71.

15) Mark Blyth, *Austerity: The History of a Dangerous Idea* (Oxford: Oxford University Press, 2013), 5, 73; Louise Story, Landon Thomas, and Nelson D. Schwartz, "Wall St. Helped to Mask Debt Fueling Europe's Crisis," *New York Times*, February 13, 2010, http://www.nytimes.com/2010/02/14/business/global/14debt.html.

16) Blyth, Austerity, 60–64; Paul Krugman, "The Austerity Delusion," *The Guardian*, April 29, 2015,

스Mark Blyth가 『긴축, 그 위험한 생각의 역사Austerity, The Dangerous Idea』에서 말했듯이 "케인즈주의에 대한 전 세계적 공격은, 그리스 채무 위기와 연결되었고, 재정 긴축을 새로운 주요 정책으로 확립하겠다는 위협이 퍼지면서 증폭되었다".[17] 이러한 반케인즈주의 노선은, 경기 침체로 고삐가 풀린 반복지국가라는 이미 존재하는 의제 안에 포함되어 있다는 것을 주목하는 것이 중요하다.[18] 그리스의 보건의료체계는 앞에서 설명한 네 가지 축에 따라 펼쳐진 맹공격으로 고통을 받았다.

먼저 축 ① 긴축 보건의료체계로 시작하자. 대규모 적자에 맞닥뜨려 더 이상 국제 시장에서 대출을 받을 수 없었던 그리스는 곧 파산에 직면했다. 유럽중앙은행, 유럽 집행위원회, 국제통화기금을 대표하는 의사 결정 그룹 트로이카는 총 2400억 유로[2650억 달러]의 구제 금융을 신청했고, 이 과정에서 그리스 정부의 채권자를 구제하는 데 90%로 추정되는 기금이 사용되는 강력한 경제 긴축정책에 동의했다.[19] 2010년 5월에 승인된 첫 번째 구제 금융은 보건의료에 투입되는 공공자본을 국내총생산의 6%로 축소할 것을 요구했다. 데이비드 스터클러David Stuckler와 산제이 바수Sanjay Basu는 그들의 저서 『긴축은 죽음의 처방인가』에서, "6%라는 목표가 어떻게 나왔는가에 대한 언급은 없다. 다만 다른 모든 서구 국가들이 기본 보건의료를 유지하는 데 그보다 훨씬 많은 돈을 쓰고 있기 때문에 당황스럽다"라고 말했다.[20]

http://www.theguardian.com/business/ng-interactive/2015/apr/29/the-austerity-delusion.

17) Blyth, *Austerity*, 73.

18) Anna Maria Santiago, "Fifty Years Later: From a War on Poverty to a War on the Poor," *Social Problems* 62/1 (2015): 2–14; Jon Stone, "Austerity Is Being Used as a Cover-Story for Class War Against the Poor, Yanis Varoufakis Says," *The Independent*, September 25, 2015, http://www.independent.co.uk/news/uk/politics/austerity-is-being-used-as-a-cover-story-for-class-war-agains t-the-poor-yanis-varou-fakis-says-10516247.html; Robe Urie, "Greece and Global Class War," *Counterpunch*, July 3 2015, http://www.counterpunch.org/2015/07/03/greece-and-global-class-war; Paul Krugman, "The Austerity Delusion," *The Guardian*, April 29 2015, http://www.theguardian.com/business/ng-interactive/2015/apr/29/the-austerity-delusion.

19) "Greece's Debt Crisis Explained," *New York Times*, October 17, 2015, http://www.nytimes.com/interactive/2016/business/international/greece-debt-crisis-euro.html; Ned Resnikoff, "Who Is Really Being Bailed Out in Greece?" *Al Jazeera America*, July 2, 2015, http://america.aljazeera.com/articles/2015/7/1/greek-bailout-money-went-to-banks-not-greece.html.

2012년 2월 그리스 정부와 유럽 당국이 합의한 1300억 유로(1720억 달러)의 두 번째 구제 금융은 추가적인 삭감을 요구했고,[21] 이는 그리스의 보건의료체계에 즉각적인 충격을 가져왔다. 위기가 시작된 후 처음 4년 동안, 그리스의 전체 보건의료 지출은 2009년부터 2012년까지 23.7% 감소했고, 공중보건 지출은 25.2% 감소했다.[22] 이러한 삭감의 영향은 언론 보도에서도 다루어졌다. 뉴욕타임스에 따르면, "공공 병원의 경우, 휴지에서부터 카테터, 주사기에 이르는 모든 종류의 물품 부족이 보고되고 있다. 컴퓨터 장비는 고쳐지지 않아 더 이상 쓸 수 없고, 간호사들은 규정의 4배에 달하는 환자를 돌보고 있으며, 심지어 암을 포함한 모든 수술의 대기 시간이 길어지고 있다".[23] 또한 일부 특정 사업에 대한 예산 삭감은 주요 전염병의 출현 또는 재출현과 관련이 있다는 주장도 있다. 예를 들어, 웨스트 나일 바이러스와 말라리아 같은 감염병이 곤충방제사업 축소 이후 발생했으며, 에이즈 감염은 주사기 교환 및 콘돔 사업에 대한 예산 지원 감소 이후 일어났다.[24]

한편, 보건의료체계의 긴축에는 "보편주의로부터의 후퇴", 즉 축 ②가 동반되었다. 2011년, 그동안 대다수의 그리스인에게 보험을 제공하던 그리스의 7개 사회 보험 기금이 국가보건서비스기관(EOPYY: National Health Services Organization)에 통합되었다.[25] 다분화되어 있던 체계에서 보편주의와 통합으로의 변화는 환영받을 만한 조치로 보이지만, 보험 미가입자의 증가를 전혀 막지 못했다.[26] EOPYY는 실업 후 최대 2년까지만 보험 혜택을 제공하였으므

20)  Stuckler and Basu, *The Body Economic*, 84.

21)  Annika Breidthardt and Jan Strupczewski, "Europe Seals New Greek Bailout but Doubts Remain," Reuters, February 21, 2012, http://www. reuters.com/article/usgreece-idUSTRE8120HI20120221.

22)  Economou et al., "The Impact of the Crisis on the Health System and Health in Greece," 110–11.

23)  Suzanne Daley, "Fiscal Crisis Takes Toll on Health of Greeks," *New York Times*, December 26, 2011, http://www.nytimes.com/2011/12/27/world/europe/greeks-reeling-from-health-care-cutbacks. html.

24)  Stuckler and Basu, *The Body Economic*, 86; Elias Kondilis et al., "Economic Crisis, Restrictive Policies, and the Population's Health and Health Care: The Greek Case," *American Journal of Public Health* 103/6 (2013): 973–79.

25)  Dimitris Niakas, "Greek Economic Crisis and Health Care Reforms: Correcting the Wrong Prescription," *International Journal of Health Services* 43/4 (2013): 597–602; Economou et al., "The Impact of the Crisis on the Health System and Health in Greece," 116.

로, 그 결과 여전히 보험 미가입자나 보건의료서비스를 안정적으로 받을 수 없는 인구가 약 200만 명으로 추정되었다.[27] 또한 EOPYY의 "일반 혜택 보험 common benefits package은 이전에는 보장했던 많은 서비스를 제외시켰다. 최근의 한 연구에 따르면, "일반 보험의 기본 특징은 보험가입자에게 주어진 혜택의 감소이다. … 게다가 2012년에 보험에서 보장하지 않는 의약품 목록이 도입되면서, 이전에는 보장이 되던 다양한 의약품의 보장이 취소되었다."[28]

보건의료서비스에의 접근성 감소와 함께, 이전에는 주로 서류 미비 이민자들이 주로 이용한 '국경 없는 의사들'이나 '세계의 의사들Doctors of the World'에서 운영하는 '구호' 진료소를 그리스 국민들이 이용하는 경우가 동시에 증가했다.[29] 보건의료서비스 이용의 감소로 인해, 6만 명가량의 노년층이 필요한 돌봄을 받지 못하고 있고,[30] "미충족 의료 수요"를 가진 그리스 국민의 확률이 전반적으로 유의하게 증가했다.[31]

신자유주의 보건의료체계의 축 ③인 비용 분담 측면에도 변화가 있었다. 2011년, 약, 외래 진료 및 입원에 대한 공동부담금co-payments 증가가 일부의 면제 대상을 제외하고 시행되기 시작했다.[32] 공동부담금은 특정 경우에서 더

---

26) The schemes intended to shore up the uninsured fell short, according to Alexander Kentikelenis, in "Bailouts, Austerity and the Erosion of Health Coverage in Southern Europe and Ireland," *European Journal of Public Health* 25/3 (2015): 365–66.

27) Economou et al., "The Impact of the Crisis on the Health System and Health in Greece,"114.

28) *Ibid.*, 114–15, 122.

29) Alexander Kentikelenis et al., "Health Effects of Financial Crisis: Omens of a Greek Tragedy," *The Lancet* 378/9801 (2011): 1457–58; Angelique Chrisafis, "Greek Debt Crisis: 'Of All the Damage, Healthcare Has Been Hit the Worst,'" *The Guardian*, July 9, 2015, https://www.theguardian.com/world/2015/jul/09/greek-debt-crisis-damage-healthcare-hospital-austerity; Effie Simou and Eleni Koutsogeorgou, "Effects of the Economic Crisis on Health and Healthcare in Greece in the Literature from 2009 to 2013: A Systematic Review," *Health Policy* 115/ 2 (2014): 111–19; Economou et al., "The Impact of the Crisis on the Health System and Health in Greece," 125

30) Stuckler and Basu, *The Body Economic*, 85.

31) Alexander Kentikelenis et al., "Greece's Health Crisis: From Austerity to Denialism," *The Lancet* 383/9918 (2014): 748–53.

32) 하지만 민중의 저항에 부딪혀, 약 25유로의 입원 공동부담금 인상은 철회되었다. John Zarocostas, "Rise in User Fees in Greece Could Reduce Access to Healthcare, Charity Warns," British Medical Journal 342 (2011): d200; Alexander Kentikelenis et al., "Greece's Health Crisis"; Economou et al.,

많이 증가했는데, 예를 들어, 당뇨병약의 경우 공동부담금이 0%에서 10%로 증가했으며, 관상동맥심장질환약은 10%에서 25%로 증가했다.[33]

마지막으로, 보건의료체계의 민영화(축 ④)를 향한 시도도 같이 일어났다. 2011년 그리스 보건부는 공립 병원의 침상수를 줄이는 동시에, 민간 의료보험 환자를 위한 침상 수백 개를 공립 병원에서 확보할 것이라는 발표를 했다.[34] 공공의료기관에서 일하는 의사의 임금은 삭감되고, 동시에 같은 의사들이 공공 병원에서 민간 보험 환자를 볼 수 있도록 허용되었기 때문에, 의사들이 "공공 의료기관 이용을 오래 기다리고 있는 대기 환자들이 민간 의료기관을 이용하도록 유도하는 결과"를 낳게 될 것이라는 주장도 있다.[35] 또한 검사기관을 포함한 보건의료 시설의 영리 법인 설립 규제가 완화된 것도 지적되고 있다.[36]

이 정책 변화는 그리스 보건의료체계의 보편주의에 상당한 위협이 되었다.[37] 예를 들어, 2004년에서 2011년까지의 기간 동안, 재정적인 이유로 의료서비스를 받지 못한 그리스 국민의 비율이 44% 증가했다. 저소득층, 교육 수준이 낮고 건강보험이 없는 사람들일수록 그러한 미충족 요구를 가지고 있을 가능성이 특히 높았다.[38] 그리고 부유한 자들과 가난한 자들 사이의 의료 접근성의 차이는 재정 위기 동안 크게 벌어졌다.[39] 장기적으로는, 공공 자원의 감소에 증가하는 요구가 합쳐져, "사실상 2층위 보건의료체계로 이어질 수 있는 것이다. 즉, 민간 의료서비스를 지불할 능력이 있는 사람들은 건강에 대한

---

"The Impact of the Crisis on the Health System and Health in Greece," 115.

33) Economou et al., "The Impact of the Crisis on the Health System and Health in Greece," 115.

34) 이런 조치가 현재까지 '제한적'으로 시행된 것에 주목하자. Economou et al., "The Impact of the Crisis on the Health System and Health in Greece," 117–18.

35) Economou et al., "The Impact of the Crisis on the Health System and Health in Greece," 132.

36) Kondilis et al., "Economic Crisis, Restrictive Policies, and the Population's Health and Health Care: The Greek Case."

37) Marina Karanikolos and Alexander Kentikelenis, "Health Inequalities after Austerity in Greece," *International Journal for Equity in Health* 15 (2016): 83.

38) Dimitris Zavras, Athanasios I. Zavras, Ilias-Ioannis Kyriopoulos, and John Kyriopoulos, "Economic Crisis, Austerity and Unmet Healthcare Needs: The Case of Greece," *BMC Health Services Research* 16 (2016): 309.

39) Karanikolos and Kentikelenis, "Health Inequalities after Austerity in Greece."

자신들의 요구를 충족시킬 수 있는 반면, 가용 자원이 부족한 사람들은 상당히 축소된 공공 체계가 제공하는 보건의료서비스에 접근하려고 시도해야 한다."[40] 마지막으로, 보건의료제도뿐 아니라 건강 자체에서도 걱정스러운 추세가 나타나고 있다.[41] 긴축정책과 함께 자살의 증가가 나타났고,[42] 특정 상황에서의 사망률에도 뚜렷한 부정적인 영향을 보였다.[43] 그러는 동안, 그리스 국민들의 건강은 그들이 표현하는 것처럼 고통을 겪고 있었다.[44]

그러나 그리스 국민들은 긴축정책의 맹공을 수동적으로만 받아들이지 않았다. 역사적인 2015년 1월 선거에서 그리스 국민들은 알렉시스 치프라스Alexis Tsipras가 이끄는 강력한 반 긴축 좌익 연합 시리자Syriza에게 투표했다. 시리자의 공약에는 그리스 공공 보건의료체계에 대한 신자유주의의 공격을 되돌릴 수 있는 강령이 포함되어 있었다. 새 정부는, 무보험자들에게 의료보험 제공, 신약이나 외래 환자에 부과되던 공동부담금 폐지, 의료 종사자 고용 증가 및 일차의료서비스의 확대를 요구했다.[45] 실제로 병원 방문에 부가되는 공동부담금 5유로(약 6천 원)를 없앴다.[46] 하지만 수년간 신자유주의의 공격으로 입은 피해를 원상태로 돌리기에, 새 정부의 능력은 경제정치적으로 종속된 지위 때문에 제한이 많았다.[47] 수개월 간의 팽팽한 협상과 정부의 반긴축정책 찬성

---

40) Economou et al., "The Impact of the Crisis on the Health System and Health in Greece," 124.

41) Simou and Eleni Koutsogeorgou, "Effects of the Economic Crisis on Health and Healthcare in Greece in the Literature from 2009 to 2013: A Systematic Review."

42) Charles C Branas, et al., "The Impact of Economic Austerity and Prosperity Events on Suicide in Greece: A 30-Year Interrupted Time-Series Analysis." *BMJ Open* 5, no. 1 (January 1, 2015).

43) Kondilis et al., "Economic Crisis, Restrictive Policies, and the Population's Health and Health Care: The Greek Case."

44) Dimitris Zavras, Vasiliki Tsiantou, Elpida Pavi, Katerina Mylona, and John Kyriopoulos, "Impact of Economic Crisis and Other Demographic and Socio-Economic Factors on Self-Rated Health in Greece," *European Journal of Public Health* 23, no. 2 (Apr 2013): 206–10.

45) Eva Karamanoli, "Greek Government Plans Health System Overhaul," *The Lancet* 385/9970 (2015): 761–62; Chrisafis, "Greek Debt Crisis"; Charalampos Economou, "Syriza's Ambitious Plan to Rescue the Greek Health System," *The Conversation*, January 26, 2015, http://the-conversation.com/syrizas-ambitious-plan-to-rescue-the-greek-health-system-36735.

46) Renee Maltezou, Deepa Babington, and Toby Chopra, "Greece Scraps Hospital Visit Fee, to Hire Health Workers," Reuters, April 2, 2015, http://www.reuters.com/article/2015/04/02/eurozone-greece-health-idUSL6 N0WZ1P420150402#PVQJdIYuLV61MHme.97.

국민투표 결과에도 불구하고, 치프라스와 시리자는 채권단에게 굴복했다. 2015년 여름, 치프라스는 구제 금융 860억 유로(약 100조 원)에 동의했고,[48] 그 조건은 시리자가 이전에 거부한 조건보다 더 가혹했다. 시리자 리더십의 이러한 정치적 결정은 마르크스주의자이자 재무장관을 역임한 야니스 바루파키스 Yanis Varoufakis를 포함한 여러 당원들에 의해 맹비난에 맞닥뜨렸고, 새로운 좌파 정당인 민중연합Popular Unity의 분리 창설로 이어졌다.[49] 그럼에도 불구하고 치프라스는 새 선거를 요구한 후 9월 시리자를 승리로 이끌었으며, 긴축정책은 유지되었다. 사실상 새 정부가 우선으로 여기는 사안 중에 "원래 시리자가 폐지한 국가보건서비스에 대한 문제점들을 다시 회복시키겠다'는' 약속이 포함되어 있다고 영국 BBC 뉴스가 지적했다.[50]

2015년의 항복은 심판의 날을 미룬 것에 불과할 수 있으므로 미래에 어떤 일이 일어날지 가늠하긴 어렵다. 그리스는 마침내 경기 침체에서는 벗어났지만, 숨통을 죄는 수준의 실업에 이은 비참한 삶은 계속되었다.[51] 보건의료체계의 운명은 확실히 전체로서의 정치의 운명과 얽혀 있고, 국제 금융 권력에 맞서는 그리스 좌파의 능력도 그렇다.

47)  Yanis Varoufakis, *Adults in the Room: My Battle with Europe's Deep Establishment* (London: Bodley Head, 2017).

48)  Karl Stagno Navarra, Ian Wishart, and Rebecca Christie, "Greece Capitulates to Creditors' Demands to Cling to Euro," *Bloomberg Business*, July 13, 2015, http://www.bloomberg.com/news/articles/2015-07-13/eu-demands-tsipras-capitulation-as-bailout-costs-spiral-ic1mkgo3.

49)  Stathis Kouvelakis, "Introducing Popular Unity," *Jacobin*, August 21, 2015, https://www.jacobinmag.com/2015/08/popular-unity-syriza-left-platform-lafazanis; phillip inman, "Yanis Varoufakis: Bailout Deal Allows Greek Oligarchs to Maintain Grip," *The Guardian*, August 17, 2015, http://www.theguardian.com/business/2015/aug/17/yanis-varo-ufakis-bailout-deal-greek-oligarchs-maintain-grip-eu-leaders-greece.

50)  "Greece Election: Alexis Tsipras Hails 'Victory of the People'," BBC News, September 21, 2015, http://www.bbc.com/news/world-europe-34307795.

51)  Yanis Varoufakis, *And the Weak Suffer What They Must?: Europe, Austerity and the Threat to Global Stability* (New York: Nation Books, 2016).

# 스페인

소위 유로존의 주변 국가인 스페인에서도 비슷한 과정이 진행되었다. 유럽연합 내에서의 스페인의 경제적 지위는 긴축정책의 토대가 되었다.[52] 그리스와 마찬가지로 스페인의 유로화 도입은 부유한 EU 국가들의 대규모 자본 유입이 야기했고, 스페인의 경우 대부분이 주택 부문으로 유입되었다. 소득이나 재산에 부과되는 낮은 세금은 탈세와 더불어, 스페인 정부의 재정 상황이 경제 위기에 취약해지게 만들었다.[53] 주택 거품 붕괴 이후 스페인은 심각한 고통을 겪게 되었고, 이에 따른 정부 수입 급감은 경기 침체와 긴축정책을 초래하게 되었다.[54]

신자유주의 경향의 스페인 사회주의노동당(Partido Socialist Obrero Español, PSOE)[55]과 대체로 프랑코주의 우익인 국민당(Partido Popular, PP)[56]은 그리스에서와 마찬가지로, 의료체계 긴축, 보편주의 폐기, 비용 분담, 민영화 등 스페인의 보건의료체계를 신자유주의로 옮겨가는 정책을 채택했다.[57] 2011년 여름, 스페인 사회주의노동당은 긴축 결정을 내린 EU 요구를 준수하도록 스페인 헌법을 수정하기로 합의했고,[58] 이어 치른 선거에서 보수적인 국민당에게 권력을 내주었다.[59]

국민당 총리 마리아노 라호이Mariano Rajoy는 스페인의 복지국가는 지속 가

52)  Vicente Navarro, *Ataque a la Democracia y al Bienestar* (Barcelona: Anagrama, 2012).

53)  실제로, 집권 사회주의노동당(Partido Socialista Obrero Español, PSOE)은, 경제 위기 몇 년 전에 세금을 적게 내는 것이 '사회주의적'인 것이라고 주장한 걸로 유명하다.

54)  Navarro, "The Social Crisis of the Eurozone"; Navarro, *Ataque a la democracia y al bienestar*.

55)  스페인 사회주의노동당은(PSOE)은 1936년 프랑코 우익쿠데타 이전 스페인 제2공화국 때부터 이미 강력한 정당이었다. 1977년 프랑코 독재가 막을 내리자, 당 외부 지지자들의 도움으로 사회주의노동당은 권력의 변화를 이끄는 주요 2개 정당 중 하나가 되었고, 곧 정치권력의 중심으로 옮겨 NATO와 신자유주의를 받아들였다.

56)  국민당은 스페인의 주요 우익 정당으로, 신자유주의는 물론 네오파시즘까지 포함하는 거대한 상부기관이다. 프랑코의 국가카톨릭당에 뿌리를 두고 있으며 다수의 주요 지도자들이 프랑코 정권과 개인적인 관계가 있다.

57)  Maresso, et al., *Economic Crisis, Health Systems and Health in Europe: Country Experience*.

58)  Violeta Ruiz Almendral, "The Spanish Legal Framework for Curbing the Public Debt and the Deficit," European Constitutional Law Review 9/2 (2013): 189–204.

59)  Navarro, *Ataque a la Democracia y al Bienestar*.

능하지 않다는 주장으로 긴축정책을 정당화했다. 그러나 스페인의 사회적 지출은 경기 침체 시작 직전에도 EU 15개국 평균치인 GDP의 46%에 비해 훨씬 낮은 39% 수준이었다.[60] 2008년 스페인이 보건의료에 지출한 금액은 단지 GDP의 6.5%로 EU 15개국 평균 7.3%와 비교되며, 반대로 민간 보건의료비 지출은 EU 15개국 중에서 가장 높았다.[61] 2009년 이후 긴축의 강도는 더 커져, 보건의료 부문의 예산 삭감액은 총 150억 유로에서 210억 유로로 증가했다.[62] 정권을 잡자마자, 국민당 정부는 2012년 13.7%, 2013년 16.2% 각각 줄이는 사회지출 축소 법안을 통과시켰다.[63] 예산 삭감은 정도의 차이는 있겠지만 모든 자치지역CCAA에 영향을 미쳤는데, 카탈루냐는 다른 곳보다 그 충격이 컸다.

예산 삭감을 동반한 보건의료 개혁에는 공동부담금은 물론, 이민자에게의 의료서비스 거부를 통한 보편주의로부터의 역행도 포함된다. 연금 수령자는 공동부담금의 주요 대상이었으며, 그중 비빈곤층 퇴직자들은 약값의 10%를 지불하게 되었다. 노동자들도 약에 대한 공동부담금을 지불해야 했고, 비응급 구급차와 같은 다른 서비스에도 같은 일이 벌어졌다. 연금은 이미 기초 생활 수준을 보장하기에도 불충분하여, 대부분의 수급자는 2011년 기준 월 650유로(약 83만 원)도 받지 못하고 있었다. 실제로는, 경제 위기가 최악이던 시기에는 전체 성인노동인구의 25%, 청년노동인구의 50% 이상, 2017년에는 각각 17%와 38%를 기록하던 엄청난 실업 때문에 많은 가족들이 생존을 위해 그 연금에 의지하기도 했으므로, 이 상황은 노인연금 수급자들이 약과 다른 기본적인 생필품 중 하나를 선택해야 하는 불행한 딜레마에 빠지게 했다.[64]

---

60) Navarro, "The Social Crisis of the Eurozone: The Case of Spain"; Navarro, *Ataque a la democracia y al bienestar*, 125.

61) Vicente Navarro, "Los Recortes en la Sanidad Pública," *El Plural*, November 13, 2011, http://www.elplural.com/2011/11/13/los-recortes-en-la -sanidad-publica.

62) Federación de Asociaciones para la Defensa de la Sanidad Pública, "Los Servicios Sanitarios De Las CCAA. Informe 2015 (XII Informe)," http://www.fadsp.org/index.php/sample-sites/ manifiestos/ 1111-los-servi-cios-sanitarios-de-las-ccaa-informe-2015-xii-informe.

63) Helena Legido-Quigley et al., "Erosion of Universal Health Coverage in Spain," *The Lancet* 382/9909 (2013): 1977.

64) Gonzalo Casino, "Spanish Health Cuts Could Create 'Humanitarian Problem'," *The Lancet* 379/9828 (2012): 1777.

스페인의 17개 자치정부CCAA는 예산 지출을 포함한 자치지역 내 보건의료 관리에 대한 실질적인 통제권을 가지기 때문에, 긴축정책이 스페인 보건의료 체계에 끼친 영향은 지역마다 다르게 나타났다.

가장 부유한 자치지역인 카탈루냐는 경제 불황이 보건의료 예산 삭감, 형평성 악화, 비용 분담 및 민영화로 어떻게 이어졌는지에 대한 중요한 지역적, 국가적 사례를 제공한다. 보건의료체계의 긴축은 카탈루냐 민족주의 보수연합 CiU: Convergenia i Unio의 집권에서 시작되었다. 카탈루냐는 민간 부문이 상당한 규모로 이미 존재하는 특유의 보건의료체계를 가지고 있으며,[65] 의료 지출에 대한 삭감을 법으로 제정한 첫 지역정부 중 하나였다.[66] 집권 CiU는 대규모 예산 삭감을 정당화하고, 민영화를 확대하기 위하여 경기침체를 이용했다. 병원 같은 명목상 국가의 자산은 민간 기업으로 직접 양도될 수 없었지만, 의료기관에 적용되는 상법의 개정으로 사실상 어느 정도의 민영화가 이루어졌다. 즉, 그 병원들은 이익을 추구하고 민간 부문의 노동법하에서 운영될 수 있었다.[67] 전 하버드대학교 경제학 교수이자 카탈루냐 경제부 장관인 안드레우 마스콜레이 Andreu Mas-Collel는 경기 침체가 보건의료 분야에 대한 투자 기회를 가져올 것이라고 잠재적 투자자들에게 솔직하게 말했다.[68] CiU 보건부 장관과 민간병원협회 이사를 역임한 보이 루이스Boi Ruiz의 경우, 공영 TV에 나와서 카탈루냐 민간의료기관의 통칭인 '공제조합mutuals'에 가입하라고 시민들을 독려했다. 그의 재임기간 동안 카탈루냐 보건의료체계는, 2010년 기준

---

65)  카탈루냐에는 고유의 정치기관들과 다수가 동의하는 주권 운동이 존재한다. 국민투표로 여겨지는 2015년 지역선거에서 독립당이 전체 득표의 48%를 획득하면서 다수석을 차지했다. 독립을 지지하는 비율은 사실상 80% 이상이었다. 공공보건의료 축소 및 민영화에 대한 다른 견해 등이 반자본주의 좌파와 카탈루냐 민족주의 보수연합의 갈등의 주요 원인이었으며, 카탈루냐를 스페인으로부터 분리 독립시키려는 독립동맹을 좌절시키고 있었다.

66)  Catalana Taraffa, Davide Malmusi, Josep Martí Valls, "Mai Mes pot Passar el que ha Passat Amb la Sanitat Catalane," *Catalunya Plural*, January 15, 2016, http://www.eldiario.es/catalunyaplural/opinions/Mai-passar-passat-sanitat-catalana_6_473562657.html.

67)  Marine Caralp, "Puerta Abierta a la Actividad Privada con la Autorización de la Generalitat al Consorcio del Clínic," *Catalunya Plural*, July 15, 2015, http://www.eldiario.es/catalunya/diarisanitat/Puerta-autorizacion-Govierno-Consorcio-Clinic_6_409169103.html.

68)  "CiU Stepped up the Privatization of Public Health Care," *Café amb Llet*, February 8, 2015.

14%에 달하는 15억 유로(17억 달러)의 대규모 예산 삭감으로 곤란을 겪었다.[69] 긴축정책은 수술, 전문의 진료, 일차 의료 모두에 대한 환자 대기를 악화시켰다. 카탈루냐는 재정, 자원, 약, 환자 만족도를 포함한 전반적인 실적에서 스페인 17개 자치지역 중 15위에 머물렀다.[70]

흥미롭게도, 민주당PdCAT이라는 이름 아래, 친카탈루냐 독립당에 최근 합류한 카탈루냐 민주수렴정부CDC: Convergencia Democrática de Cataluña는, 재해 사망 감소, 교통사고 사망 감소 등의 예를 들면서, 여러 종합 건강지표들이 경기 침체기에 긍정적인 수치를 보인다는 잘 알려진 관찰 결과를 사용하기도 했다.[71] 그러나 이에 설득되는 사람들은 많지 않았고, 그리스에서와 마찬가지로, 변화에 저항하는 상당한 대중적인 노력이 나타났다. 카탈루냐 보편의료를 위한 플랫폼Pasucat, 하얀 물결La Marea Blanca, 국민건강제도를 키는 사람들 Dempeus per la Salut 같은 지역 단체들이나 카페암블렛Café ambllet과 같은 언론 매체, 카탈루냐 의회에서 반자본주의, 사회주의, 카탈루냐 독립주의, 여성주의 노선을 띄는 정당 인민통합후보자CUP: Candidatures de Unio Popular들이 거리, 언론, 의회, 법원에서 보건의료 긴축화에 대항하여 싸웠다.[72]

이 투쟁은 몇 가지 면에서 성공적이었다. CDC 정부에 관련된 주요 부패 사건이 유죄 판결을 받은 이후 대중은 보건의료체계 등에서 자행된 부패에 대해 더 잘 인지하게 되었다.[73] 악명 높은 CDC 정책에는 공공 의료기관의 환자를 민간 의료기관으로 빼돌리고,[74] 공공 자산의 운영을 민간 사업자에게 양도하

69) Taraffa, Malmusi, and Valls, "Mai Mes pot Passar el que ha Passat Amb la Sanitat Catalane."

70) Federación de Asociaciones para la Defensa de la Sanidad Pública, "Los Servicios Sanitarios De Las CCAA. Informe 2015 (XII Informe)."

71) Observatori del Sistema de Salut de Catalunya, *Determinants Social I Economics de la Salut Efectes de la Crisi Económica Sobre la Salut de la Población De Catalunya Generalitat de Catalunya* (2014), http://observatorisalut.gencat.cat/web/.content/minisite/observatorisalut/contingutsadmi nistratius/observatori_efectes_crisi_salut_document. pdf.

72) Julia de Jodar and David Fernandez, *Cop de Cup* (Barcelona: Edicions S. A., 2012).

73) Jesús García, "Condenado el Exalcalde de Lloret por Aceptar Sobornos de un Empresario," *El Pais*, November 6, 2015, http://ccaa.elpais.com/ccaa/2015/11/06/catalunya/1446805995_762086.html.

74) Jordi Mumbrú, "La CUP Denuncia la Privatización Oculta del Hospital Clínic desde 2009," *Catalunya Plural*, January 10, 2013, http://www.eldiario.es/catalunya/CUP-privatizacion-

며,75) 공공 부문 노동자의 임금을 25% 인하하고,76) 민간 기업에 의료기록을 파는 행위들이 포함되어 있었다.77) 이러한 상황으로 말미암아, 반 자본주의와 카탈루냐 독립을 지지하는 CUP당이 CDC 의장 아르투르 마스Artur Mas를 실각 시킬 수 있었다.

그럼에도 불구하고 2010년에서 2014년 사이의 보건 예산은 총 15억 유로 (약 2조 원) 감소하여 그 결과 규모 축소, 병상 폐쇄, 수술 시간 감소, 대기시간 증가는 물론, 예방 가능한 사망에까지 영향을 미쳤다. 직원 규모 감축과 임금 삭감도 의료 종사자에게 나쁜 영향을 미쳤다. 공중보건 체계의 민영화는, 공공 자산 통제권을 영리 기업에 주어 공공 기관의 대부분을 민간이 소유하고 관리하는 컨소시엄을 구성하는 방식으로 추진되었다. 보건의료의 상품화는 공공 병원에 대한 규제가 부실하여 발생한다. 이런 곳에서는 영리 목적의 밀실 운영 중심 민간 기업이 공공자산을 이용하거나 혹은 이중 청구를 이용하도록 부추기는데, 결과적으로 공공의료보험이 적용되는 서비스에 대한 접근성을 악화시켜, 실제로 정부는 민간 의료보험 가입을 권장하는 셈이 된다. 좌파 보건의료 노동자들의 단체인 '하얀물결'에 따르면, 2011년부터 2013년까지 민간단체로 이전된 공적 자금은 거의 2억 5000만 유로(약 3000억 원)에 달했다.78)

카탈루냐 정부는, 명목상 여전히 공공 자산이라는 이유로 민영화 혐의를 부인했으며, 예산 삭감은, 첫째, 국제통화기금, 유럽 경제공동체, 유럽중앙은행이 스페인 정부에 요구한 긴축정책의 결과이며, 둘째, 오랫동안 스페인 정부가 카탈루냐에 부과한 불균형적인 세금이 원인으로, 그 금액은 카탈루냐 GDP

Hospital-Clinic-beneficiada_0_181282095.html.

75) "Isabel Vallet (CUP): 'No Aguantem que Boi Ruiz Digui que no hi ha Evidències de Privatització de la Sanitat,'" *ARA Barcelona*, April 15, 2015, http://www.ara.cat/politica/Vallet-CUP-Boi_Ruiz-sanitat-privatitzacio_0_1339666135.html.

76) Taraffa, Malmusi, and Valls, "Mai Mes pot Passar el que ha Passat Amb la Sanitat Catalane."

77) "CUP Denuncia que Visc+ Sólo Busca el Lucro para Ciertos Agentes de la Salud," *El Periódico*, February 20, 2015, http://www.elperiodico.com/es/noticias/sanidad/cup-denuncia-visc-busca-lucro-ciertos-agentes-3955304.

78) Marea Blanca, *Balanç De Les Polítiques Sanitàries Del Govern Del Sr. Mas (CiU) Amb El Suport Del Sr. Jonqueres (Erc)* (Barcelona: Marea Blanca, 2015), http://www.mareablanca.cat/comunicat-durgencia-de-la-comissio-de-coordinacio-de-la-marea-blanca-de-catalunya/.

의 약 9%, 즉 160억 유로[약 2조 원]에 해당한다고 주장했다. 빈곤, 임금, 성차별 등을 해결하기 위해 카탈루냐 의회가 반긴축정책을 통과시켰으나, 카탈루냐 정부가 거부권을 행사하는 등 불만을 표현했고, 2017년 10월 카탈루냐 정부가 독립투표를 하고 공화국 선포를 하는 등의 연이은 사태의 기폭제가 되었다.[79]

남유럽에서 북유럽으로 방향을 바꿔서 보면, 잉글랜드의 경제 상황이 다소 다를 뿐 영국 보수당 주도의 정부가 내건 신자유주의 건강정책 의제는 그리스나 스페인의 의제와 놀랍도록 유사하다는 것을 알 수 있다.


## 잉글랜드


2013년 보건의료 정책 학자인 데이비드 헌터David Hunter는, "음모론자들만 4월 1일 이후 잉글랜드 국가보건서비스가 다시는 절대 예전과 같을 수 없다고 생각하는 건 단지 음모론자뿐만이 아니다"라고 ≪영국의학협회지British Medical Journal≫에 썼다.[80] 헌터는 2012년 보수당 주도의 정부가 통과시킨 보건사회복지법이 발효된 날짜를 언급했다. 이 법안은 NHS 설립자인 어나이린 베번Aneurin Bevan의 보편주의적 비전에서 벗어나 잉글랜드 NHS를 상업화, 민영화, 파편화했다. 잉글랜드 NHS의 정책 변화와 지속적인 긴축정책은 유럽의 신자유주의 보건의료 정책이 '성공'한 또 다른 사례이다.

이러한 상황들은 마가렛 대처Margaret Thatcher 정부까지 거슬러 올라가는 신자유주의 개혁이라는 맥락에서 발생했다. 예를 들어 알리슨 폴락Allyson Pollock 과 그의 동료들은 대처 수상 때 시작하여 1997년 신노동당 정부가 수립될 때까지 연장된 잉글랜드 NHS의 상업화를 비판적으로 살펴보았다. 초기 대처 시기의 신자유주의 개혁은 다음 네 축을 따라 확장되었다.[81]

79) CUP Alternativa D'esquerres, *Un peu la parlament de Catalunya* (Paisos Catalans: Novoprint, 2015).

80) David J. Hunter, "Will 1 April Mark the Beginning of the End of England's NHS? Yes," *British Medical Journal* 346 (2013): f1951, doi: 10.1136/British Medical Journal.f1951.

81) "Privatising the NHS: An Overview," a chapter in Allyson Pollock, *NHS Plc: The Privatisation of*

- 보건의료체계의 긴축: 적어도 1980년대 말까지 계속된 NHS 지출에 대한 전반적인 압박. 이때 기금은 '내부 시장' 시행과 함께 증가하였다.
- 보편주의로부터의 역행: 특히 치과 진료, 안과 진료, 장기요양보호 등의 NHS 서비스 축소
- 비용 분담: 약, 안과, 치과 진료에 대한 사용자 비용 증가
- 민영화: 민간 부문에서 끌어온 하향식 경영 문화 도입, 다양한 병원 서비스의 민간 기업 아웃소싱, 장기요양보호의 민영화.

소위 '내부 시장'으로 불리는 가장 큰 정책 변화는 대처 정권 말기에 고안되었지만, 시행은 존 메이저John Major 행정부하에서 이루어졌다. NHS 자금 조달 및 경영의 재조직은 부분적으로는 미국의 경제학자 알랭 엔토벤Alain Enthoven에게서 영감을 받았다(그가 미국, 유럽, 라틴아메리카에 끼친 영향력은 7장에서 논의되었다). 내부 시장의 영향은 두 가지로 나타났다. 첫째, NHS를 지역 보건 당국과 선택된 일차의료 제공자로 이루어진 보건의료서비스의 '구매자'와 병원 및 이차의료 제공자로 구성되는 '판매자'로 나눔으로써, 내부 시장은 행정 및 경영비용이 크게 상승하게 했다. 이 비용은 그렇게 쓰이지 않았다면 실제 보건의료에 소비되었을 기금이다. 둘째, 폴락과 동료들이 "국제 보건의료 산업의 획기적인 순간"이라고 부르는 내부 시장의 설립은 나중에 영리를 추구하는 민간 기업이 공공 재정 지원을 받는 보건의료 사업에 진입할 수 있는 토대를 마련하는 데 도움을 주었다.[82]

이러한 보수당의 개혁을 노동당이 1997년 선거에서 막는 데 성공하긴 했으나, 역사가 찰스 웹스터Charles Webster가 지적한 것처럼, 그 승리는 민영화를 유예시키지 못했으며, 사실은 더 가속하는 역할을 하였다. 블레어 총리가 이끄는 신노동당New Labour Party은, NHS 긴축 허용, 민영화 수용, 내부 시장을 위한 '연속성 정책policy of continuity'이라는 세 가지 핵심 수준에서 보수당 보건 정

*Our Health Care* (London; New York: Verso, 2004), 34–80. Also, Charles Webster, *The National Health Service: A Political History* (New York: Oxford University Press, 2002), 140–252.

82)   Pollock, *NHS Plc*, 17–22, 41–42, quote page 17; Webster, *The National Health Service*, 187–92.

책을 채택했다.[83] 공립 병원이 점차 민간 기업처럼 기능할 수 있게 해주는 '재단 신탁foundation trusts' 등의 계획은 이를 발전시켰다.[84]

2008년 경제 위기 이후 치러진 선거에서는 제임스 카메론James Cameron이 이끄는 보수당이 연합 정부를 이끌어냈다. 카메론 정부는 영국의 보건의료 분야에, 특히 네 개의 축 모두에서 변화를 일으켰다. 먼저 가장 눈에 띄는, 보건의료체계의 긴축이 있었다. 트로이카의 초국가적 경제정치적 힘에 종속된 그리스나 스페인과는 달리, 영국에는 긴축이 강요되지 않았으나, 보수당 주도의 영국 정부는 스스로 긴축을 결정했다. 큰 규모의 민간 은행들과 기업들을 세금으로 구제함으로써 재정과 통화를 이용한 케인스주의가 경기 침체의 충격을 약화시킨 미국에 반해, 영국 정부는 긴축정책을 적극적으로 받아들였다.[85]

공공 지출의 다른 영역과 비교한다면, NHS는 비교적 보호를 받고 있는 편이었다. 그럼에도 불구하고 2012년 분석은 현재 수준의 지출이 겨우 유지될 때 NHS의 미래가 맞닥뜨릴 시나리오를 다음과 같이 설명하고 있다. "지난 10년간 유지된 고정 수준의 보건의료 지출은 잉글랜드는 물론 다른 선진 서구 경제권에서 전례가 없을 것이다."[86] 2010년 이후 변동이 없거나 겨우 연간 0.9% 증가한 NHS에 대한 예산 지출은[87] 보건의료서비스에 대한 수요가 증가하는 고령화 사회에서는 재정 질식 상태와 다를 게 없는 현실이다. 킹스펀드King's Fund의 수석 경제학자 존 애플비John Appleby는, NHS 설립 이래 지출 측면에서 가장 빈약한 성장이라고 설명했다. 실제로 앞으로 10년 동안의 GDP 대비 NHS 지출은 감소할 것이라고 덧붙였다.[88] NHS에 대한 보건의료 지출은 이

83)   *Ibid.*, 209–18, 231, 240–41, quote on 210.

84)   Pollock, *NHS Plc*, 71–72; Julian Tudor Hart, *The Political Economy of Health Care: Where the NHS Came From and Where It Could Lead*, 2nd ed. (Bristol, UK: Policy Press, 2010), 141.

85)   Paul Krugman, "The Austerity Delusion," *The Guardian*, April 29, 2015, http://www.theguardian.com/business/ng-interactive/2015/apr/29/the-austerity-delusion.

86)   Adam Roberts, Louise Marshall, and Anita Charlesworth, *A Decade of Austerity: The Funding Pressures Facing the NHS from 2010/11 to 2021* (London: Nuffield Trust, 2012), http://www.nuffieldtrust.org.uk/sites/files/nuffield/publication/121203_a_decade_of_austerity_ sum-mary_1.pdf.

87)   John Appleby, "UK's Health and Social Care Spending Plans: More of the Same?," *British Medical Journal* 351 (2015), doi: http://dx.doi. org/10.1136/bmj.h6458.

88)   John Appleby, "NHS Spending: Squeezed as Never Before," *The Kings Fund Blog*, October 20,

미 매우 낮은 수준이기 때문에 이 예측은 주목할 필요가 있다. OECD 통계에 따르면, 영국의 보건의료 지출은 2013년 GDP의 8.5%로, 미국의 16.4%, 다른 서유럽 국가들이 그 사이에 위치하는 것과 비교할 수 있다. 이 지출 감소 추세는 보건의료 서비스 감소, 보건의료기관 폐쇄, NHS 노동력에 대한 급여 삭감에 영향을 주었다. 예를 들어, 2015년 1월에는 20개가량의 병원에서 모든 비응급 수술을 일시적으로 중단해야 했다.[89] '수련의들'은 새로 도입된 불리한 계약에 저항하여 파업에 돌입했다. 언론은 여전히 NHS의 '과다 지출'을 들먹였으나, 많은 이들이 강조하듯, 필요에 비해 자금이 충분하지 못한 게 NHS의 현실이었다.[90] 더욱이, 2015년 11월의 보고서에 따르면, NHS 지출의 일부 부문은 2020년까지 증가 예정이지만, 다른 부문들, 특히 다양한 공중보건 사업들은 향후 몇 년 안에 실질적인 삭감이 예견된다.[91]

긴축정책은 2012년 보건사회복지법의 맥락에서 영향력을 드러냈다. 『NHS SOS』라는 책이 시기적절하게 출판되어 이 법과 그 배경 및 영향에 대한 비판적인 평가를 제공했다.[92] 이 법은, 상대적으로 모호한 방식으로 신자유주의의 네 개의 축을 따라 건강 의제를 발전시켰다. 변호사 피터 로더릭Peter Roderick이 폴락, 데이비드 프라이스David Price 등의 다른 동료들과 함께 수행한 분석은, 이 법안은 사람들이 인지하는 것보다 훨씬 더 급진적 변화를 가져올 것이며, 사실상 잉글랜드의 보편적 보건의료의 종말을 가져오게 될 것이라고 주장했다. 그들이 주장한 것처럼, 1946년 창설 이후부터 쭉, NHS의 근본적인 법적 기반은, 전국적인 포괄적 보건의료서비스를 제공하는 명시적인 정부의 책임

2015, http://www.kingsfund.org.uk/blog/2015/10/nhs-spending-squeezed-never.

89) Sarah Neville, "The NHS: On Life Support," *The Financial Times*, September 17, 2015, http://www.ft.com/cms/s/0/96838d4a-df8e-11e4-a6c4-00144feab7de.html#axzz4E21szZSf.

90) 예를 들어, NHS 자문 의사인 데이비드 올리버는 영국의학협회지*BNJ*의 보고서에 대해 다음과 같이 대답했다. "한 사람에게 돈을 너무 많이 쓰게 되면, 다른 사람에게는 필요한 의료서비스가 있어도 운이 없으면 비용만큼도 환급을 받지 못하게 된다. David Oliver. "NHS Hospitals Post Record Pound 1.6bn Overspend in First Six Months of Year," *British Medical Journal* 351 (2015), doi: http://dx.doi.org/10.1136/bmj.h6305.

91) Appleby, "UK's Health and Social Care Spending Plans: More of the Same?"

92) Raymond Tallis and Jacky Davis, eds., *NHS SOS: How the NHS Was Betrayed—And How We Can Save It* (London: Oneworld, 2013).

에 있었다. 하지만 2012년 보건사회복지법의 주요 조항은 이 법적 책임을 폐지했다. 이 이전의 NHS 업무는 정부의 해당 행정 단위를 통해 수행되었고, 지리적으로 일정 "권역" 내 모든 사람들의 건강관리를 담당했다. 이렇게 오래 유지되던 단위는 수년에 걸쳐 다른 이름으로 바뀌더니, 이 법에 따라 '의료위탁계약기관CCGs: clinical commissioning groups'으로 대체되었다. 이렇게 바뀐 기관은, 더 이상 예전처럼 특정 지역의 모든 주민들의 건강을 책임지는 게 아니므로, 특정 환자 집단에 대해 포괄적인 돌봄을 제공한다는 책임이 옅어졌다. 즉, 미국의 관리의료조직처럼 자기 기관의 환자만 책임지면 되는 것이다.[93]

이러한 변화의 결과 때문에 2012년 법안이 NHS의 핵심 특징인 무상 의료를 위태롭게 한다고 『NHS SOS』의 저자들은 지적한다. 의료위탁계약기관 CCGs은 NHS가 어떤 서비스를 무료로 제공할 것인지 아니면 제외시킬 것인지를 결정할 수 있고, 따라서 의료위탁계약기관CCGs이 보장하지 않기로 결정한 서비스는 영리의료기관의 주요 표적이 되어, 의료 시장의 가격으로 환자에게 판매될 것이다. NHS 재단신탁이 비NHS 진료에서 나오는 수입의 절반가량을 받을 수 있도록 허용하는 조항은 민영화를 촉진시키고, 법의 또 다른 조항에서는 보건의료서비스를 민간에 '입찰'하는 것을 권장했다.[94] 결과적으로 이 법은 "법에 규정된 전국적인 공공 서비스인 NHS를 … 상업 계약에 기반한 서비스로 전환시킬 것"이다.[95] 그와 동시에, 그 결과 자금이 부족해진 NHS 재단

---

93) 이 문단과 다음 문단은 알리슨 폴락이 피터 로더릭, 데이비드 프라이스 등과 함께 작업한 여러 출판물에서의 주장에 근거한다. Allyson M Pollock et al., "A Flawed Bill with a Hidden Purpose," *The Lancet* 379/9820 (2012): 999; Allyson M. Pollock, David Price, and Peter Roderick, "Health and Social Care Bill 2011: A Legal Basis for Charging and Providing Fewer Health Services to People in England," *BMJ* 344 (2012) e1729; Allyson M. Pollock et al., "How the Health and Social Care Bill 2011 Would End Entitlement to Comprehensive Health Care in England," *The Lancet* 379/9814 (2012): 387–89; Allyson M. Pollock and David B. Price, "From Cradle to Grave," in NHS SOS, 174–203; Allyson. M. Pollock and Peter Roderick, "Why the Queen's Speech on 19 May Should Include a Bill to Reinstate the NHS in England," *British Medical Journal* 350 (2015) h2257; Peter Roderick and Allyson M. Pollock, "A Wolf in Sheep's Clothing: How Monitor Is Using Licensing Powers to Reduce Hospital and Community Services in England under the Guise of Continuity," *British Medical Journal* 349 (2014): g5603, doi: 10.1136/bmj.g5603.

94) 93)의 참고문헌과 동일.

95) Allyson M. Pollock and David B. Price, "From Cradle to Grave," in *NHS SOS*, 188.

신탁은 서비스를 축소하고, 궁극적으로 NHS 지원 서비스를 "기본적인 수준으로 축소시키게 될지도 모른다".[96]

요약하자면, 이는 계속되는 긴축, 질 저하, 노동력 축소, NHS 서비스 축소, 성장하는 영리 의료 분야와 같은 방향성인 것이다. 이 방식은 여러 층위의 보건의료체계를 선호한다. 보건의료체계가 보편적인 보장성을 제공하더라도, 훌륭한 질을 가진 통합된 단일 층위의 돌봄을 모든 사람에게 제공하는 보편적인 모델로부터의 역행을 의미한다.

다시 말하지만, 이러한 변화가 궁극적으로 어떤 결과를 낳게 될지는 확실하지 않다. 예를 들어, 2016년 인턴이나 레지던트에 해당하는 '수련의'들이 보수당 정부가 도입한 새로운 계약에 대한 대응으로 파업을 시작했다.[97] 2015년에는 예비 선거에서 좌파 후보인 제러미 코빈Jeremy Corbyn이 NHS 민영화를 단호하게 비난하면서 노동당의 리더십을 차지한 것도 주목할 만하다. "토리 보건사회복지법은 보편적인 서비스를 제공하는 게 아니라, NHS를 파괴하고 보건의료 서비스의 최후의 수단으로 이용되게끔 설계되어 있다"라고 코빈은 주장했다.[98] 또한 그는, NHS에 적절한 자금을 조달하는 것을 지지하며, 병원 재정을 위한 민간금융계획PFI: private financing initiative 방식을 폐지하고 보건의료의 민영화 종식에 찬성한다고 선거 홈페이지에서 밝혔다.[99] 그러나 노동당 전체 지도부가 민영화의 단호한 거부나 NHS 재정 지원 회복을 공약화하고 있는지는 확실하지 않다.[100] 더욱이, 2016년 6월의 역사적인 '브렉시트Brexit' 국민

---

96) Peter Roderick and Allyson M. Pollock, "A Wolf in Sheep's Clothing."

97) Adam Gaffney, "Saving the NHS," *Jacobin*, April 26, 2016, https://www.jacobinmag.com/2016/04/nhs-junior-doctors-strike-health-privatization/.

98) Jeremy Corbyn, "Jeremy Corbyn: Thank You All for Making This Happen," *People's Daily Morning Star*, September 13, 2015, https://www.morningstaronline.co.uk/a-d997-Jeremy-Corbyn-Thank-you-all-for-making-this-happen#.VpE6D5MrIcg.

99) "Jeremy Corbyn Launches 'Standing to Deliver,'" http://www.jeremy-forlabour.com/jeremy_corbyn_launches_standing_to_deliver; Jeremy Corbyn, "Labour Must Clean Up the Mess It Made with PFI, and Save the Health Service," *The Guardian*, August 26, 2015, http://www.the-guardian.com/commentisfree/2015/aug/26/pfi-labour-nhs-health-service-private-finance-initiative.

100) John Lister가 미국의 좌파 정기간행물 《자코빈》과의 인터뷰에서 밝혔듯이 코빈이 이끄는 노동당 조차도 NHS라는 대의를 진전시키기에 충분히 적극적이지 않다. Gaffney, "Saving the NHS."

투표 결과, 노동당의 엘리트들은 코빈을 당의 리더십에서 축출하기 위한 쿠데 타를 시도했다. 그러나 이 시도는 실패했고, 대신 새 당원의 대규모 유입을 촉진시키는 데 성공하여, 코빈 그림자 정부의 좌익 구성은 더 강화되었다.[101]

이어, 2017년 테리사 메이Theresa May 총리는 보수당이 쉽게 승리하여 보수당 정부의 통치를 굳힐 수 있을 것이라 여겨 조기 선거를 요구했다. 하지만 선거 결과는 굴욕적이었다. 보수당은 노동당에 의석을 내주었고, 다수당의 위치를 잃고 북아일랜드의 반동적인 민주통합당Democratic Unionist Party과 연립 정부를 구성해야만 했다. 이 책이 출판되는 시점에서 봤을 때, 코빈이 영국의 다음 정부 수반이 되는 것도 그럴 듯하다.

NHS의 운명은 이러한 정치 대결의 결과에 달려 있고, NHS에 대한 지속적인 긴축은 짧은 시간에 더 많은 분열 및 붕괴를 초래할 수도 있다. 하지만 긴축정책이 유발하는 저항은, 그것이 보건의료 종사자든, 일반 대중이든 아니면 둘 다든, 저항과 반격을 위한 기회의 창을 열어줄지도 모른다.


## 결론

앞에서 보았듯이, 유럽 3개국에서 일어난 공공 보건의료체계에 대한 공격은 보수 정당들이 국제금융기관들과 협력하여 추진한 것으로 경기 침체와 그에 따른 긴축정책을 지지하는 정권이 동반되었다. 세 국가 모두에서 보건의료 신자유주의는, 보건의료 지출 긴축, 보편주의로부터의 역행, 사용 시 요구되는 부담금 인상, 보건의료전달 체계의 민영화 네 개의 축을 따라 전개되었다. 우리는 이 네 개의 축을 '반대의' 관점에서도 볼 수 있다. 즉, 보건의료체계에 적절한 공적 자금이 투입되고[축 ①], 보장 대상이 되는 인구군, 서비스 접근성 및 제공되는 혜택이 보편적이며[축 ②], 서비스 이용 시 재정 장벽이 없고[축 ③],

---

101) Richard Seymour, "Anatomy of a Failed Coup in the UK Labour Party," *Telesur*, July 7, 2016, http://www.telesurtv.net/english/opinion/Anatomy-of-a-Failed-Coup-in-the-UK-Labour-Party-20 160707-0009.html.

영리를 목적으로 하는 자본의 영향력이 제거되는(축 ④) 것이 한 나라의 건강이라는 사회적 권리의 척도가 될 수 있다. 한 쪽에서는 공공재로서 보건의료를 수행하고 다른 한 쪽에서는 상품으로서 판매하는 이원화된 체계보다는 다각적으로 보건의료체계를 이해하는 것이 더 유용할 수도 있다. 건강에 대한 사회적 권리는, 돌봄을 사회재로 다루는 보편적인 보건의료체계를 필요로 하며, 또한 네 개의 축에서의 '탈상품화'도 필수적이다.

유감스럽게도 유로존에서는 정반대의 일이 발생했지만, 그다지 놀랍지는 않다. 강력한 공공 보건의료체계가 성립되었을 때도, 계급 이익, 이해관계자들, 정책 결정자들은 그 체계를 종종 무너뜨리려고 했다. 엄청난 양의 돈이 걸려 있는 것이다. '보편적 보건의료제도'의 운명은 예정되어 있는 것이 아니라, 선거나 풀뿌리 모두에서 진행 중인 정치 투쟁의 결과에 달려 있다.

미국에 도움이 될 몇 가지 교훈이 있겠다. 첫째, 단일지불 보건의료체계를 얻어내더라도, 전복되거나 역행할 가능성은 여전하다. 아닌 게 아니라, 메디케어나 메디케이드와 같은 기존의 공공 의료 프로그램은 이와 똑같은 정치 역학에 의해 위협받고 있다. 실제로 공화당의 '트럼프케어' 법안은 메디케이드의 심각한 약화를 목표로 했다. 둘째, 외국의 제도를 도입하여 더 나은 제도를 구축하려고 하는 경우, 그들 제도의 약점을 되풀이하지 않도록 해당 모델의 한계와 취약성을 주의 깊게 살펴야 한다.

마지막으로, 이러한 초국가적 움직임은 보건의료체계의 보호와 발전을 위한 국제 연대 운동의 중요성을 강조한다. 비록 국경에 의해 구분되어 있긴 하지만, 우리가 세계 곳곳에서 직면하고 있는 신자유주의 보건의료 의제들은 똑같지는 않아도 대개 비슷하다. 의심의 여지없이, 국제주의자로서, 수익이 아니라 연대에 기반한 보건의료체계를 쟁취하기 위해 함께 싸울 때 많은 것을 얻을 수 있을 것이다.

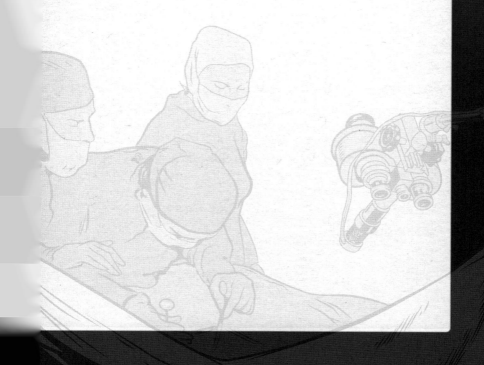

4부

# 제국주의 의료 구성 요소의 방향

제9장
제국주의의 의료 구성 요소

제10장
미국 자선자본주의와 세계 건강 의제:
록펠러 재단과 게이츠 재단, 과거와 현재

# 제국주의의 의료 구성 요소*

하워드 웨이츠킨·레베카 하소-아길라르

의학과 공중보건은 제국주의에서 중요한 역할을 담당해 왔다. 20세기 초 미국이 제국주의 권력으로 부상하면서, 몇몇 주요 중재기관이 제국주의, 공중보건, 보건의료기관 간의 관계를 구축했다. 먼저 자선단체들은 자본주의 기업의 확장으로 직면한 노동생산성, 투자자와 관리자의 안전, 보건의료 비용과 같은 문제를 해결하기 위해 공중보건 사업을 활용하고자 했다. 작은 규모로 시작된 국제금융기관 및 무역협정은 결국 무역 규정을 결정하는 거대한 구조로 변모하여 세계 공중보건 및 보건의료서비스에 심대한 영향을 끼치고 있고, 국제 보건기구들은 상거래 및 무역을 보호함으로써 기업 이익에 협력해 왔다. 이 장에서는 이러한 중재기관들과 제국주의의 연관성을 명확하게 밝힌다.


## 제국주의와 건강

제국주의는, 다각적이고 복잡한 현상이긴 하지만, 간단히는 국경을 초월한

---

\*    이 장의 초고는 다음 문헌에 실렸다. *Monthly Review* 67/3 (July–August 2015): 114-29.

경제활동의 확장 – 특히 상품 및 서비스를 생산하기 위한 투자, 판매, 원자재 채굴, 노동 – 과 그에 따른 사회적·정치적·경제적 효과를 의미한다. 제국은 경제적으로 지배적인 국가들에 많은 이점을 제공한다. 기업은 제국을 건설하고 유지하는 역할을 했고, 자본주의 국가는 물론, 소위 사회주의 제국이라고 불리던 구소련을 포함한 사회주의 국가에도 모두 관여했다. 지난 수세기 동안 군사 정복과 직접 통치하의 식민지를 의미하던 제국주의는 20세기 들어서면서 쇠퇴하기 시작했으나 가난한 국가들은 형태만 달라졌을 뿐 여전히 식민지시대에 그랬던 것처럼 부유한 국가들에게 비슷한 이점을 제공하는 정치경제적 '신식민주의'로 이어졌다.

자본주의적 제국주의의 근본적인 특징 중 하나는 경제적으로 제3세계 국가에서 지배적인 제1세계 국가로 향하는 원자재 이동과 인적자본의 유출이다.[1] 제3세계에서는 자연자원과 인적자원이 고갈되면서 불가피하게 '건강의 저발전'이 뒤따르게 된다. 제국주의적 관계에서 발생하는 이러한 부의 유출은 효과적인 보건의료체계를 구축할 수 있는 가난한 국가의 능력을 제한하며, 자국의 비용으로 훈련된 보건의료인들이 경제적으로 지배적인 국가로 이주하는 인적 손실도 맞닥뜨리고 있다.

값싼 노동력도 다국적 기업에 이점이 된다. 미국 산업의 확대와 밀접한 관계를 가진 자선단체들이 외국에서 후원하는 공공보건 프로그램의 중요한 목표는 노동 효율성이 되었다. 예를 들어, 록펠러 재단의 공중보건 활동은 감염병 통제 같은 건강 증진을 통해 노동생산성을 강화하는 방법을 취했다.[2] 미국을 포함한 다른 지배적인 국가들에 의해 시작된 인구조절 프로그램 역시 여성들의 노동 참여를 높이기 위한 의도가 있었다. 공중보건 사업을 통해 개선된 보다 건강하고 예측 가능하며 생산적인 노동력은 제3세계에서 확장을 꾀하는 기업의 부를 강화시킬 수 있었다.

---

[1]   Vicente Navarro는 다음의 중요한 전작에서 이 관점을 주장했다. "The Underdevelopment of Health or the Health of Underdevelopment: An Analysis of the Distribution of Human Health Resources in Latin America," *Politics & Society* 4 (1974): 267–93.

[2]   E. Richard Brown, *Rockefeller Medicine Men: Medicine and Capitalism in the Progressive Era* (Berkeley: University of California Press, 1979).

제국주의의 또 다른 추진력은, 지배적인 국가에서 생산된 상품을 판매할 새로운 시장 창출에서 나온다. 다국적 기업의 자본축적을 강화시키는 이 과정은 제약 및 의료기구 산업보다 더 뚜렷하게 나타났다.[3] 이러한 산업들은 특성상 독점적일 뿐 아니라 수입된 기술이 현지 연구 및 개발에 미치는 부정적인 영향으로 인해, 제3세계 국가에서 의약품이나 의료기구 제조법의 국유화를 지지하는 움직임이 나타났고, 부분적으로 성공하기도 했다. 이러한 움직임은, 특허권을 보호하여 해당 국가에서 운영되는 제약 및 의료기구 기업의 재정적 이익 강화를 목적으로 하는 무역 규정trade rules에 대항할 수 있는 틀을 제공하고 있다.

제국주의는 국제 계급 관계를 강화시켰고 의학은 이러한 현상에 기여했다. 미국과 마찬가지로 제3세계 국가에서도, 의료 전문가는 대개 부유한 가정 출신이며, 그렇지 않은 경우에서도 계급 상승을 위한 방법으로 의학을 보는 경우가 흔하다. 그 결과 의료 전문가들은 자본주의 계급인 '국가 부르주아 계급'과 연대하려는 경향을 보인다. 이들은 또한 자국의 자본주의 계급과 경제적으로 지배적인 국가의 기업 이익이 서로 협력하는 것을 지지하는 경우가 많다.[4] 결국 보건 전문가들은 자신의 계급적 지위 때문에 현재의 계급 구조를 위협할 수 있는 국내외의 사회 변화에 저항해 왔다.[5]

공식적인 식민지주의가 쇠퇴한 이후에도 제국주의는 경제적 지배뿐만 아니라 군사 정복과도 관련이 있었다. 의학은 긍정적인 이미지와는 달리, 미국이나 유럽 국가들의 군사적인 노력에 기여해 왔다. 예를 들어, 보건의료 종사자

---

3)   Howard Waitzkin, *The Second Sickness: Contradictions of Capitalist Health Care*, 2nd ed. (Lanham, MD: Rowman & LIttlefield, 2000), chap. 4; Milton Silverman, Mia Lydecker, Philip R. Lee, *Bad Medicine: The Prescription Drug Industry in the Third World* (Stanford, CA: Stanford University Press, 1992); Peter Davis, ed., *Contested Ground: Public Purpose and Private Interest in the Regulation of Prescription Drugs* (Oxford: Oxford University Press, 1996).

4)   William I. Robinson, *A Theory of Global Capitalism: Production, Class, and State in a Transnational World* (Baltimore: Johns Hopkins University Press, 2004); Latin America and Global Capitalism: A Critical Globalization Perspective (Baltimore: Johns Hopkins University Press, 2008).

5)   Waitzkin, *The Second Sickness*, chap. 2.

들은 인도차이나 반도, 북아프리카, 이라크, 아프가니스탄 등지에서 군사적, 적어도 준군사적인 역할로 간주되었다. 또한 보건의료기관들은 중남미나 아시아에서의 대게릴라전 및 정보작전의 기지가 되기도 했다.[6]

제국주의와 공중보건 및 보건의료서비스의 긴밀한 관계는 특히 자선재단, 국제금융기관, 무역협정을 시행하는 기구나 보건기구와 같은 기관들을 통해 운영되었다.

## 자선재단

부자가 곤궁한 이에게 행하는 자선 기부에 관한 개념은 그리스의 '자선 활동'에까지 거슬러 올라가는 반면, 재단의 기부와 관련된 현대적인 관행은 20세기 초에 시작되었다. 철강 산업을 통해 대부분의 재산을 축적한 앤드류 카네기는 자선재단 설립에 주도적인 역할을 했다. 그의 자선 사업은 미국의 중소도시에 카네기 도서관을 설립하면서 시작되었다. 1901년에 출판된 『부의 복음』과 같은 글에서 카네기는 부의 사회적 책임에 관한 자신의 견해를 드러냈다.[7]

카네기는 자신의 저서와 연설 등 동료 자본주의 부호들에게 영향을 끼치려는 노력을 통해 사회의 필요에 기여하는 것이 훌륭한 비즈니스 관행에 부합한다고 주장했다. 그에 따르면, 자본주의 기업 및 개인 기업가에 대한 대중의 호의적인 평판을 얻을 수 있는 등, 자선사업은 자본가에게 여러 면에서 도움이 된다. 그에게 더 중요한 점은, 개인의 부를 허비하기보다는 사회에 필수적인 문제를 해결하는 데 현명하게 기여함으로써 천국에 갈 수 있다는 것, 즉 부의 '복음'이었다. 이 책의 많은 주목할 만한 특징들 하나는, 카네기가 '제국주의'와

---

6) See Barry S. Levy and Victor W. Sidel, eds., *War and Public Health* (New York: Oxford University Press, 2008).

7) Andrew Carnegie, *The Gospel of Wealth & Other Timely Essays* (New York: The Century Company, 1901).

선한 '미국주의'를 구별했다는 점이다. 그는 "제국주의는 해군과 군사력을 의미한다. 도덕적인 힘, 교육, 문명은 제국주의의 중추가 아니며, 미국주의라는 더 나은 문명을 있게 한 것은 도덕적인 힘이다"라고 말했다.[8] 카네기는, 카네기 국제평화기금과 협력 재단 등을 통해 자신의 세속 재산을 처분하고 천국에서의 미래를 보장받는다는 열매를 얻기 위해 행동했다.

자선재단이 보건의료로 확장하게 된 주요한 초기 역할은 존 록펠러와 록펠러 재단에 의해서였다. 록펠러는 석유 사업을 기반으로 축적한 재산으로, 독점적인 사업 관행이라는 영역에서의 충돌에도 불구하고 카네기의 자선 활동을 모방했다. 록펠러와 동료들은 공중보건 활동 및 의료서비스를 지원하는 방향으로 움직였는데, 전 세계에 분포한 자기 통제권 안에 있는 기업의 경제적 이익에도 도움이 될 거라는 예상이었다.

록펠러 재단은 이러한 목적을 달성하기 위해 십이지장충, 말라리아, 황열병과 같은 감염병에 대한 국제적인 활동을 시작했다. 재단은 1913년 창립하여 1920년까지 남극 대륙을 제외한 모든 대륙에서 연구기관 및 질병 퇴치 프로그램 개발을 지원했다. 전 세계적으로 확장하고 있는 자본주의 기업에 감염병은 몇 가지 이유에서 골칫거리였으며, 이는 록펠러 및 재단 관리자들과 저서에 분명히 나타난다.[9] 첫째, 이러한 감염병은 노동자의 체력을 약화시켜 생산성 감소로 연결되었다. 이러한 관점에서 십이지장충은 '게으른 사람의 질병'으로 유명해졌다. 둘째, 광산, 석유 채굴, 농업 및 상품 판매를 위한 새로운 시장 개척 등의 사업에 지정된 지역에서 발생하는 풍토병은 투자자와 관리 인력에게 이 지역이 끌리지 않는 이유가 되었다. 셋째, 기업이 노동자의 건강관리를 책임져야 한다고 했을 때, 감염병을 예방하거나 쉽게 치료할 수 없으면 비용이

---

8) *Ibid.*, 176.

9) Brown, *Rockefeller Medicine Men*, Anne-Emanuelle Birn, *Marriage of Convenience: Rockefeller International Health and Revolutionary Mexico* (Rochester, NY: Rochester University Press, 2006); Anne-Emanuelle Birn, Yogan Pillay, Timothy H. Holtz, eds., *Textbook of International Health: Global Health in a Dynamic World* (New York: Oxford University Press, 2009), chap. 2; Marcus Cueto, ed., *Missionaries of Science: The Rockefeller Foundation and Latin America* (Bloomington: Indiana University Press, 1994).

상승했다.

이 세 가지 문제를 해결하기 위해 록펠러 재단의 대규모 사업이 가진 특성은 이 재단뿐만 아니라 다른 재단이나 국제 공중보건 기구, 비정부기구에서도 오늘날까지도 지속되고 있다. 록펠러 재단은 십이지장충, 말라리아와 같은 특정 질병에 초점을 맞춘 기부로 시작하는 '수직적' 프로그램을 강조했다. 대안적인 접근법으로, 병의원의 잘 조직된 공중보건 인프라를 구축하여 광범위한 예방 및 보건의료서비스를 제공하는 '수평적' 프로그램을 장려할 수도 있다. 하지만 록펠러 재단은, 혜택 받지 못한 이들을 대상으로 한 광범위한 공중보건 계획보다는 새로운 백신과 전염병을 예방 치료할 수 있는 약물을 겨냥한 '마법 탄환' 접근법을 선호했다.

록펠러 재단, 게이츠 재단 등의 자선단체가 에이즈, 결핵, 말라리아, 그리고 가장 최근의 에볼라 바이러스 같은 공중보건 문제를 해결하기 위해 기울인 대규모의 활동에도 수직적인 방법이 계속 사용되고 있다. 이 재단들은 종종 세계은행이 처음 주창한 '건강에 투자'함으로써 경제 발전을 개선하려는 시도로서 그들의 참여를 표현한다.[10] 이러한 사업은 보통 감염병 치료에 사용되는 주요 약품과 백신에 대한 특허를 보유한 다국적 제약회사와 "공공-민간 파트너십PPP: public-private partnership"에서 보건의료서비스를 전달하는 책임을 지고 그 보상을 받는 민간 보험회사나 관리의료조직의 참여를 권장한다.

현재는 게이츠 재단이 공중보건에 초점을 둔 세계 최대의 자선단체로 부상했으며, 특히 에이즈 같은 아프리카의 특정 감염병을 목표로 계속 노력하고 있다. 게이츠 재단이 상당 부분 기금 모금을 돕는 WHO와 게이츠 재단이나 록펠러 재단으로부터 지원을 받는 다양한 비정부기관은 물론, 자선 기관들은 백신 및 기타 의약품을 통한 감염병 통제에도 많은 투자를 하고 있다. 일반적으로, 이러한 전략은 제3세계의 많은 국가에서 부족한 공공 보건 인프라 문제는

---

10)  Howard Waitzkin, "Report of the World Health Organization's Commission on Macroeconomics and Health: A Summary and Critique," *The Lancet* 361 (2003): 523-26, and *Medicine and Public Health at the End of Empire* (Boulder, CO: Paradigm Publishers, 2011); Anne-Emanuelle Birn, "Gates's Grandest Challenge: Transcending Technology as Public Health Ideology," *The Lancet* 366 (2005): 514-19.

상대적으로 소홀히 하고 에이즈, 말라리아, 결핵 프로그램에만 상당한 지출을 하고 있다.

그 결과, 공중보건 및 의료 시설에 대한 접근성은 절망적인 상황에 처한 사람들에게 적절하지 못한 경우가 많다. 록펠러의 유산으로 지속되고 있는 자선 기관의 수직적인 지원 프로그램의 모순은 제3세계의 공중보건 종사자들에게 잘 알려진 기괴하고 비극적인 상황을 초래했다. 예를 들어, 에이즈로 황폐해진 국가의 경우, 암 등의 다른 심각한 질병에 걸린 환자들이 의도적으로 에이즈에 감염되거나 감염된 척하여, 재정이 넉넉한 에이즈 프로그램에서 의료 혜택을 받는 것이다. 아프리카의 여러 국가에서 에볼라 유행과 같은 심각한 감염병이 발생했을 때에도, 이러한 재단들의 수직적 투자 정책 때문에 병이 위중한 환자를 돌보기 위해 긴급하게 필요한 일차 진료소나 병원은 부족했다.

## 국제금융기구와 무역협정

현대 국제 금융기구 및 무역협정의 기본 틀은 제2차 세계 대전 이후 체결된 브레턴우즈Bretton Woods 협약에서 기원한다. 이 협약은 전쟁에서 승리한 국가의 대표들이 참여한 뉴햄프셔주 브레턴우즈 회의에서 발전한 것으로, 처음에는 유럽의 경제 재건에 초점을 두었다. 1944년부터 1947년까지 브레턴우즈 협상은 국제통화기금 및 세계은행의 창설 및 관세 및 무역에 관한 일반 협정 GATT 체결을 주도했다.[11]

유럽 경제가 회복세에 들어서자, 이들 기관과 협정은 점차 세계의 다른 지역으로 눈을 돌렸다. 예를 들어, 세계은행은 "우리의 꿈, 빈곤 없는 세상"이라는 비전 선언문을 채택했다.[12] 그러나 IMF와 세계은행이 보조금이 아니라 대출을 통해 대부분의 지원을 제공했기 때문에 가난한 나라의 부채 부담은 급격

---

11)   Ellen R. Shaffer, Howard Waitzkin, Rebeca Jasso-Aguilar, and Joseph Brenner, "Global Trade and Public Health," *American Journal of Public Health* 95 (2005): 23-34.

12)   World Bank, "Poverty Overview," http://www.worldbank.org/en/topic/poverty/overview.

히 증가했다. 이들 기관이 빈곤 감소 목표를 강조함에도 불구하고, 1980년까지 최빈국을 포함한 제3세계의 많은 국가들에서 국제금융기관에 상환하는 부채 지출이 국내총생산 기준 경제생산성의 평균 50%가량을 차지하고 있다.

1980년대 초반에 국제금융기관들은 "워싱턴 합의"라고 알려진 일련의 경제 정책을 채택했다.

주로 미국과 영국이 옹호하는 이 정책은 공공서비스의 규제 완화와 사유화를 포함하고 있어 빈곤국들이 감당할 수 있는 공중보건 노력과 보건 서비스를 줄임으로써 부채 위기를 악화시켰다.

시작할 때 GATT의 목표는 수출입에 대한 세금 및 기타 수수료를 없애거나 줄임으로써 23개 회원국 간의 무역 장벽을 줄이는 것이었다. GATT의 꽤 단순한 원칙 중에는 모든 회원국에게 동일한 무역 규칙이 적용되는 "최혜국 대우"와 국내외 상품 간의 세금 및 규제에 차별을 두지 않은 "내국민 대우"가 포함되어 있다.[13] GATT는 또한 지금도 진행되고 있는 무역협정에 대한 협상을 구축했다.

GATT에서 기원한 시작은 거창하지 않았으나, 국제무역협정은 결국 전 세계의 공중보건 및 의료서비스에 심대한 영향을 미치는 거대한 구조의 규정으로 변화해 갔다. 통신 운송의 기술적 진보에 힘입어 국제 경제 거래의 속도가 빨라지자, 1994년 세계무역기구WTO가 GATT 아래의 느슨한 협약체를 대체하게 된다. 환태평양 동반자 협정TPP: Trans-Pacific Partnership ─ 미국에서는 트럼프 정권 초기에 보류되었으나 다른 회원국에서는 여전히 적극적으로 추진되고 있다 ─ 이나 범대서양 자유무역협정Trans-Atlantic Free Trade Agreement 같은 지역 협약에 대한 최근 협상이 보여주듯, WTO가 주도하는 국제무역협정의 급성장은 관세 장벽을 넘어서 무역 규칙의 범위를 확대하고 있다. 대신 새로운 무역협정은 환경 보호, 직업 안전 및 보건 규정, 식품 및 의약품에 대한 품질 보증, 특허 의약품 및 장비에 관한 지적재산권 제한 등의 여러 공중보건 정책들은 물론, 공공보건서비스 자체를 잠재적 무역장벽으로 해석했고, 이러한 관점은 공중보건을 규제하고 의료

---

13)    Shaffer et al., "Global Trade and Public Health."

서비스를 제공하는 정부의 주권에 변화를 가져왔다. 미국이 주도하는 지역 무역협정과 함께, WTO는 무역에 대한 관세 및 '비관세' 장벽을 제거하려는 노력을 기울였고, 무역에 대한 비관세 장벽 제거는 공중보건과 의료서비스를 보호하던 국가, 주, 지방 정부의 능력에 영향을 미쳤다.

무역에 대한 관세 장벽에는 외국 기업과의 경쟁으로부터 국내 산업을 보호하는 수입세 등의 재정적 방법이 포함되는 반면, 비관세 장벽은 무역에 영향을 미치는 비재무적 법률과 규정, 특히 정부가 책임과 품질을 보장하기 위해 적용하는 조치들을 의미한다. WTO는 900쪽이 넘는 규정으로 환경 보호, 식품 안전, 보건의료서비스를 관장하는 국내 정책과 같은 비관세 장벽을 허용 가능한 것과 불가능한 것으로 나누는 기준을 설정했다. 국경을 초월한 자유무역 달성을 목표로 하고 있음에도, 무역협정 규칙들은 정부의 규제 권한을 제한하는 동시에 국제 금융기관과 무역기구의 권한을 강화한다.[14]

GATT 제20조 일반 제외 조항 아래의 WTO 규정은 국가나 그 하위 기관이 "인간 및 동식물의 생명이나 건강을 보호하기 위해 취하는 필요한 조치"를 허용하지만, 다른 조항들 때문에 이 예외 조항을 실제로 적용하기 어렵다.[15] 예를 들어, 해당 국가는 자국의 법률 및 규정이 무역에 가장 제한이 적은 대안이며 의도된 가짜 장벽이 아니라는 것을 증명해야 한다.[16] 또한 이러한 규칙들은, 특히 국내 보건의료제도와 기관에 지정된 공공 보조금을 잠재적인 '무역 왜곡'으로 규제한다. 공공 계약으로 보건의료 서비스를 제공하는 외국 기업에 공공 보조금을 동등하게 적용하게 하는 요구는 국내 기업 및 공공 단체를 지원하는 공공 정책을 선점할 수 있게 한다.

공중보건에 관련된 WTO의 주요 조항은 '관세 조화'를 요구하여 국가 간의 재화 및 서비스에 대한 규제 기준의 차이를 줄이려고 한다.[17] 찬성하는 이들

14) Ilona Kickbusch, "The Development of International Health Policies—Accountability Intact?" *Social Science & Medicine* 51 (2000): 979-89.

15) "The General Agreement on Tariffs and Trade," GATT 1947, Articles 27-38, https://wto.org.

16) Lori Wallach and Patrick Woodall, *Whose Trade Organization?: A Comprehensive Guide to the WTO* (New York: New Press, 2004).

17) WTO, *World Trade Report 2012*, https://wto.org.

은 관세 조화가 제3세계 국가들에 노동 및 환경 기준을 준수하는 동기가 될 수 있다고 주장한다.[18] 하지만 관세 조화는 무역에 적용되는 최소한의 규제 수준을 획일적인 국제 기준으로 요구하기 때문에 원래의 기준을 약화시킬 수 있다.[19] WTO가 각국 정부에게 기준을 비슷하게 조화시키라고 권장하는 사안은, 트럭 안전, 살충제, 노동 안전, 위험물질에 대한 공동체의 알 권리를 명시한 법률, 필수 서비스에 대한 소비자 권리, 은행 및 회계 표준, 제품의 정보 표시, 의약품 시험 기준에 이르기까지 광범위하다.

WTO와 북미자유무역협정과 같은 지역 협약은 회원국 국내 법규 및 관련 규정을 대신한다. 이러한 협약에 따라 정부들은 공중보건 및 의료서비스에 관련된 정책을 결정하는 주권을 잃게 된 것이다. 전통적으로, 연방은 물론 주, 카운티, 시의 정부 기관은 안전한 식수 공급을 보장하고 환경에 대한 위협을 통제하며 산업 보건 상황을 모니터링함으로써 공중보건을 수호할 책임을 지고 있다. 하지만 무역협정은 이러한 활동을 무역 장벽으로 간주하기 때문에 관련 정부 활동을 축소하거나 없앨 수 있다.

분쟁이 일어나면, 해당 정부가 아니라 지정된 재판소에서 문제가 된 정책이 WTO나 지역 무역협정의 규칙을 준수하는지 판단한다. 이 과정에는 무역 전문가를 참여시키지만, 건강이나 안전같이 문제가 되는 사안에 전문성을 가진 이들이나 당사국의 법률 전문가를 참여시킬 의무는 없다.[20] 관련 서류나 청문회는 대중, 언론 및 선출직 공무원에게 공개되지 않고, 연방 정부 수준만을 대상으로 삼기 때문에, 법정 요청에 참여하는 '전문가' 이외에, 당사국 대표만이 청문회에 참가할 수 있다.

해당 국가의 국내법 규정이 세계무역기구나 지역 무역협정의 규칙을 준수하지 않는다는 판결이 나오면, 재판소는 분쟁 대상인 사안에 대해 공무원이나 공중보건 전문가의 바람과 상관없이 진행할 것을 명령한다. 해당 국가가 이를

---

18) Nick Drager and Carlos Vieira, *Trade in Health Services: Global, Regional, and Country Perspectives* (Washington, DC: Pan American Health Organization, 2002).

19) Lori Wallach, "Accountable Governance in the Era of Globalization: The WTO, NAFTA, and International Harmonization of Standards," *University of Kansas Law Review* 50 (2002): 823–65.

20) Wallach and Woodall, *Whose Trade Organization?*

**차트 9.1 공중보건에 영향을 미치는 국제무역협정에 따른 조치의 예**

- 직업 및 환경 건강

  » 북미자유무역협정 제11장에 따라, 미국의 메탈클래드Metalclad Corporation 사는 산루이스포토시주가 독성 폐기물 폐기를 재개하지 못하게 하자, 멕시코 정부에 손해 배상 청구하여 승소했다.

  » 캐나다의 메타넥스Methanex Corporation 사는 발암성 가솔린 첨가제 메틸삼차 부틸에테르MTBE: methyl-tertiary butyl ether를 금지하는 캘리포니아주의 환경 보호 조치에 대해 미국 정부를 고소했다.

- 의약품 접근성

  » 미국 정부는, 남아프리카 공화국, 태국, 브라질, 인도에서 저렴한 항바이러스 에이즈 치료제를 생산하는 시도를 막기 위해 제약회사를 대신하여 세계무역기구의 무역 관련 지식재산권에 관한 협정TRIPS: Trade-Related Intellectual Property Rights을 발동시켰다.

- 생산품의 안전 및 품질 관리

  » 캐나다는 무역기술장벽TBT: Technical Barriers to Trade에 관한 협정에 따라 프랑스의 석면 수입 금지 조치를 세계무역기구에 제소했다. 1심은 캐나다의 승소였으나, 국제적인 압력의 영향으로 항소 결정은 뒤집혔다.

- 식품의 안전과 품질

  » 축산업 및 생명공학 산업계를 대신한 미국과 캐나다는 세계무역기구의 위생 및 식물 위생 기준SPS: Sanitary and Phyto-Sanitary measures 적용에 관한 협정에 따라 인공 호르몬 투여 쇠고기를 금지한 유럽연합을 제소했다. 유럽연합은 호르몬 쇠고기의 수입을 제한하겠다는 결정에 부과된 추가 관세로 미국과 캐나다에 매년 1억 2000만 달러 이상을 지불하고 있다.

- 의료 및 공공 보건 서비스

  » 세계무역기구의 서비스 교역에 관한 일반 협정GATS: General Agreement on Trade in Services은 공공 병원, 수도 및 위생 체계에 가해지는 기업의 개입 제한을 제거하고, 보건의료 전문가에 대한 허가 요건에 영향을 미치며, 영리 법인의 국가 보건의료체계 참여 제한을 무너뜨리려 할 수도 있다.

준수하지 않을 경우, WTO나 북미자유무역협정과 같은 지역 협약에 대한 권한을 가진 기구가 재정적인 제재를 부과할 수 있으며, 패소한 국가가 명령을 따를 때까지 '승소한' 나라는 부문에 상관없이 '패소한' 국가에 대한 무역 제재를 적용할 수 있다. 예를 들어, 재판소에서 결정한 사안은 기업은 물론 심지어 개인 투자자가 취하는 전통적인 공중보건 활동 노력마저도 해당국 정부가 재정적 벌칙을 당하고 무역 제재를 겪게 하기도 했다. 대개의 패소국은 부과된 제재를 해결하기 위해 문제가 된 법률이나 규정을 삭제하거나 변경하고 미래에도 유사한 법률을 제정하지 않아야 한다는 압력에 굴복하고 만다.

다음 부분에서는 공중보건 및 의료서비스에 영향을 미친 무역협정 판례를 열거하여, 무역협정이 건강에 끼치는 엄청난 범위의 영향력을 보여준다. 환태평양경제동반자협정TPP과 범대서양자유무역협정TAFTA과 같이 앞서 제시된 지역 무역협정도 공공의 건강을 보호하는 정부의 능력을 없애거나 제한하는 비슷한 규정을 포함하고 있다.[21]


## 여러 국제보건기구

국제 공중보건기구에 대한 접근법은 중세 유럽에서 처음 나타났다. 감염병이 유행하는 지역을 떠나거나 들어오는 걸 막기 위해 어떤 정부는 지역이나 국가 또는 국제 방역선을 구축해 국토를 보호했다. 때로는 감염병이 발생한 지역을 방문한 배가 자국의 항구에 들어오지 못하게 해상 검역을 실시했으나, '위생' 당국은 대개 필요할 때만 설치되었으며, 감염병의 유행이 있거나 예상되었을 때 주로 적극적인 활동을 했다.[22]

19세기 말, 20세기 초가 되면 수출 경제가 증가하고 국제무역이 확대되면서

---

21) Ronald Labonté, Ashley Schram, and Arne Ruckert, "The Trans-Pacific Partnership Agreement and Health: Few Gains, Some Losses, Many Risks," *Globalization and Health* 12/25 (2016): 1–7, doi: 10.1186/s12992-016-0166-8.

22) Marcos Cueto, *The Value of Health: A History of the Pan American Health Organization* (Rochester, NY: Rochester University Press, 2007), chap. 1.

종래의 해상 공중보건은 쇠퇴했다. 대신, 자본주의 기업이 확장해 감에 따라 무역에 장애가 되는 감염병에 대한 우려가 공중보건을 위한 국제 협력의 동기가 되었다. 국제 공중보건의 재설계는 항구, 투자, 대농장 등의 보유 토지를 감염병으로부터 보호해야 할 필요성에서 비롯되었다.

최초의 공식 국제보건기구는 아메리카 대륙에서 등장하였다. 1902년 미국 워싱턴에서 설립된 국제위생국International Sanitary Bureau은, 질병 부담으로부터 무역과 투자를 보호하는 역할을 명시적으로 밝히면서 감염병의 예방과 통제를 강조했다.23) 20세기 초반 이 조직의 공중보건 전문가들은 모기 퇴치 활동과 황열병 백신 개발을 하느라 정신없이 바빴다. 그 기간 동안 파나마 운하의 건설, 중남미의 '바나나 공화국들'에서의 농업 기업 개발, 멕시코 남부, 베네수엘라, 콜롬비아, 브라질 등에서는 산업 생산의 원료로 추출되는 광산업 등의 사업이 진행되었다. 열대 지방에서 사업을 추진한다는 것은 황열병, 말라리아와 같은 모기 매개 질병은 물론, 십이지장충과 같은 기생충 질병, 풍토성 설사와 같은 흔한 세균성, 바이러스성 질병에 대한 공중보건사업이 필요하다는 것을 의미했다.

최초의 현대 국제보건기구인 국제위생국의 초기 활동은 미 대륙 전역의 무역 및 경제활동을 보호하기 위한 감염병 감시, 예방 및 치료가 주를 이루었다. 후에 국제위생국은 1950년대에는 WHO 내 미주지역 사무소가 되었고, 1958년에는 범미주보건기구PAHO: Pan American Health Organization로 명칭이 바뀌었다. 따라서 이 기구의 공중보건 사역은 확장되었으나,24) 현재까지도 무역 보호에 중점을 두고 전반적으로는 국제무역협정 조항을 지지한다.

WHO는 1948년 국제연합UN의 하부 조직 중 하나로 등장했다. 감염병 유행의 예방 및 통제는 언제나 중요한 목표이긴 했지만, PAHO처럼 감염병을 통제하는 목적이 무역 및 국제 경제 거래를 보호하는 것이기만 한 건 아니었다. 대신, WHO는 1970년대에 보건의료서비스, 특히 1차 보건의료의 분배를 개선

---

23)  *Ibid.*, chap. 2.

24)  *Ibid.*, chap. 5; Elizabeth Fee and Theodore M. Brown, "100 Years of the Pan American Health Organization," *American Journal of Public Health* 92 (2002): 12-13.

시키는 것을 우선 정책으로 삼았다. 이 방향성은 1978년 구소련의 알마아타 Alma-Ata 국제회의에서 발표된 일차보건의료에 관한 유명한 WHO 선언에서 절정을 이뤘다.[25] 누구나 받을 수 있는 일차의료서비스라는 보편적인 원칙이 우선 가치가 됨에 따라, WHO는 특히 가난한 국가들에서 보건의료 접근성 개선 사업을 지지했다. 공중보건 정책에 대한 이러한 '수평적' 비전은 짧은 기간 동안이나마 전 세계적으로 상당한 지지를 얻었다.

그러나 1980년대가 되자, WHO는 모기관인 UN의 취약한 재정 상황 때문에 만성적인 재정 위기를 겪게 되었다. 미국의 레이건 대통령 행정부는, 특히 유네스코 같은 UN의 하부 조직이 운영하는 여러 활동을 이념적으로 반대하면서 미국이 내고 있던 회원국 회비의 상당 부분의 지급을 중지했다. 그 결과, UN의 예산 부족은 심각해지고, WHO 같은 구성 기관에게도 영향을 끼치게 되었다.

이 재정 공백을 세계은행이 메꾸기 시작했고, 곧 WHO 예산의 상당 부분을 차지하기 시작했다. WHO는 예산을 공개하지 않기 때문에 세계은행에 대한 의존성의 정도를 정확히 알기 어렵다. WHO의 재정 기반이 UN에서 세계은행으로 옮겨가자, WHO의 정책 또한 국제금융기구나 무역협정과 닮은 방향으로 바뀌었다. 미국의 UN 회비 납부 거부에서 기인한 재정 위기로 인해 WHO의 국제무역에 관한 정책 견해는 PAHO의 초기 방향성과 비슷한 양상을 띠게 되었다.

1990년대의 WHO는 수평적 방향성에서 수직적 개입에 대한 선호로 되돌아갔다. 이렇게 바뀐 입장은, 광범위한 경제 관계에서 공중보건 및 의료서비스의 역할이나 특정 재화 및 서비스 시장과 관련된 미시경제정책보다는 국내 및 국제 경제 관계를 포함하는 거시경제정책을 강조했다. 이러한 방향성은 세계은행 및 계열 국제금융기구뿐 아니라 주요 민간 재단의 활동에서도 뚜렷이 드러난다. 제3세계의 건강 문제는 다시 백신이나 의약품 같은 기술적 해결책

---

25) World Health Organization, "Declaration of Alma-Ata: International Conference on Primary Health Care," Alma-Ata, USSR, September 6–12, 1978, http://www.who.int/publications/almaata_ declaration_ en.pdf; Marcos Cueto, "The Origins of Primary Health Care and Selective Primary Health Care," *American Journal of Public Health* 94 (2004): 1884–93.

중심으로 돌아가고, 저개발국가에서의 다국적 기업 활동에 도움이 되었다.

2001년 WHO가 발표한 "거시경제학과 건강위원회: 경제개발을 위한 건강 투자보고서(이하, 보고서)"는 제국주의 맥락에서의 건강과 경제의 관계를 정의했다.[26] 이 보고서는 보건 정책, 공중보건 및 의료서비스와 관련된 경제적 문제에 관한 WHO 주도의 여러 사업을 주도했다. 보고서가 보여주는 개념과 방법에 대한 접근은 많은 부분 세계은행의 건강 및 경제 발전에 대한 방향성을 반영하고 있는데, 이 보고서가 제국의 건강 정책을 이루는 지배적인 이념이 무엇인가를 드러내고 있는 것이 그 이유 중 하나이겠다.

이 보고서를 담당한 위원 대부분은 세계은행이나 국제통화기금 같은 국제 금융기구에서의 폭넓은 경력을 가진 반면, 다른 유형의 사회단체들과 협력한 배경이 거의 없었다. 정당, 노동조합, 의료나 공중보건 전문가 단체, 소수 민족이나 소수 인종 단체, 직업 및 환경 보건 활동가, 경제 세계화를 반대하는 전 세계의 활동가도 확실히 포함되지 않았다.

보고서의 맨 앞에 그 중심 주제가 강조되어 있다. "가난한 사람들이 보다 건강하고 오래 사는 것은 어떤 면에서는 그 자체로 목표이고 경제 발전의 근본적인 목표이지만, 이는 또한 빈곤 퇴치와 관련된 다른 개발 목표를 달성하기 위한 수단이기도 하다."[27] 따라서 빈곤층의 건강 개선 목표는 경제발전 전략의 핵심 요소가 된다. 이러한 관점에서 에이즈, 결핵, 말라리아와 같이 최빈곤국을 괴롭히는 유행 감염병 부담을 줄이면 노동생산성이 향상되고 투자를 촉진할 수 있다.

보고서 제목에서도 볼 수 있듯 '건강 투자'에 대한 정책을 강조하는 기조는 1993년 세계은행이 발표한 영향력 있는 세계개발보고서 『건강에 투자하기 Investing in Health』에 반영되어 논란을 일으키기도 했다.[28] 제목에 쓰인 단어는 중의적이다. 건강과 생산성을 향상시키기 위해 건강에 투자한다는 의미와 함

---

26)  Commission on Macroeconomics and Health, *Macroeconomics and Health: Investing in Health for Economic Development* (Geneva: World Health Organization, 2001).

27)  *Ibid.*, 1.

28)  World Bank, *World Development Report: Investing in Health* (New York: Oxford University Press, 1993).

께, 건강 부문에서 영리를 추구하는 방법으로 자본을 투자한다는 두 가지 의미를 전달한 것이다. 상호 보완적이지만 확실히 다른 이 두 의미는 거시경제 보고서에 전반적으로 스며들어 있다. 볼리비아, 폴란드, 구소련에서 실행된 공공 부문을 감축하는 신자유주의 정책인 '충격 요법'으로 잘 알려진 경제학자인 제프리 삭스Jeffrey Sachs 위원장은 2001년 미 공중보건학회 연례회의 연설에서 보고서의 공중보건 적용을 언급하며 "어떤 투자자가 말라리아가 창궐하는 나라에 투자하겠습니까?"라고 질문을 던졌다.[29]

이 보고서는 질병이 빈곤의 주요 결정요인이라 강조하면서도, 건강 증진을 위한 투자가 경제발전을 위한 주요 전략이 된다고 주장하면서 빈곤을 질병의 원인으로 둔 앞선 해석과 거리를 두고 있다. 대신, 보고서에서는 "질병이 경제발전에 영향을 끼치는 경로"에 대한 다양한 자료가 강조된다.[30] 이 보고서 어디에도 계급 위계, 소득 및 부의 불평등, 인종 차별과 같은 질병의 사회적 결정요인은 강조되지 않는다. 건강을 "그 자체로 목적"이라고 언급하기만 했지, 경제적 생산성에 초점을 두면서 근본적인 인권으로서의 건강 자체의 중요성을 폄하했다.

최근의 WHO는 현저하게 다른 두 비전 사이에서 흔들리고 있다. 먼저, WHO는 포괄적인 공공 보건의료체계와 서비스 접근을 옹호하는 수평적 방식 대신 백신이나 의약품을 강조하는 수직적 방식을 지속적으로 견지해 왔으며, 이런 맥락에서 세계무역기구(본부가 제네바에 같이 위치한다)와 협력하여 각국의 정부가 공공 보건 및 의료서비스를 보호하는 능력을 제한하는 무역협정을 지지하고 있다.[31] 반면, WHO는 건강의 사회적 결정요인에 더 많은 관심을 촉구하는 세계의 요구에도 간헐적으로 대응해 왔다. 이 방향성 덕분에 사회적 결

---

29) Jeffrey Sachs, "The Report of the Commission on Macroeconomics and Health," paper presented at the annual meeting of the American Public Health Association, Atlanta, Georgia, 2001. See also Japhy Wilson, *Jeffrey Sachs: The Strange Case of Dr Shock and Mr Aid* (London and New York: Verso, 2014), chap. 6.

30) Commission on Macroeconomics and Health, *Macroeconomics and Health*, 30–40.

31) World Trade Organization Secretariat and World Health Organization, *WTO Agreements and Public Health: A Joint Study by the WHO and the WTO Secretariat* (Geneva: World Trade Organization, 2002).

정요인에 대한 영향력 있는 보고서가 탄생했고, 나쁜 건강과 조기 사망을 초래하는 사회적 조건을 개선할 수 있는 몇 가지 정책 제안도 이끌어냈다.[32] 경제 불평등은 정책의 급격한 변화를 요하는 가장 중요한 사회적 결정요인으로 연구나 정책 분석에서 지속적으로 등장하고 있다. 그러나 기존 정책들은 미국 등 대부분의 국가에서 불평등을 심화시키고 있다.

에볼라 감염은 WHO의 지도력과 과거의 수직적 정책의 실패를 요약적으로 보여준다. WHO는 예산 부족으로 인한 세계은행과 게이츠 재단에 대한 의존성 때문에 에볼라 감염병에 대한 대응이 늦었고 형편없이 부적절했다. 늘 그렇듯, 즉효 약을 찾는 경주가 시작되고, 제약업계에 노다지가 될 것이라고 예상할 수 있었다. 그러나 에볼라의 경우, 효과적으로 예방할 수 있는 백신이나 치료법은 아직 없었기 때문에, 병의원 시설은 수액이나 혈액 제제와 같은 보존 요법뿐 아니라 바이러스의 전염을 막기 위해 필요한 적절한 장갑 같이 간단한 장비와 관련 교육도 제공해야 했다. 과거의 공중보건 정책 실패로 인해 서아프리카에는 그러한 공중보건 기반 시설이 없었지만, 그와 관련한 수평적 방식의 실용적인 이익을 볼 수 있는 힘이 있다면, 실현 못 할 것도 없다. 다만 이러한 접근법은 제국의 정치경제적 기반을 키우는 하향식 수직 정책의 오랜 전통과 부딪히는 면이 있다.

## 제국의 끝, 재활용되는 개입 방식

20세기 내내 록펠러 재단은 십이지장충, 황열병, 결핵, 말라리아 등의 풍토병에 대한 '수직적' 활동을 후원했다. 록펠러 재단의 사업은 이러한 감염을 노동생산성, 투자, 경제개발의 장애로 해석했고, 또한 자연자원을 채굴하고 제품과 노동력을 이동하는 것을 막는다고 인식했다. 이들의 사업은 종합적인 공

---

32) World Health Organization, *Closing the Gap in a Generation. Commission on Social Determinants of Health* (Sterling, VA: Stylus Publishing, 2008); also available at http://www.who.int/social_determinants/final_report/en/.

중보건 및 일차의료서비스를 제공하는 광범위한 '수평적' 인프라를 조성하는 대신, 식민지 사람들의 건강을 향상시킴으로써 제국의 기업들이 보다 나은 환경에서 경제활동을 할 수 있게 하는 것을 목표로 했다.

거시경제와 건강에 관한 WHO 보고서는 이러한 초기 록펠러주의를 최신의 것으로 업데이트했다. 록펠러 재단 같은 거시경제적 사고의 이름 없는 전임자들이 그랬던 것처럼, WHO도 가난한 나라의 빈곤을 줄이기 위한 투자를 권유하면서 동시에 부유한 나라와 가난한 나라 모두에서 더 나은 경제 전망을 강조했다. 이 접근법은 또한 종합적인 의료체계 개발을 장려하는 대신, 특정 질병에 대한 수직적인 개입으로 돌아가게 했다. 거시경제정책에서 재분배가 그랬던 것처럼, 건강은 투자 가치로 인식되고 근본적인 인간 가치로서의 건강은 잊혀 버렸다.

WHO, 게이츠 재단, 국제 에이즈 퇴치기금, 세계은행 및 세계 보건을 중점을 두고 있는 기타 기관들의 최근 활동은 실패한 예전의 정책을 재현하고 있다.[33] 공중보건과 의료서비스를 경제 개발과 연결 짓는 그러한 영향력 있는 활동들은 대개 공공보건 기반시설의 수평적 개선보다는 특정 질병에 대한 기술적 해결을 목적으로 하는 수직적 개입을 강조한다. 이 오래된 이데올로기의 와인은 새 병에 채워져 익숙한 행복감을 계속 만들어내고 있다.

하지만 그 시대는 이제 끝나고 있다. 21세기는 제국이 없는 세계의 비전을 미래로 상상할 수 있을 정도로 변했다. 세계 곳곳의 투쟁들, 특히 라틴아메리카의 새로운 투쟁에서 보이는 것처럼, 새로운 의식은 제국의 필연성을 거부한다. 물론, 때로는 무너진 제국이 다시 스멀스멀 나타나기도 하지만.[34] 그리고

---

33) Anne-Emanuelle Birn, "Gates's Grandest Challenge: Transcending Technology as Public Health Ideology," *The Lancet* 366 (2005): 514-19; Birn, Pillay, and Holtz, *Textbook of International Health*, chap. 2.

34) 진보적인 정부가 성립되고 중요한 성과를 달성했던 국가들은 예외 없이 국내외 강력한 신자유주의 세력에 무자비한 공격의 대상이 되었고, 특히 지난 몇 년은 더 그랬다. 이 글을 쓰는 2017년 가을 시점에서는, 베네수엘라, 브라질, 아르헨티나가 사회적·정치적·경제적 소용돌이 속에 있다. 베네수엘라에서는 신자유주의 세력이 우고 차베스 대통령의 후계자 니콜라스 마두로 대통령을 축출하는 시도를 하고 있고, 그 뒤에는 미주기구Organization of American States (OAS)와 EU가 있다. 브라질에서는 엘리트 정치인들이 룰라 대통령의 후계자인 지우마 호세프 대통령을 증명되지 않은 부패 혐의

이 새로운 의식은 자본축적이 아니라 정의의 원칙으로 만들어진 공중보건과 의료의 비전을 키워준다. 이러한 시나리오는 제국주의와 건강이 가졌던 과거의 관계와는 매우 다른 그림을 보여준다. 이 그림에서는, 사람들이 제국주의 공공보건 정책을 더 이상 참지 않으며, 수익성이나 상품화가 아니라 연대에 뿌리를 둔 공중보건 체계를 더 원하게 될 것이다.[35]

---

를 들어 탄핵했다. 아르헨티나에서는 진보적인 네스토르 키르치네르 대통령, 크리스티나 페르난데스 데 키르치네르 대통령 이후 신자유주의 대통령이 당선되었다. 에콰도르와 볼리비아의 진보적인 정부도 여전히 위협받고 있다. 이 국가들에서 이룬 진보적 성과는 위기를 맞았고, 보건의료 및 공중보건에 대한 접근성으로 획득한 중요한 결과물도 마찬가지이다.

35) Rebeca Jasso-Aguilar and Howard Waitzkin, "Resisting Empire and Building an Alternative Future in Medicine and Public Health," *Monthly Review* 67/3 (July–August 2015): 114–29. See update in chap-ter 11 of this volume.

# 제10장

# 미국 자선자본주의와 세계 건강 의제*

## 록펠러 재단과 게이츠 재단, 과거와 현재

앤-에마누엘 번·유디트 리히트

살벌하게 경쟁적이고 엄청난 성공을 거둔 미국의 기업가가 갑자기 세계 공중보건에 관심을 두기 시작했다. 역사적인 호기심? 아니면 이 분야에서 가장 강력한 당대의 인사가 되고 싶었나? 모두 알다시피 둘 다였다. 20세기 초반, 존 록펠러John D. Rockefeller는 석유사업에서 얻은 거대한 이익으로 록펠러 재단Rockefeller Foundation을 설립했고, 의료, 교육, 사회과학, 농업, 자연과학뿐 아니라 국제 보건에 기념비적인 공을 세웠다. 그로부터 거의 한 세기 후에, 소프트웨어계의 거장과 그의 아내가 기금을 조성한 빌 앤드 멜린다 게이츠 재단BMGF: Bill and Melinda Gates Foundation, 이하 게이츠 재단이 농업, 개발, 교육과 영양이라는 분야 및 국제 보건에서 가장 영향력 있는 의제 결정자가 되었다.

이 유력 재단 각각은 국제보건사의 결정적인 지점에 나타났고, 그 시대에 가장 부유하고 추진력이 좋은 이에 의해 건립되었다. 이 기업가들에게는 부도덕하고 독점적인 기업 운영에 대한 대중적인 비난이 가해졌고,[1] 그들의 자선

---

* 이 글은 다음의 글을 기초로 하여 업데이트 하였다. Anne-Emanuelle Birn, "Philanthrocapitalism, Past and Present: The Rockefeller Foundation, the Gates Foundation, and the Setting(s) of the International/ Global Health Agenda," *Hypothesis* 12/1 (2014): e8.

우리는 Sarah Sexton, Alison Katz, Esperanza Krementsova, Mariajosé Aguilera, Jens Martens, and Lída Lhotská의 지지와 제언에 감사를 표한다.

동기에 대해 지나친 칭찬과 회의적인 시선이 동시에 존재했다.[2] 록펠러 재단은 질병과 질병 통제에 대한 편협하고 의학에 치우친 이해를 바탕으로 정부 간 조치를 위한 적법한 공간legitimate sphere으로서의 보건 협력 구축을 모색하였고, 국제 보건 분야에서의 원칙, 관행, 핵심 기관을 구성하였다.[3] 반면, 게이츠 재단은 국제 보건 관리체계로 등장하며 위기에 직면하였다.

이들 재단과 그 설립자들은 모두 지극히 정치적이었고, 공중보건이 자본주의에 얼마나 중요한지, 그리고 자선이 그들의 평판에 얼마나 중요한지 알고 있었지만, 동시에 재단의 활동은 중립적이라고 알려진 과학적, 기술적 근거에 기반한다고 주장했다. 하지만 이 두 재단에는 확실히 다른 점이 존재한다. 록펠러 재단이 공공에 대한 책임으로서의 공중보건을 지원한 데 반해, 게이츠 재단의 활동은 공공, 정부 간 기구의 권한과 지도력에 도전하면서 보건 협력을 분열시키고 기업이나 자선 '협력자partners'에 막대한 역할을 부여하고 있다.[4]

뚜렷한 역사적인 순간에서 일어난 후한 기부금과 의제 설정을 같이 생각해 보면, 몇 가지 의문이 생긴다. 미국의 거대한 자선사업은 어떻게 그리고 왜 세계 보건 문제를 다루는 지식, 기관, 전략을 생산하고 구성하는 데 그토록 중요한 역할을 하게 되었을까? 국제 보건 관리는 어떻게 이루어지고, 어떤 영향을 미치는가?

자선자본주의가 금융 투기, 세금 회피, 독점 가격, 노동 착취, 최저소득 수

1)  Ron Chernow, *Titan: The Life of John D. Rockefeller, Sr.* (New York: Random House, 1998); William H. Page and John E. Lopatka, *The Microsoft Case: Antitrust, High Technology, and Consumer Welfare* (Chicago: University of Chicago Press, 2009).

2)  William Wiist, *Philanthropic Foundations and the Public Health Agenda* (New York: Corporations and Health Watch, 2011), http://corporationsandhealth.org/2011/08/03/philanthropic-foundations-and-the-public-health-agenda/.

3)  Josep Lluís Barona, *The Rockefeller Foundation, Public Health and International Diplomacy*, 1920 -1945 (New York: Routledge, 2015).

4)  Judith Richter, *Public-Private Partnerships and International Health Policy Making: How Can Public Interests Be Safeguarded?* (Helsinki: Ministry for Foreign Affairs of Finland, Development Policy Information Unit, 2004); Jens Martens and Karolin Seitz, *Philanthropic Power and Development: Who Shapes the Agenda?* (Aachen/Berlin/Bonn/New York: Brot für die Welt/ Global Policy Forum/MISEREOR, 2015). https://www.globalpo-licy.org/images/pdfs/Newsletter/newsletter_15_09_25.pdf.

준의 농가, 자연 파괴를 통해 축적한 이익을 기반으로 함에도 불구하고 "세계를 구하는" 수단으로 추앙되고 있다는 점에서, 그리고 궁극적으로는 더 많은 이익을 창출하게 된다는 점에서, 이런 질문은 특히 중요하다. ≪이코노미스트 The Economist≫의 미국 경제 편집자가 처음 쓰기 시작한 자선자본주의라는 용어는, 영리 기업의 원칙과 관행을 자선에 접목하는 행위와 함께 이른바 "더 나은 질의 새로운 상품을 더 낮은 가격으로 공급하는 것은 결국 모두에게 이익이 된다"는 혁신을 통한 자본주의의 잠재적 자선도 포함한다.5)

대부분의 정부 단체는 공개 감사를 받지만 민간 자선단체는 자신들이 선정한 이사회에만 설명하면 된다. 소수의 이사진이 수백만 명에 영향을 미칠 중요한 결정을 내린다. 북미를 포함한 여러 나라의 경우, 비영리단체에게 기부되는 기업 및 개인의 기부는 세금 공제 혜택이 적용된다. 예를 들어, 미국에서는 매년 400억 달러로 추정되는 금액이 미국 공공 재원에서 빠져나간다.6) 즉, 세금을 지불하는 공공은 민간 자선단체의 기부금 중 적어도 1/3을 지원하지만, 민간 자선단체들이 어떤 부분에 우선순위를 두어 그 돈을 사용하는지를 결정할 권한은 가지고 있지 않은 것이다.

우리는 이 장에서, 록펠러 재단과 게이츠 재단의 목표, 운영 방식, 의제 설정 역할을 비교·대조하려고 한다. 20세기 초의 록펠러 재단과 현재의 게이츠 재단 둘 다, 국제 보건 분야의 기관, 이념, 관행의 형성을 중요하게 생각했으며, 그 믿음을 좁은 범위의 기술 중심 질병 통제 방식으로 실현하려고 했다. 하지만 록펠러 재단은 국제 보건을 조정할 단일 공공기구를 선호하여 결과적으로 WHO를 탄생시킨 반면, 게이츠 재단은 민영화 방식을 선택함으로써, 기본 인권으로서의 건강을 증진하겠다는 WHO의 헌법적 권한을 약화시키고 있다.

---

5)  Matthew Bishop and Michael Green, *Philanthrocapitalism: How Giving Can Save the World*(New York: Bloomsbury Press, 2009). 이 책의 2008년 부제는 "부자들은 어떻게 세계를 구원할 수 있나?" 였으나 2008년 세계 금융 위기를 지나며 부자들이 세계를 구하는 것이 아니라 해를 끼치고 있다는 사실이 명확해지면서 바뀌었다. http://philanthro capitalism.net/about/faq/.

6)  George Joseph, "Why Philanthropy Actually Hurts Rather than Helps Some of the World's Worst Problems," *In These Times*, December 28, 2015, http://inthesetimes.com/article/18691/Philan thropy_Gates-Foundation_Capitalism.

실제로 게이츠 재단의 벤처-자선은 벤처 자본을 바탕으로 자선사업을 하는 방법으로[7] 현재 세계 공공보건 분야를 흔들고 있는 기업 모델의 전형적인 형식이다. 이러한 상황은 국제 보건 활동에서의 민간 영리 단체들의 영향력을 확장시키는 결과를 가져왔고, 공공과 민간의 경계를 흐리게 만들었으며, 국제보건의 민주적인 관리와 과학적 독립성에 심각한 위협을 의미한다.[8]

## 제국주의 시대의 록펠러 국제 보건

1913년, 열대지방의 질병들이 제국 이익에 해가 되자, 석유 업계의 거물이자 자선사업가였던 존 D. 록펠러는 록펠러 재단을 세우고, "전 세계 인류의 복지를 증진시키겠다"는 목표를 천명했다. 이 노력은 미국에서 일어나고 있던 새로운 움직임의 한 기류로 과학적 자선scientific philanthrophy이라고 불렸다. 스코틀랜드 출신으로 자수성가를 이룬 철강왕 앤드루 카네기는, 1889년『부의 복음』에서, 부유한 이들에게 아무렇게나 하는 자선보다는 체계적으로 사회 투자를 지원함으로써 부를 공공선으로 연결시킬 것을 요청했다.[9]

록펠러는 이 복음에 따라 막 생겨난 공중보건이라는 새로운 분야를 지원하며 사회 후원가라는 이미지를 강화했다. 조언자들은 구충 질환 퇴치를 시작점

---

7) David Callahan, *The Givers: Money, Power, and Philanthropy in a New Gilded Age* (New York: Alfred A. Knopf, 2017).

8) 이 부분은 다른 이들도 주장했는데, 세계경제포럼 새로운 국제질서설계(WEF GRI)가 특히 그러했다. WEF GRI는 기업 주도의 캠페인으로, 2009년 국제의사결정 체계를 재구축하여 UN 기구들이 '다자간 거버넌스'의 여러 관계자 중 하나로 참여시킬 목적을 가지고 시작했다. Judith Richter, "Time to Turn the Tide: WHO's Engagement with Non-State Actors and the Politics of Stakeholder-Governance and Conflicts of Interest," *BMJ* 348 (2014): g3351, http://www.bmj.com/content/348/bmj.g3351; Flavio Valente, "Nutrition and Food: How Government for and of the People Became Government for and by the TNCs," *Transnational Institute*, January 19, 2016, https://www.tni.org/en/article/nutrition-and-food-how-govern-ment-for-and-of-the-people-became-government-for-and-by-the.

9) Andrew Carnegie, "The Gospel of Wealth," *North American Review* 148 (1889): 653–54. Carnegie later expanded this presentation to a book, published in 1901; see discussion in chapter 9.

으로 하는 게 좋겠다는 의견을 지지했다. 빈혈을 일으키는 구충 질환은 진단이 쉽고 약으로 치료 가능하며, 무엇보다 미국 남부에서 산업화와 경제 성장을 방해하는 경제적 '후진성'의 주범으로 여겨지고 있었다. 죽음에 이르는 질병은 아니라거나 치료약이 종종 치명적인 부작용을 일으킨다는 점은 그다지 중요하지 않은 듯 했다.

구충 퇴치를 위한 록펠러 위생위원회는 1910년에서 1914년에 이르는 기간 동안 막대한 재정으로 남부 11개 주에 의사, 위생조사관, 검사실 기술자 팀을 쏟아 부었다. 이들은 구충제를 지급하고, 신을 신고 화장실을 사용하도록 지도했으며, 공중보건 물품을 지급하고, 교회나 농민회agricultural clubs와 함께 움직였다. 이러한 활동은 록펠러 재단에 우호적인 관심을 불러왔으나, 이 활동의 주요 목적이 신발 판매라는 가짜 소문이 퍼지면서 록펠러 재단은 관심의 대상에서 멀어졌다.10) 이 활동이 구충을 '퇴치'하지는 못했지만, 공중보건에 대한 대중의 관심을 끌기에는 충분했으며, 록펠러 재단은 활동을 확대하기 위해 즉시 국제보건국International Health Board을 탄생시켰다.

재단의 공중보건 사업은 록펠러의 석유 업계 독점에 대한 부정적인 평판을 잠재우는 데도 유용했다. 1914년, 록펠러 통제권 아래 있던 콜로라도주 러들로의 한 석탄 광산에서 스무 명이 넘는 광부 및 가족들이 사망하는 일이 발생하자, 부정적인 보도가 증가했다. 노동자, 탐사 기자는 물론, 일반 대중들도 록펠러의 기업과 자선사업의 이익을 연관 짓기 시작했고, '악덕 기업가'의 기부를 대기업에 위협이 되는 노동계급의 불만, 정치적 과격주의 등에 대응하기 위한 시도라고 여기게 되었다.11)

록펠러 가문은 건강, 의료, 교육 등 중립적이고 반대가 없을 영역의 자선에

10) John Ettling, T*he Germ of Laziness: Rockefeller Philanthropy and Public Health in the New South* (Cambridge, MA: Harvard University Press, 1981).

11) 자선의 또 다른 문제점은 '스스로' 하는 자선에 바탕을 둔 노력을 강조함으로써 국가에 사회보호 역할을 요구하던 당시 투쟁에서 모호한 역할을 하게 된 것이다. 현재까지도, 미국에서는 사회서비스를 제공하는 주체의 큰 부분을 영리 또는 비영리 민간 영역이 차지하고 있고, 따라서 미국의 복지국가로서의 규모와 범위를 제한하고 있으며, 민간 이익이 사회복지에 우선하는 비민주적인 권한을 가지고 있다.

참여하라는 조언을 받아들였고, 그 후 40여 년 동안 록펠러 재단은 국제 보건에 지배적인 역할을 하였다. 처음에는 록펠러 기업 조언자들과 겹치기도 했던 재단을 이끄는 활동적인 이사 및 관리자들이, 파리, 뉴델리, 멕시코시티의 지역 사무소를 통해 대규모의 세계보건사업을 감독하였다. 수백 명의 지역 담당자가 전 세계 20여 개 국가에서 국가 단위의 공중보건 사업을 이끌었다.[12] 국제보건국은 1927년 국제보건부International Health Division로 이름이 바뀌었고, 1951년 해체될 때까지 구충, 황열병, 말라리아 등의 주요 열대병 퇴치 사업 및 열대 피부병 매종yaws, 광견병, 인플루엔자, 주혈흡충병, 영양실조를 퇴치하기 위한 소규모 사업에 수억 달러를 지원했다. 또한 국제보건부는 각국 정부에 재정 공동부담 의무를 지워 보건 사업에 대한 국가 단위의 투입을 이끌어 내기도 했다. 공동부담은 처음에는 전체 경비의 20% 수준으로 시작해, 몇 년에 걸쳐 증가하여 정부가 모두 부담하는 형태가 일반적이었다. 록펠러 재단은 세계 곳곳에 25개의 공중보건대학을 설립하였고, 2500명의 공중보건 전문가들이 미국 등지에서 대학원을 마칠 수 있도록 장학금을 지원했다.[13]

하지만 특히 영아 설사나 결핵처럼 주요 사망 원인이 되는 질환을 록펠러 재단이 다루는 경우는 드물었다. 이 질환은 기술적인 해결책이 없었고, 주거, 식수, 위생 개선 같은 장기간의 사회 투자가 필요했다. 무역에 큰 손해를 끼쳤던 황열병을 제외하고는, 복잡하고, 비용과 시간이 많이 소요될 만한 질병 사업은 피했다. 대부분의 질병 사업은 좁게 해석하여 살충제 도포, 약품 배포 등 정량화할 수 있는 목표로 정해져서 기대치에 도달하면 성공으로 측정된 후, 기업 양식의 분기별 보고서로 제시되었다. 이 과정에서 록펠러 재단의 공중보건 활동은 경제 생산성을 자극하고, 소비 시장을 확장했으며 해외 투자와 함께 확대되고 있는 세계 자본주의 체계에 편입의 대상이 되는 광대한 지역을 준비시켰다.

---

12) John Farley, *To Cast Out Disease: A History of the International Health Division of the Rockefeller Foundation, 1913-1951* (New York: Oxford University Press, 2004).

13) Marcos Cueto, ed., *Missionaries of Science: The Rockefeller Foundation and Latin America* (Bloomington: Indiana University Press, 1994).

록펠러 재단은 질병 사업과 함께, 국제연맹 보건 체계institutional framework를 지속적으로 발전시켰다. 제1차 세계대전 이후 창설된 국제연맹 보건기구 LNHO: The League of Nations Health Organization는 록펠러 재단 국제보건국을 부분적으로 본떠 만들어졌으며, 국제연맹 보건기구가 건강에 대한 질병 중심적 협소한 이해를 벗어나려고 노력했음에도, 질병 관리, 기관 조직, 교육, 연구에 대한 가치, 방법, 전문가들의 많은 부분을 공유했다. 록펠러 재단은 국제연맹 보건기구로 대체하는 대신, 국제연맹 보건기구의 주요 후원자이자 생명줄이 되었다.[14] 1930년대 반파시즘 운동, 노동운동, 사회주의운동 분위기 안에서의 공중보건은 질병의 근본 원인인 사회정치적 조건을 강조하는 정치 논리가 중요하게 대두되었다. 록펠러 재단은 공공연한 좌파 과학자나 공중보건 전문가를 포함한 특정 진보 정치 관점에 관심을 두고 그들의 의견을 듣고 재정 지원을 하기도 했으나,[15] 이러한 지원은 항상 기술 중심 모델이나 미국 자본 권력 강화에 부수적일 뿐이었다.

그럼에도 록펠러 재단은 가장 의미 있는 국제 기부는 "지역의 관습, 필요, 전통, 조건에 적합한 행정 조치를 개발하기 위해 공식적인 공중보건 기관을 지원하는 것"이라고 명시했다.[16] 그러므로 록펠러 재단이 스스로 정의한 넓은 기준의 성공은 공중보건을 정치적으로, 대중적으로 지원하고 국가 단위의 공중보건 부서 설립을 지원하며, 국제 보건의 제도화를 발전시키는 역할이었다.

자선단체라는 지위는 공공 감시에서 자유로웠고, 록펠러 재단은 재단 이사회에만 설명하면 될 뿐이었다. 전 세계에 지역 사무소를 가지고 있었으므로 의제 결정이나 기관 설립에 영향력을 끼칠 수 있었고, 실질적으로 모든 공중보건 활동 배후에 개입되어 있었고, 우선순위 결정에 대한 선교사 같은 열의 덕분에 그 영향력은 더 커졌다. 그럼에도 변화하는 정치적, 과학적, 경제적, 문

---

14)  Iris Borowy, *Coming to Terms with World Health: The League of Nations Health Organisation 1921-1946* (Frankfurt: Peter Lang, 2009).

15)  Anne-Emanuelle Birn and Theodore M. Brown, eds., *Comrades in Health: U.S. Health Internationalists Abroad and at Home* (New Brunswick, NJ: Rutgers University Press, 2013).

16)  League of Nations Health Organisation, "International Health Board of the Rockefeller Foundation," International Health Yearbook (Geneva: LNHO, 1927).

화적, 전문적 영역에 역동적으로 반응하면서, 록펠러 재단의 활동은 협상, 회유, 제도 도입, 거부, 생산적인 협동의 순간들이 가득한 광범위한 쌍방 교환give and take에도 개입하였다. 당시로서는 특이하게도, 록펠러 재단은 기금단체인 동시에 국가단체, 양국 간 단체, 국제단체, 심지어 초국가단체이기도 했다.[17]

## 냉전 휴지기 그리고 신자유주의의 부상

1948년 WHO가 창설된 후, 록펠러 재단은 국제 보건에서 차지하고 있던 주도적인 위치에서 물러났다. 재단은 공중보건에 대한 세계적인 정치, 대중적 지지를 끌어냈고, 국제보건의 제도화를 위해 분투했지만, 또한 외부에 의해 주도되는 의제 설정과 기술-생물학 중심의 접근법을 고착시키는 등 강력하지만 많은 문제를 유산으로 남겼다. WHO는 록펠러 재단의 이념, 관행, 활동, 직원, 연구자, 장비 등을 물려받아, 세간의 이목을 끄는 말라리아, 수두 등의 질병을 퇴치하는 수직적인 사업을 계속했다.[18]

냉전 기간 동안, WHO는 양국 간 단체, 국제금융기관, 다른 UN 기관들은 물론 인도적 단체, 비영리단체들이 혼란스럽게 모여 있는 국제보건 무대의 일원으로 존재하였다. 미국과 소련은 의원과 병원, 제약 공장을 짓고, 수천 명의 연구자를 지원하고, 록펠러 재단과 비슷한 질병 사업을 진행하면서 정치 이념 대결에 의료 기반시설을 끌어들였다.

1970년대가 되자, WHO의 수직적 접근법에 문제가 제기되기 시작했다. 신생 독립국 중에서는 미국이나 소련과 연계 없이 건강을 사회정치적으로 해결하려는 노력이 있었다. 1973년부터 1988년까지 WHO 사무총장을 역임한 할프단 말러Halfdan Mahler는 이 변화에 비전을 제시하는 지도력을 발휘했다.

---

17) Anne-Emanuelle Birn, *Marriage of Convenience: Rockefeller Inter-national Health and Revolutionary Mexico* (Rochester, NY: University of Rochester Press, 2006).

18) Anne-Emanuelle Birn, "Backstage: The Relationship between the Rockefeller Foundation and the World Health Organization, Part I: 1940s–1960s," *Public Health* 128/2 (2014): 129–40.

1978년 열렸던 역사적인 WHO-유니세프 총회에서 발표된 알마아타 선언과 이에 따른 "모든 이에게 건강을Health For All" 정책이 중요하게 다뤘던 의제는 일차보건의료 운동이었는데, 건강의 경제적, 정치적, 사회적, 문화적 맥락을 인지하고 치료보다는 예방에 초점을 둔 사회적·공중보건적으로 통합된 처치를 통해 건강이 기본권의 하나로 자리잡아야 한다는 주장이었다.[19] "모든 이에게 건강을" 기조는, UN은 물론 UN 기관들로 하여금 국제규약으로 초국가 기업들을 규제하도록 요구한 신국제경제질서NIEO 의료-산업 복합체 사업에 포함되기도 했다.

협의의 보건 개입이라는 록펠러 재단의 전통에서 벗어나는 시도를 막 시작할 때쯤, WHO는 정치적·재정적 위기에 빠졌다. 1970년대 말부터 1980년대 초의 경제 불황 때문에 가입국들은 재정부담금을 내기 어려워졌고, 그 와중에 미국은, 신자유주의 정치 이념의 부상과 함께 '초국가적 규제'를 위법이라 반대하여, 공공 재정을 바탕으로 운영되고 있던 국제보건기관들의 지지를 약화시켰다. 이런 상황은 가입국들이 지불하던 부담금에 대한 예산 동결의 원인이 되었고, 아직도 계속되고 있다. 1985년, 미국의 레이건 정부는 일방적으로 UN 추정 부담금의 80%를 삭감했고, 약품 및 영아용 식품[20] 등에 적용되던 WHO의 보건 관련 규제[21]에 저항할 의도로 1986년 WHO 재정부담금 지불을 보류했다. 1990대 초, 가입국이 부담하던 예산은WHO 전체의 50%에 못 미쳤고, 다양한 민간 영역 기부자들은 자신의 기부금을 특정 사업이나 활동에 배정하도록 규정했다. 현재는 WHO 예산의 80%를 자신의 기부금 용도를 규정한 기부자들이 충당하고 있다.

냉전 시기가 지나자, 국제 보건 사업은 무역, 질병 감시, 건강 보장을 증진한

---

19)  이 때, '선택적인' 일차보건의료(selective primary health care: SPHC)를 홍보하고, 예방접종이나 경구수액요법 같은 소규모의 '비용효율적인' 접근법을 강조하는 등 록펠러재단의 작지만 중요한 역할이 다시 강조되었다. 따라서 저명한 록펠러 출신인 제임스 그랜트(James Grant)가 1980년대 유니세프 총재가 되자, 예방접종, 경구수액요법 등이 유니페스아동구호캠페인의 주요 축이 되고, WHO와 유니세프 사이의 씁쓸한 불협화음이 시작되었다.

20)  Judith Richter, *Holding Corporations Accountable* (London: Zed Books, 2001).

21)  Nitsan Chorev, *The World Health Organization between North and South* (Ithaca, NY: Cornell University Press, 2012).

다는 이유로 정당화되었다.[22] 이쯤 되자, WHO는, 거대한 보건 예산과 의료, 식수 등의 중요한 공공재를 민영화하려는 동력으로 무장한 세계은행과 기업을 '동반자'로 하는 UN의 새로운 인식체계에 밀리기 시작해, 여러 양국 간 단체는 물론 유니세프 같은 UN 기관들도 WHO를 무시하곤 했다.[23] 각 국가들의 분담금이 감소하자, 소위 '국제보건' 자선이라고 부르는 현상이 다시 나타나기 시작했고, 이는 신자유주의의 부상과 시기적으로 일치하고 밀접한 연관이 있다.

## 게이츠 재단의 시대

2000년까지 전체적으로 국제 보건 지출은 정체되어 있었다. 정치 경제 엘리트 및 기업화된 언론들이 해외 발전 원조의 부정적인 측면을 부각시켰다. 중저소득국가에서는 세계은행과 국제통화기금이 강요한 사회투자 감소 및 무역 투자 자유화의 부정적인 영향이 복합적으로 작용한 결과 에이즈, 재창궐하는 감염병, 급증하는 만성질환의 다중고에 휘청이고 있었다. 이런 진공 상태에서 국제보건의 구세주라 자칭하는 이가 나타났고, 지난 몇 년간 빠른 속도로 의제를 설정하고 있다.

세계 최고의 부자인 마이크로소프트사의 창업자이자 최고경영자 빌 게이츠는[24] 마이크로소프트사의 제품개발관리자였던 아내 멜린다와 함께 2000년 게이츠 재단을 설립하였다. 록펠러의 경우와 마찬가지로, 게이츠의 자선사업 입문도 마침 마이크로소프트사에 대한 여론이 부정적일 때였다. 빌 게이츠가

---

22) Eeva Ollila, "Global Health Priorities — Priorities of the Wealthy?" *Globalisation and Health* 1/6 (2005): 1–5.

23) Debabar Banerji, "A Fundamental Shift in the Approach to International Health by WHO, UNICEF, and the World Bank: Instances of the Practice of 'Intellectual Fascism' and Totalitarianism in Some Asian Countries," *International Journal of Health Services* 29/2 (1999): 227–59.

24) Deborah Hardoon, "An Economy for the 99%," (Oxford: Oxfam International, 2017), https://www.oxfam.org/en/research/economy-99.

처음 관여한 사업은 1998년 아이들을 대상으로 한 예방접종 프로그램으로,[25] 게이츠 재단의 전신이 되었다. 이때 마이크로소프트사는 연방 반독점법 소송으로 곤란한 상황이었고 동시에 미국 사법부 예산 삭감 로비에 관련하여 부정적인 여론이 한창이었다.[26] 1999년, 빌 게이츠는 다보스 세계경제포럼에서 제안된 국제백신면역연합GAVI: Global Alliance for Vaccines and Immunization에 75만 달러를 창립 기금으로 기부했다. 같은 해 말, 마이크로소프트사는 캘리포니아 소비자들이 제기한 소프트웨어 독점 관련 단체소송을 당한 상태였다. 게이츠 재단이 기금을 조성한 이 사업이 빠른 속도로 전개되던 시점에는, 마이크로소프트사가 유럽연합에서 제기된 반경쟁 관련 소송을 앞두고 있었다. 2002년, 게이츠 재단은 국제영양증진협약GAIN: Global Alliance for Improved Nutrition의 공동 창립자가 되었고, 에이즈, 결핵, 말라리아 퇴치를 위한 국제기금Global Fund to Fight AIDS, Tuberculosis, and Malaria 이하 글로벌펀드의 주요 기부자가 되었다.

현재 게이츠 재단은 빌과 멜린다 게이츠 부부와 빌 게이츠의 부친이 이끌고 있으며, 국제보건 관련 최대 규모의 자선 기관이자 세계에서 가장 큰 자선 재단이다. 게이츠 재단은 미국을 제외한 어느 정부보다 많은 돈을 국제보건에 쓰고 있으며,[27] 2016년 게이츠 재단의 기부금은, 미국의 거물 투자가인 워렌 버핏Worren Buffett이 기부한 2000만 달러에 달하는 금액을 포함, 400억 달러가 넘는다.[28]

2016년까지 게이츠 재단이 승인한 금액은 총 413억 달러이며, 최근의 연지출은 60억 달러에 달한다. 이 중 12억 달러는 에이즈, 말라리아, 결핵 관리 관련 활동을 포함한 '국제 보건' 프로그램/'국제보건재단'Global Health Program에,

---

25) Martens and Seitz, *Philanthropic Power and Development.*

26) Page and Lopatka, *The Microsoft Case.*

27) Mark Curtis, "Gated Development—Is the Gates Foundation Always a Force for Good?," Global Justice Now, 2016, http://www.globaljustice.org.uk/sites/default/files/files/resources/gated-development-global-justice-now.pdf.

28) https://www.gatesfoundation.org/Who-We-Are/General-Information/Foundation-Factsheet. 2006 년 버핏은, 당시 주당 300달러 이상이었던 버크셔 해서웨이 주식 천만 주를 게이츠재단에 지원하기로 하고 매년 지불하는 형식을 취했다. https://www.gates-foundation.org/Who-We-Are/General-Information/Leadership/Executive-Leadership-Team/Warren-Buffett.

21억 달러는 국제개발 프로그램이라는 모호한 이름으로 소아마비 퇴치, 백신 사업, 모자 보건, 가족계획 농업 개발 등에 소요된다. 최근 몇 년을 보면, 게이츠 재단이 국제보건 활동에 소요하는 예산은 WHO를 앞질렀다. 게이츠 재단은, 2008년 이후 WHO에 재정 지원을 하는 가장 큰 민간 기부자이며, 이 지원금은 소아마비 퇴치 사업에 배정되어 있다.

게이츠 재단이 명시하는 국제보건 목표는 "과학 기술 발전을 활용하여 건강 불평등을 완화"하는 것으로,[29] 진단 방법 및 약품 개발을 통한 치료는 물론, 백신 및 살균제 등의 예방을 아우른다. 시애틀에 있던 초창기 게이츠 재단은 소수의 질병관리 프로그램에 초점을 두고 기금을 조성하는 성격이 강했으나, 현재는 활동 영역이 백여 개 국가에 이른다. 몇몇 아프리카 국가는 물론, 중국, 인도, 영국 등에도 지역사무소를 두고 있으며, 전 세계에 걸쳐 1400여 명이 일하고 있다.

록펠러 재단이 그랬던 것처럼, 게이츠 재단도 각국 정부에 '파트너'로서의 공동재정 부담을 요구하면서, 좁은 범위로 정의된 목표를 토대로 긍정적인 결과를 얻어내는 기술 중심의 프로그램을 기획하고, 단기간의 성취를 강조한다. 게이츠 재단은 다른 기부자를 모으는 데 탁월한 능력을 발휘하여, 특히 양국간 기구의 경우, 게이츠 재단보다 총 10배가 넘는 자원을 기부하고 있지만, 대외에 거의 알려지지 않았다.[30] 게이츠 재단은 국제보건에 투입한 자금과 인력은 물론 외부의 참여를 권장하는 활동으로 긍정적인 평판을 얻었다.[31] 하지만 재단을 지지하는 사람들조차도 세금이 투입되는 자금이라는 점에서 책임성 및 투명성에 대한 의문과 함께 국제보건 의제를 정하는 데 지나친 영향력을 미치는 것을 비판하고 있다.[32]

---

29)  Bill and Melinda Gates Foundation, "Global Health Data Access Principles," April 2011, https://docs.gatesfoundation.org/Documents/data-access-principles.pdf.

30)  Anne-Emanuelle Birn, Yogan Pillay, and Timothy H. Holtz, *Textbook of Global Health*, 4th ed. (New York: Oxford University Press, 2017).

31)  Bishop and Green, *Philanthrocapitalism*.

32)  Linsey McGoey, *No Such Thing as a Free Gift: The Gates Foundation and the Price of Philanthropy* (New York: Verso Books, 2015).

# 게이츠 재단의 접근법과 그에 따른 위험

여러 국제 보건 사업global health initiative의 주요 기부자로서, 게이츠 재단은 공공, 민간, 국가 간 단체는 물론 대학, 기업, 보호 단체advocacy group, 비영리단체와 협력한다. 록펠러 재단과 같은 방식으로, 막대한 자금을 고소득국가/선진국의 단체에게 혹은 그들을 통해 국제보건에 투입한다. 2016년 한 해 동안 국제보건프로그램이 승인한 총기금 중 1/4은 60개의 기관에 배정되었고, 그 중 9할은 미국, 영국, 스위스에 위치하고 있다.[33]

국제보건 기금조성에서 집중하는 사업은 백신의 개발 및 보급으로, 게이츠 재단은 2010년, 백신 연구, 개발, 보급에 10년에 걸쳐 100억 달러를 투자하겠다는 결정을 밝혔다. 백신은 중요하고 효과적인 공중보건 방식으로, 특히 전반적인 사회 개선에 더해지면 더 그렇다. 실제로, 대부분의 아동기 백신이 개발되기 이전에 감염병으로 인한 사망률이 이미 현저하게 감소하기 시작한 역사적 근거를 확인할 수 있는데, 이는 광범위한 사회정치적 투쟁을 통해 깨끗한 식수, 위생, 노동 보건 및 안전, 적정 임금, 교육, 사회 보호social protection, 일차의료 등 주거 및 노동 환경의 개선 덕이었다.[34]

게이츠 재단이 취한 환원주의적인 접근법은, 2005년 5월 열린 제 58회 세계보건총회World Health Assembly(매년 WHO 가입국들이 모여 정책을 정하고 주요 현안을 결정하는 회의)에서 빌 게이츠가 연사로 나선 기조연설에서 뚜렷이 드러난다. 빌 게이츠는 국제보건의 우선순위를 언급하며, 특허가 만료되어 가격이 낮아진 백신 덕에 천연두 퇴치가 가능했다고 주장했다. "어떤 사람들은 … 가난이 해소되어야만 건강도 개선될 수 있다고 말합니다. 가난을 퇴치하는 것도 중요한 목표

---

33) David McCoy, Gayatri Kembhavi, Jinesh Patel, and Akish Luintel, "The Bill and Melinda Gates Foundation's Grant-Making Program for Global Health," *The Lancet* 373/9675 (2009): 1645–53; Birn, Pillay, and Holtz, *Textbook of Global Health.* Between 1998 and 2016, 예를 들어 시애틀 소재 PATH(Program for Appropriate Technology in Health), PATH 제약 부문, and PATH 백신 부문은 1998에서 2016년까지 25억 달러가 넘는 기금을, 게이츠 재단에서 받았는데, 국제 보건개발 기금에 지출된 총금액의 12%에 해당한다.

34) Birn, Pillay, and Holtz, *Textbook of Global Health.*

입니다. 하지만 천연두를 퇴치하기 위해 가난을 해소해야 할 필요는 없었습니다. 따라서 말라리아를 줄이기 위해서도 가난을 해소할 필요가 없는 거죠. 우리가 해야 할 일은 백신을 생산하고 보급하는 것입니다."[35] 말라리아에 얽힌 복잡한 문제를 믿을 수 없을 정도로 간단한 기술로 해결할 수 있다는 빌 게이츠의 주장은 사회 정의에 바탕을 둔 방식들이 쉽게 간과될 수 있다는 걸 의미한다. 마찬가지로, 국제보건 계획의 '위대한 도전Grand Challenges' 프로그램은 약 40개국의 과학자들이 진행하는 '대담하고' '정통이 아닌unorthodox' 연구 프로젝트에 기금을 지원하고 있는데, 전례 없는 부의 집중과 축적 등 질병을 일으키는 사회적, 정치적, 경제적인 원인에 대한 고려는 거의 없다.[36]

확실히 하자면, 게이츠 재단은 작은 규모이긴 하지만 다른 사업들도 지원하고 있다. 예를 들어, 2016년에는 국립공중보건연구원National Public Health Institutes 국제협회 창설 기금으로 2000만 달러를, 중저소득국가의 보건 인력 부족을 해결하기 위해 발족된 WHO 기반의 국제보건인력연합Global Health Workforce Alliance에는 500만 달러를 기부하였다. 게이츠 재단의 기금지원은 대체로 민영화privatizing로 향한 자극으로 작용했다. 최근에는 '보편적 의료보장 Universal Health Coverage'을 지원하기 위해(7장에서 설명하는 공공의료 보편 이용과는 다르다)[37] "건강 부문을 포함한 세계 시장에서의 효율성을 저해하는 장애물을 제거한다"는 활동 목표를 가지고 있는 개발기구를 위한 결과Results for Development Institute라는 단체를 통해 220만 달러를 투자했다.[38]

공중보건 문제를 기술 중심, 각 질병을 따로 대처하는 방식으로 접근하는 단점에도 불구하고, 이 방식은 여전히 확산되고 있으며, 국제보건 의사 결정 과정에서 공식적인 역할을 담당하고 있는 게이츠 재단이 주도하고 있다. 2007

---

35)  Bill Gates, "Prepared Remarks, 2005 World Health Assembly," http://www.gatesfoundation.org/speeches-commentary/Pages/bill-gates-2005-world-health-assembly.aspx.

36)  Anne-Emanuelle Birn, "Gates's Grandest Challenge: Transcending Technology as Public Health Ideology," *The Lancet* 366/9484 (2005): 514.

37)  Anne-Emanuelle Birn, Laura Nervi, and Eduardo Siqueira, "Neoliberalism Redux: The Global Health Policy Agenda and the Politics of Co-optation in Latin America and Beyond," *Development and Change* 47/4 (2016): 734–59.

38)  Results for Development, "Our Approach," http://www.r4d.org/about-us/our-approach.

년 이른바 H8로 일컬어지는 WHO, 유니세프, 국제연합 인구기금UNFPA, GAVI, 국제연합 에이즈프로그램UNAIDS, 세계은행, 게이츠 재단, 에이즈 결핵 말라리아 퇴치를 위한 국제기금Global Fund to Fight AIDS, Tuberculosis, and Malaria의 연합체가 결성되면서 그 역할은 더 커졌다. 대부분은 게이츠 재단과 관련이 있으며 일부는 게이츠 재단의 영향력이 크게 작용한다. H8는 예전의 G8(경제 정책 및 '안전' 문제를 공조하던 8개 강대국 연합체. 미국, 일본, 독일, 프랑스, 영국, 캐나다, 이탈리아, 러 시아. 현재는 러시아가 빠져 G7이 되었다)과 비슷하게 세계보건의제를 구성하는 비공개 회의를 연다.[39]

록펠러 재단의 전성기 때처럼, 게이츠 재단도 막대한 기부금은 물론, 신속 하게 자원을 가동해 대규모 사업에 배정할 수 있는 능력, 유명한 후원자들, 파 트너십을 맺은 폭넓은 범위의 단체로부터 나오는 영향력을 바탕으로 국제보 건 의제를 좌우하고 있다. 그럼에도 불구하고, 2014년부터 2년에 걸쳐 서아프 리카에서 발생한 에볼라 유행에 대한 빌 게이츠의 대응을 보면, 그의 비전에 대한 의문은 더 커진다. 그는, 미래의 감염병 유행에 대처하기 위해 북대서양 조약기구NATO: North Atlantic Treaty Organization 같은 무장한 초국가적 국제보건 권위를 요구하여, WHO의 조율 권한을 박탈하고, 동시에 각 국가의 주권과 민 주적인 통치를 약화시키고 있다.[40]


## 게이츠 재단과 이해충돌

재정이나 인력의 이해충돌은 게이츠 재단에 만연한 문제이다. 최근 몇 년 동안 게이츠 재단은 오염되거나 건강에 해로운 음식을 생산하는 기업이나 특 정한 국제보건 및 농업 프로그램을 지원하여 이익을 취하는 민간 기업에 투자 하여 비판의 대상이 되었다.[41] 또한 2009년 게이츠 재단은 소유한 제약회사

---

39)   Martens and Seitz, *Philanthropic Power and Development*.
40)   Jacob Levich, "The Gates Foundation, Ebola, and Global Health Imperialism," *American Journal of Economics and Sociology* 74/4 (2015): 704-42.

주식을 대량 매각했음에도,[42] 게이츠 재단 투자금의 반을 넘게 차지하는 워렌 버핏이 소유한 버크셔 해서웨이Berkshire Hathaway 보유 주식을 통해 얻는 거대 제약회사의 재정적 이해관계는 여전하다.

게이츠 재단과 거대 제약회사의 지나치게 가까운 관계 또한, 이들 기업의 이윤 추구는 적정 가격 의료에 대한 접근성을 저해한다는 점에서, 재단이 명시하고 있는 건강 불형평성 감소라는 목표에 의문을 제기한다.[43] 또한 게이츠 재단의 여러 고위 이사진들은 한 때 제약회사에서 일한 경력을 가지고 있다.[44] 예를 들어, 국제보건프로그램Global Health Program 최고관리자인 트레버 먼델Trevor Mundel 박사는 노바티스 제약회사의 최고 중역을 지냈고, 후임자인 타치 야마다Tachi Yamada 박사는 글락소스미스클라인 제약회사의 중역이자 이사였다. 그럼에도 불구하고 이런 '회전문 인사' 문제는 공식적으로 거의 논의되지 않는다.[45]

적정한 비용으로 생명을 구할 수 있는 의료를 지지하는 이들은 게이츠 재단이 소유한 지적재산권에 대해서는 문제를 제기한다. 게이츠 재단은 특허 받은 약품에서 수익을 얻고 있다고 인정한 바 있다.[46] 마이크로소프트사는 세계 시장을 장악하는 데 유용했던 지적재산권을 강력하게 지지하고,[47] 무역 관련 지적재산권 협정TRIP이 세계무역기구에서 통과되게 하는 데 주도적인 역할을 했

---

41) David Stuckler, Sanjay Basu, and Martin McKee, "Global Health Philanthropy and Institutional Relationships: How Should Conflicts of Interest Be Addressed?" *PLoS Medicine* 8/4 (2011): 1–10.

42) Jessica Hodgson, "Gates Foundation Sells Off Most Health-Care, Pharmaceutical Holdings," *Wall Street Journal*, August 14, 2009, http://online.wsj.com/article/SB125029373754433433.html.

43) William Muraskin, "The Global Alliance for Vaccines and Immunization: Is It a New Model for Effective Public-Private Cooperation in International Public Health?" *American Journal of Public Health* 94/11 (2004): 1922–25.

44) Reuters, "Merck Exec to Be Gates Foundation CFO," March 31, 2010, http://www.reuters.com/article/idUSN3120 892820100331.

45) See McCoy et al., "The Bill and Melinda Gates Foundation's Grant-Making Program for Global Health." A few investigative journalists and online sites serve as courageous exceptions.

46) William New, "Pharma Executive to Head Gates' Global Health Program," *Intellectual Property Watch*, September 14, 2011, http://www.ip-watch.org/2011/09/14/pharma-executive-to-head-gates-global -health-program/.

47) Page and Lopatka, *The Microsoft Case*.

다.[48] 게이츠 재단과 마이크로소프트사는, 록펠러 재단과 록펠러의 기업체들이 그랬듯, 법적으로 분리된 단체이지만, 2011년 게이츠 재단이 마이크로소프트사의 특허변호사를 고용한 것처럼, 그 관련성은 문제의 소지가 다분하다.[49] 인도 정부는 게이츠 재단과 제약회사의 관계 및 관련된 이해충돌을 우려하여 2017년 초, 백신 관련 국립자문기구와 게이츠 재단과의 재정적인 연합을 중단했다.[50]

WHO 예산의 주요 지원자로서의 게이츠 재단의 역할이 커지자, 이런 이해충돌 문제가 제기되었다. WHO가 '자발적 기부' 기금에 의존한다는 사실은 그 자체로 가장 근본적이고 구조적인 이해충돌이지만, 시민사회 단체들의 노력에도 여전히 해결되지 않고 있다.[51] 관련된 자금은 22억 달러 정도로, 뉴욕장로회병원Presbyterian Hospital 예산의 절반에 해당되는 금액이다.[52] 이 정도는 WHO 가입국의 분담금만으로도 충분히 조달할 수 있다. 하지만 최근 WHO는, 가입국들의 동결된 분담금을 올리는 대신, 2016 비국가 단체와의 업무협약Framework of Engagement with Non-State Actors[53] 같은 개혁을 시행하였다. 이로서, 원래는 WHO 헌장 아래 만들어진 특정 목표에 협력하는 비영리기구에 수여한 '공식적인 관계'를 자선단체나 기업 단체가 신청할 수 있도록 하여, 게이

---

48)  Curtis, "Gated Development."

49)  New, "Pharma Executive to Head Gates' Global Health Program."

50)  Anubhuti Vishnoi, "Centre Shuts Health Mission Gate on Bill & Melinda Gates Foundation," *Economic Times*, February 9, 2017.

51)  Arun Gupta and Lída Lhotska, "A Fox Building a Chicken Coop?—World Health Organization Reform: Health for All, or More Corporate Influence?" APPS (Asia & Pacific Policy Society) Policy Forum, December 5, 2015, http://www.policyforum.net/a-fox-building-a-chicken-coop/; Catherine Saez, "WHO Engagement with Outside Actors: Delegates Tight-Lipped, Civil Society Worried," *Intellectual Property Watch*, May 24, 2016, https://www.ip-watch.org/2016/05/24/who-engagement-with-outside-actors-delegates-tight-lipped-civil-society-worried/.

52)  Donald G. McNeil Jr., "The Campaign to Lead the World Health Organization," *New York Times*, April 3, 2017, https://www.nytimes.com/2017/04/03/health/the-campaign-to-lead-the-world-health-organization.html.

53)  World Health Organization, "Framework of Engagement with Non-State Actors," WHO, 2016, Document WHA69.10, http://www.who.int/about/collaborations/non-state-actors/A69_R10-FENSA-en.pdf.

츠 재단이나 기업들이 WHO에 끼치는 영향력에 더 큰 정당성을 부여할 수 있게 되었다.


## 게이츠 재단, 공공-민간 파트너십, 다중 이해관계자 계획MSI: multi-stakeholder initiatives

게이츠 재단이 의제 설정이나 의사결정에 영향을 집결시키는 과정 중에는 '공공-민간 파트너십PPP'이 있다. 민간-공공 협력이라는 용어는 원래는 여러 처리 방식, 활동, 관계를 두루 의미한다. 1990년대 초반, 공공-민간 파트너십은 공공재나 공공서비스를 민영화하기 위한 신자유주의 처방에 따라 국제보건 계획을 실행하고 재정을 지원하기 위한 방법으로 권장되었다. 1990년대 말이 되자, UN 기관들은 광범위한 공공과 민간의 상호작용을 '파트너십' 또는 '다중 이해관계자 계획MSI:multi-stakeholder initiatives'으로 분류했다. 두 개념 모두 모든 참여 단체를 뭉뚱그려, 역할과 목표에서 건강 및 영양에 대한 인권을 위해 노력하는 이들과 자기들의 궁극적 이익을 추구하는 이들 사이의 주요한 차이를 지워버렸다.[54] 현재 주요 국제보건 공공-민간 파트너십은 몇 백만 달러부터 수십억 달러의 예산을 담당하는 단체까지 다양하게 존재하며 GAVI, 결핵방지Stop TB, 말라리아 퇴치Roll Back Malaria, GAIN 같은 단체들이 게이츠 재단에서 시작되었고 재정을 지원 받고 있다.

이러한 공공-민간 복합체는 대등한 관계와 동등한 파트너 또는 '이해관계자' 간에 의사결정 과정을 공유하는 것을 장려하기보다 공공기관과 기업 간의 긴밀한 유대를 장려했다. 이러한 처리 방식은 기업 이익이 정당한 공공의 감시나 책임성[55] 없이 국제보건 정책에 전례 없는 역할을 차지하게 했다. 이 점은,

---

54) Ann Zammit, "Development at Risk: Rethinking UN-business Partnerships," Geneva, UN Research Institute for Social Development, 2003, http://www.unrisd.org/80256B3C005BCCF9/%28httpPublications%29/43B9651A57149A14C1256E2400317557?OpenDocument; Richter, *Public-Private Partnerships*.

55) Marian L. Lawson, "Foreign Assistance: Public-Private-Partnerships (PPPs)," Congressional

과거 록펠러 재단이 공중보건을 공공 영역의 책임으로 지원했던 점과 확연히 다르다.

H8에 포함되는 국제백신면역연합GAVI나 글로벌펀드 같이 가장 강력한 두 PPP에 미치는 두드러지는 역할이나 국제영양증진협약GAIN의 창설 등을 보면, 게이츠 재단은 PPP에서의 영향력과 벤처 사업 운영을 구성하고 강화하는 것이 가장 중요한 목표라는 것을 분명히 보여준다. GAVI는 모든 국제보건 PPP의 모델이 되어왔다. 빌 게이츠는 처음 이를 설립할 때 1990년대 중반 닷컴 억만장자가 기업가적인 사고와 용어를 공공 영역에 처음 도입한 벤처 자선사업을 모델로 삼았다. 이런 처리 방식은 기업 기부자들과 기금 지원을 받는 기관의 직원들이 적극적으로 개입하고 영리 분야에서 대표 이사진을 파견하는 등의 특징을 보이는데,[56] 정부 대표단 몇몇은 이런 방식의 기업 참여가 공공선을 추구하는 단체에게 위협적인 환경이 된다고 보고하기도 했다.[57]

GAVI는 이미 세계적으로 상용되고 있는 아동기 백신 대신 새 백신을 권장하는 걸로 비판의 대상이 되어왔다. 지역의 필요나 상황을 무시하고 기술적 해결법을 강조하는 하향식 처리 방식이나[58] "아이들의 생명을 구한다"는 슬로건으로 이미 막대한 이익을 창출하고 있는 제약회사들을 보증하는 특징을 보였다.[59] 실제로 폐렴백신 같이 수익이 되는 약품을 가지고 있는 머크 등의 기업을 지원함으로써, GAVI의 지원이 필요한 국가들에 비용 부담을 가중시키

Research Service, 2013, http://www.fas.org/sgp/crs/misc/R41880.pdf.

56)  Judith Richter, *"We the Peoples" or "We the Corporations"? Critical Reflections on UN-Business "Partnerships"* (Geneva: IBFAN/GIFA, 2003), http://www.ibfan.org/art/538-3.pdf; Eeva Ollila, *Global Health–Related Public-Private Partnerships and the United Nations, Globalism and Social Policy Programme* (GASPP), University of Sheffield, 2003, http://www.aaci-india.org/Resources/GH-Related-Public-Private-Partnerships-and-the-UN.pdf.

57)  Katerini T. Storeng, "The GAVI Alliance and the 'Gates Approach' to Health System Strengthening," *Global Public Health* 9/8 (2014): 865–79.

58)  William Muraskin, *Crusade to Immunize the World's Children: The Origins of the Bill and Melinda Gates Children's Vaccine Program and the Birth of the Global Alliance for Vaccines and Immunization* (Los Angeles: Global Bio Business Books, 2005).

59)  Anne-Emanuelle Birn and Joel Lexchin, "Beyond Patents: the GAVI Alliance, AMCs, and Improving Immunization Coverage through Public Sector Vaccine Production in the Global South," *Human Vaccines* 7/3 (2011): 291–92.

고, 궁극적으로 직접적인 재정 지원은 물론 더 저렴한 백신에 대한 접근성을 떨어뜨리는 결과를 초래하고 있다.[60]

재정 기준으로 세계 최대 파트너 단체인 글로벌펀드도 상황은 비슷하다. 게이츠 재단으로부터 1억 달러의 창설 자금을 받은 후, 지금까지 지원 받은 금액은 16억 달러에 달한다. UN 기구들을 제치고 글로벌펀드는 2017년 초 기준, 140개국의 프로그램에 330억 달러를 분산 지출했다. 이 과정에서 WHO는 물론 다른 민주적인 공중보건기관들의 거버넌스를 약화시키고 있다. WHO와 UNAIDS는 GAIN의 이사회에서 투표권조차 없지만, 현재 머크사와 게이츠 재단이 대표하고 있는 민간 영역은 투표권을 행사한다. 다른 파트너 단체들처럼 글로벌펀드도 주요 특징으로 '사업 기회business opportunities', 수익성 좋은 계약, 의사 결정 과정에서의 영향력을 제공하는 걸로 알려져 있다.

마찬가지로, 게이츠 재단과 유니세프가 GAIN을 설립한 이후, PPP는 식품의 보급 및 보충이 최우선 목표인 것을 정당화하기 위해 "미량 영양소 결핍"이라는 용어를 대중화했다. GAIN은 "이상적인 세상이라면 우리는 필요한 모든 비타민과 미네랄을 제공하는 다양하고 영양이 풍부한 먹거리에 접근할 수 있을 것이다. 불행히도 많은 사람들, 특히 가난한 나라의 경우, 먹거리가 접근이 어렵거나 아니면 너무 비싸다"라고 주장한다.[61] 이러한 논리는 식량의 공급과 분배 문제를 무시하고 있다. 심각한 영양 결핍이 만연한 지역은 지극히 비옥한 토양과 유리한 재배 조건으로 세계에서 가장 영양가가 높은 작물이 생산되는 지역이지만, 작물 대부분은 수출 목적이라 생산지역에서의 가격은 터무니없이 높고 따라서 이 지역에 사는 저소득층은 이 영양가 높은 먹거리에 접근할 수 없게 된다.[62]

전반적으로 PPP와 다중 이해관계자 계획MSI로 가득한 세계 보건 구조는 세

---

60) Doctors Without Borders, *The Right Shot: Bringing Down Barriers to Affordable and Adapted Vaccines* (New York: MSF Access Campaign, 2015).

61) Global Alliance for Improved Nutrition (GAIN), "Large Scale Food Fortification," http://www.gainhealth.org/programs/initiatives/.

62) Lucy Jarosz, "Growing Inequality: Agricultural Revolutions and the Political Ecology of Rural Development," *International Journal of Agricultural Sustainability* 10/2 (2012): 192–99.

계 보건 환경을 파편화하고 불안정하게 만들며, WHO의 권한과 기능을 약화시키고 조정 능력을 약화시킨다.[63] 이러한 처리 방식들은 민간 이익이 공중보건 의제를 구성할 수 있게 하고, 기업과 벤처 투자자가 공공 영역에서 자선 형식으로 개입을 가능하게 하는 정당성을 제공하며, 기업 목표와 공공 목표를 융합시키며, 대부분의 PPP가 공적 자금을 민간 부문으로 돌리게 하면서 다중의 이해 충돌을 일으킨다.[64] 최근에는, 주요 PPP들의 본사가 들어서는 공간이 WHO 지척에 새로 지어짐으로써 세계보건 거버넌스의 중심이 물리적으로나 상징적으로 모두 UN 기구에서 멀어지게 될 것이다.[65]

## 영향력의 다른 통로avenues

최근 몇 년간 '정책 및 지지' 활동을 목적으로 게이츠 재단이 기부한 35억 달러는 거의 조사된 적이 없다. 이 보조금은 게이츠 재단이 지원하는 사업을 포함한 건강 및 개발에 대한 광범위한 언론 보도를 재정적으로 지원하는데, 미국의 PBS 방송사에서부터 영국의 ≪가디언≫까지 아우른다.[66] 이 외에도, 지난 몇 년 동안 홍보책자를 통해 수도 없이 표현되었던 게이츠 부부가 직접 제작한 상당한 자체 홍보물도 있다. 예를 들어, 2017년 연례 서신은 게이츠 재단의 성과에 대해 지나치게 긍정적이고 오도된 영향을 주기 위해 편리하게 선택

---

63) Germán Velásquez, "Public-Private Partnerships in Global Health: Putting Business before Health?," Genevan South Centre, 2014, http://www.southcentre.int/wp-content/uploads/2014/02/RP49_PPPs-and-PDPs-in-Health-rev_EN.pdf.

64) Eeva Ollila, "Restructuring Global Health Policy Making: The Role of Global Public-Private Partnerships," in *Commercialization of Health Care: Global and Local Dynamics and Policy Responses*, ed. Maureen Mackintosh and Meri Koivusalo (Basingstoke, UK: Palgrave Macmillan, 2005).

65) Catherine Saez, "Geneva Health Campus: New Home for Global Fund, GAVI, UNITAID by 2018," *Intellectual Property Watch*, February 14, 2017, https://www.ip-watch.org/2017/02/14/new-geneva-health-cam-pus-new-homes-global-fund-gavi-unitaid-2018/.

66) Sandi Doughton and Kristi Helm, "Does Gates Funding of Media Taint Objectivity?," *Seattle Times*, February 19, 2011.

된 증거가 이용되었다.[67] 대조적으로 록펠러 재단의 경우, 훨씬 조심스러웠던 언론은 물론, 사업과 자선 이익의 혼합이나 최고 정치인 수준에서 폐쇄적으로 진행되는 자선의 영향에 대해 회의적인 대중들 때문에 공공에서의 인지도가 적었다.

게이츠 재단이 조성한 벤처 자선기금은 점차 시민사회운동,[68] 대학 및 연구자들,[69] 정부 사업 등에 영향을 미치고 있다. 이 영향력으로 권한 및 과학 연구 초점, 방법론적 접근법 수정을 이끌며, 나아가 더 비판적인 분석을 몰아낸다. 실제로 게이츠 재단은 재단이 재정 지원하는 시애틀 소재 건강 측정 및 평가기구Institute for Health Metrics and Evaluation를 통해 "세계의 건강 문제를 진단하고 해결책을 찾는다"[70]를 WHO의 핵심 역할이라고 스스로 주장하고 있다. UN 기구들 내부나 시민사회 단체 및 학계로부터의 비판은 침묵을 강요당하거나 배제되고, 때로는 시대에 뒤떨어진 것으로 받아들여진다. 2015년 게이츠 재단이 자금 지원을 지원한 영양 증대 평가 보고서에서는 이해 충돌의 우려를 제기한 사람들을 '공포심'과 산업에 대한 '적대적인 감정'을 품고 있으며, "잠재적으로 영양 증대를 위한 이해관계자들의 노력에 대한 전망을 방해할 수 있다"라고 표현하고 있다.[71]

또 다른 사례는 게이츠 재단과 독일개발청BMZ 간의 2017년 양해각서MOU: Memorandum Of Understanding이다. 이 양해각서는 게이츠 재단과 BMZ가 글로벌 '파트너십' 접근 방식의 '활성화'를 통해 UN이 제시한 2030 지속가능 보건개발목표SDGs: Sustainable Development Goals를 발전시키는 데 동참할 것을 약속하고 있다. 이 양해각서가 미칠 영향 중에는 BMZ의 대규모 연락망이 게이츠 재단

67)  Martin Kirk and Jason Hickel, "Gates Foundation's Rose-Colored World View Not Supported by Evidence," *Humanosphere*, March 20, 2017, http://www.humanosphere.org/opinion/2017/03/gates-founda-tions-rose-colored-world-view-not-supported-by-evidence/.

68)  Shack/Slum Dwellers International, "Partners," http://knowyourcity. info/partners/.

69)  Callahan, *The Givers*.

70)  McNeil, "The Campaign to Lead the World Health Organization."

71)  Judith Richter, "Conflicts of Interest and Global Health and Nutrition Governance: The Illusion of 214

Robust Principles," *BMJ* 349 (2014): g5457, http://www.bmj.com/content/349/bmj.g5457/rr.

에 개방되어 조직 간 직원 교환을 가능하게 한다는 점이다.72) 이 양해각서가 정부와 재단 사이의 관계를 위한 미래 모델이 되면, 세계 건강 및 개발 분야에서의 민주적이고 책임 있는 의사 결정은 훼손될 것이다.


## 돌아온 자선자본주의: 록펠러 재단과 게이츠 재단의 비교

21세기 억만장자들의 후한 선의와 사회적 기업가 정신은 오늘날 세계를 구원할 수 있는 유일한 존재인 것처럼 선전되고 있으며,73) 2015년 빈곤 퇴치, 불평등 감소, 건강, 사회복지 및 지속가능한 환경의 개선을 목적으로 채택된 UN의 주요 의제 SDGs를 위한 기업 투자와 '자선' 파트너십이라는 기치 아래 더욱 환영 받고 가능성 높은 선택지로 강조되고 있다.74) 사심 없는 자선이라는 관대함에 대한 요구는 생각해 볼 만한 문제이며,75) 과거와 비교해 보는 것도 도움이 될 것이다.

1900년경의 자선이 석유, 철강, 철도 및 제조 산업에서의 이익과 착취 관행에서 파생된 것과 마찬가지로, 1990년대와 2000년대를 거쳐 정보기술, 보험, 부동산 및 금융 부문의 투자자들이 벌어들인 엄청난 이익은 심화하는 불평등에 기반해 구축되었다. 종종 합법적인 탈세가 동원되었으며,76) 두 시대 모두, 임금 하락과 노동 조건 악화, 보호무역 조치를 막거나 어렵게 하는 무역 및 외국인 투자 관행, 불법적인 자금 유출, 공공 및 미래 세대를 위한 사업의 사회

---

72) BMZ and the Bill and Melinda Gates Foundation, "Memorandum of Understanding between the German Federal Ministry for Economic Cooperation and Development and the Bill & Melinda Gates Foundation," (Berlin: BMZ and Seattle: BMGF), http://www.bmz.de/de/zentrales_downloadarchiv/Presse/1702145_BMZ_Memorandum.pdf.

73) Bishop and Green, *Philanthrocapitalism.*

74) UN Division for Sustainable Development, "Sustainable Development Goals," 2016, https://sustainabledevelopment.un.org.

75) McGoey, *No Such Thing.*

76) Linda McQuaig and Neil Brooks, *The Trouble with Billionaires* (London: Oneworld Publications, 2013).

환경적 비용을 외부화하고 이전하는 행위, 값비싼 원자재 혹은 원자재에 대한 접근을 보장하기 위한 군사 정권에 대한 암묵적인 지원 등을 통하여 이익이 축적되었다.[77]

빌 게이츠의 순자산 가치는 게이츠 재단 설립 직전 미국 전체 인구의 40%가 소유한 총 순자산보다 높았다.[78] 그가 창립한 기업은 여전히 그 자신과 게이츠 재단이 주식을 소유하고 있고, 최근에는 법인세 회피를 막기 위한 개혁안에 반대하는 강력한 로비로 비난받기도 했으며,[79] 게이츠 부부는 전 세계의 하위 50% 인구가 가진 부를 소유한 8명의 대형 억만장자들 중 하나이다.[80] 그런데도 이들은 사업 관행에 대해 면밀한 조사를 받기보다는 박애주의자로 찬사를 받는다.

기업 모델이 사회 문제를 해결할 수 있고, 선출된 정부가 집단적으로 심의하여 결정한 재분배 정책 및 조치보다 우월하다는 교리는, 그에 반하는 충분한 증거에도 불구하고 시장이 이런 방식에 가장 적합하다는 믿음에 의존한다. 하지만 게이츠 재단은 록펠러 재단과 결이 다른데, 기업 모델을 따르고 확장하고 있는 자본주의에 기반한다는 점에서는 공통점이 있지만, 록펠러 재단은 공중보건은 공공 영역에서 실행되어야 한다는 것을 명시적으로 주장했다.

자선 기부금에 대한 세금 공제 혜택은 민주주의에 대한 모욕이다. 자선 기부가 세상을 바꿀 수 있다는 믿음은 부유층이 가장 잘 알고 있는 민주주의와는 거리가 먼 교리의 또 다른 변형이다. "예전에는 정부가 재벌로부터 수십억 달러를 모아 어떻게 해야 할지를 민주적으로 결정했던 반면, 오늘날에는 이미 과도한 경제·정치권력을 행사하고 있는 계급에게 사회 우선 과제에 대한 의제 설정을 양도해 버렸다".[81]

---

77)  William I. Robinson, *Global Capitalism and the Crisis of Humanity* (New York: Cambridge University Press, 2014).

78)  Russell Mokhiber and Robert Weissman, *Corporate Predators: The Hunt for Mega-Profits and the Attack on Democracy* (Monroe, ME: Common Courage Press, 1999).

79)  Curtis, "Gated Development."

80)  Hardoon, "An Economy for the 99%."

81)  Robert Reich cited in Peter Wilby, "It's Better to Give than Receive," *New Statesman*, March 19, 2008, http://www.newstatesman.com/society/2008/03/philanthropists-money.

엘리트 계층의 기부를 격려하고 박수 쳐주는 방법으로 공평하고 지속가능한 사회를 창출하지는 못할 것이다. 아이러니하게도, 적은 소득으로 사는 사람들이 부자들보다 소득에 비해 훨씬 더 관대하며, 거창한 인정이나 세금 혜택 없이도 상당한 개인적 희생을 치러 돈과 시간을 기부한다.[82] 한 세기 전, 품위 있고 공정한 사회를 이루기 위해 사회·정치 투쟁에 참여했던 수백만 명의 사람들은, 지금보다 대규모 자선 사업이 공중보건 정책 같은 공공 정책 수립에 미치는 영향에 대해 훨씬 회의적이었다.

짧게 말하자면, 권위주의 특징을 지닌 금권주의 보건 거버넌스 시스템이 확립되고 있는 것이다. 독립적인 비판 미디어가 사라지자, 국제 문제가 '이해관계자들'의 '파트너십'을 통해서만 해결될 수 있다고 주장하는 조작된 '합의'가 출현하고 자선자본주의자들의 맹공격이 가속화되고 있다.

대조적으로, 1940년대의 록펠러 재단은 비록 의학 중심의 환원주의적인 접근법을 선호하긴 했어도 소수의 좌파 사회의학 지지자도 지원한 반면, 게이츠 재단은 반대 견해가 스며들 틈이 없다. 당시 최고의 국제 보건기구로서 록펠러 재단은 포괄적인 범위의 경제 발전, 국가 건설, 외교, 과학 확산 및 자본주의 영역에 공중보건 분야의 중심을 확립하는 데 중요한 역할을 했다. 단점이라면, 보건 협력이 제도화하는 추세를 영속화시켰다는 점이다. 반면 게이츠 재단은 기술 중심 사업을 수행하는 데에는 공공 부문에 의존하는 경우가 많지만,[83] 공중보건에서 '공공'의 생존에는 영 무관심한 것처럼 보인다.

---

82)  Alex Daniels and Anu Narayanswamy, "The Income-Inequality Divide Hits Generosity," *Chronicle of Philanthropy*, October 5, 2014, http://www. philanthropy. com/article/The-Income-Inequality-Divide/152551.

83)  David McCoy and Linsey McGoey, "Global Health and the Gates Foundation—in Perspective," in *Health Partnerships and Private Foundations: New Frontiers in Health and Health Governance*, ed. Owain D. Williams and Simon Rushton (Basingstoke, UK: Palgrave, 2011).

## 부자들의 세계: 꼭 있어야 하는가?

이러한 많은 사례들은, 고대 그리스어 "인류에 대한 사랑"이라는 의미의 자선이 자본주의에 패배하고, 자선자본주의라는 바보 같은 기업을 탄생시키고 있음을 보여준다. 자선자본주의가 국제 보건에서 차지하고 있는 중추적이며 사악한 역할은, 국제 자본주의의 친기업 성향이 지배적인 지정학적 환경과 재분배 중심의 접근법에 대한 끊임없는 이데올로기 공격 속에서 그들에게 막대한 비율의 이익을 가져다주는 거대한 자원에 의존한다.

21세기도 여전히 부자들의 세상일지 모르지만, 그렇다고 우리가 부자들이 정한 의제에 만족할 필요는 없다. 국제 보건에 대한 자선자본주의의 지배를 뒤엎을 집단행동이 절실히 필요하다. 이러한 노력은, 1990년대 이후 유엔이 지원했던 "다원적 이해관계자 파트너십"이나 신자유주의적 구조조정에 저항했던 데에서 시작되어야 한다.[84] 당시 국제 보건 금권주의에 무의식적으로든, 암묵적 동의를 통해서든, 또는 적극적인 협력을 통해서든 힘을 보탰던 이들은 이 상황을 다시 민주화시킬 책임이 있다. 정부와 UN 기구들은 그들이 지켜야 할 공공의 의무를 진지하게 생각해야 한다. 과학자, 학자, 활동가, 공무원, 국제기구 직원, 국회의원, 언론인, 노동조합원 및 모든 색깔의 윤리 사상가들은 자선자본주의의 부당한 영향력에 의문을 제기하고 대항하며, 책임감과 민주적인 의사 결정을 위해 함께 노력하고, 자본축적보다는 사회 정의에 입각한 국제 보건 의제를 다시 주장하여야 한다.

---

84) Kenny Bruno and Joshua Karliner, "Tangled Up in Blue: Corporate Partnerships at the United Nations," San Francisco, Transnational Resource & Action Center, 2000, http://www.corpwatch. org/article. php?id=996.

5부

# 앞으로의 길

제11장

**보건의료에 대한 제국주의 질서에 저항하면서 미래를 위한 대안 구축하기**

제12장

**오바마케어의 실패, 단일보험지불제를 위한 사반세기 투쟁,**
**그리고 제안서 개정안**

제13장

**병리적 정상 극복하기:**
**다가오는 전환 시대에서의 정신보건 문제**

제14장

**건강을 결정하는 사회 환경 요인, 마주하기**

제15장

**결론:**
**우리의 건강을 위해 자본주의 극복하기**

# 보건의료에 대한 제국주의 질서에 저항하면서 미래를 위한 대안 구축하기*

레베카 하소-아길라르·하워드 웨이츠킨

자본주의 체제의 성장과 유지에 보건의료와 공중보건이 중요한 역할을 하긴 했지만, 21세기의 상황은 제국주의 없는 세계의 비전도 상상 가능한 미래의 일부가 되었다.[1] 자본과 사유화의 논리에 반대하는 다양한 세계 곳곳의 투쟁은 민중 운동의 도전을 보여주고 있다. 이러한 투쟁과 더불어 몇몇 단체들은 공중보건 및 의료서비스의 대안적 모델을 개발하는 방향으로 움직이고 있다. 이러한 노력들은 특히 라틴아메리카에서 자본주의와 제국주의가 조장한 과거의 모습을 넘어섰다(여러 면에서 예외적인 쿠바의 사례는 이미 많은 연구가 있으므로 여기에서 언급하지 않기로 한다).[2] 우리가 소개한 투쟁들은 모두 변증법의 변화 과정 안에 있으며 때로는 나은 방향으로 또 때로는 그렇지 않은 방향으로 계속 변화해 왔다. 이 장은 자본 논리에 대한 공통의 저항과 수익성이 아니라 연대에 기반한 공중보건 체계의 공통의 목표를 보여준다.

---

*  이 장은 다음 참고문헌에 실린 초고를 바탕으로 하였다. *Monthly Review* 67/3 (July–August 2015): 129–42.

1)  Howard Waitzkin and Rebeca Jasso-Aguilar, "Imperialism's Health Component," *Monthly Review* 67/3 (July–August 2015): 114–29.

2)  Howard Waitzkin, *Medicine and Public Health at the End of Empire* (Boulder, CO: Paradigm Publishers, 2011), chap. 4.

라틴아메리카 투쟁의 주역들은 거의 두 세기 동안 미국이 주입한 정치경제적 제국주의의 직접적인 영향을 경험했다. 아메리카 대륙 전역의 미국 지배를 강화한 정책은 1823년 먼로주의Monroe Doctrine와 함께 공식적으로 시작되었다. 이후 미국의 정치·경제 엘리트들은 미국에 기반을 둔 다국적 기업들이 서반구 전체에서 자연자원을 추출하고 시장을 개척할 수 있는 신식민지 환경을 조성하는 데 성공했다. 미국의 군사력은 19~20세기에 걸쳐 직접적인 침략 및 다른 방식의 개입을 통해 미국 제국이 확장하는 것을 보장했다.

라틴아메리카 국가들은 지난 200년에 걸쳐 정치적 독립을 달성했지만 경제적 독립은 하지 못했다. 1940년대에서 1970년대까지 이들 국가들은 자주적인 경제적 사고를 확립하고 독자적인 길을 가려고 시도하면서, 산업화 촉진을 위해 국가 개입을 선호하는 정책을 실험했다. 무엇보다 이러한 정책은 교육이나 건강 같은 공공 서비스를 개발하고 확장시키는 데 도움이 되었다. 빈곤이나 불평등을 해소하려는 시도는 거의 없었지만, 국가 주도의 경제정책과 사회안전망 제공에 대한 국가의 역할이 강조되었다.

1980년대가 되자 이데올로기 전환이 발생하고, 라틴아메리카는 신자유주의로 알려진 가혹한 경제계획의 실험 무대가 되었다. 신자유주의는 국가에 대한 시장의 우위를 주장하고, 경제에서 국가의 역할을 대폭 줄이고, 긴축, 재정 억제, 규제 완화, 민영화, 공공 사회복지 원칙의 해체를 목표로 삼는다.[3] 신자유주의 정책은 칠레의 군사 정권하에서 처음 시행되었고, 이후 1985년 볼리비아에서 시작하여 다른 중남미 국가들의 선출된 정부에 의해 도입되었다. 이러한 '원칙들'은 '워싱턴 컨센서스'로 묶여서 국제통화기금IMF과 세계은행의 감시 아래 시행되었다. 1980년부터 2010년까지 민영화, 규제 철폐, 자유화는 대규모의 자원을 공공 부문에서 민간 부문으로 이동시키고, 사회안전망을 체계적으로 제거했으며, 기존의 사회적·경제적 불평등을 악화시켰다.

---

3)  Susanne Soederberg, "From Neoliberalism to Social Liberalism: Situating the National Solidarity Program within Mexico's Passive Revolution," *Latin American Perspectives* 28 (2001): 104–23; Héctor Guillén Romo, *La Contrarrevolución Neoliberal en México* (México City: Ediciones Era, 1997), 13.

제국주의에 저항한 오랜 역사는 라틴아메리카가 신자유주의에 저항할 수 있는 비옥한 토양이 되어주었다. 그 결과, 신자유주의 정책으로 인해 경제 파탄에 빠진 라틴아메리카 국가들은 지난 15년간의 투쟁을 주도했다. 이 지역의 사회운동은 권력자를 내쫓고, 공장을 점유하고, 기업을 쫓아내고, 자치와 자결을 추구하며, 선거 투쟁에 참여하고, 사회 정의에 대한 광범위한 요구를 공유했다.[4]

이 장에서는 지난 10년 동안 우리가 연구자 및 활동가로서 참여한 일련의 민중 투쟁을 분석한다. 엘살바도르의 보건의료 민영화 반대 투쟁과 볼리비아의 상수도 민영화에 대한 저항 사례를 포함하며, 멕시코의 공공보건 서비스 확대 활동 또한 분석한다. 이러한 상황은 제국주의와 건강 간의 과거의 관계와는 다른 모습을 보여주며, 사람들이 더 이상 제국주의 공중보건 정책을 감내하지 않으며 연대를 기반으로 하는 공중보건 체계를 원하고 있음을 보여준다. 또한 이 사례들은, 대개 정치·경제 엘리트에 의해 논의되고 결정되는 사회 문제에 일반 시민들의 참여를 활성화하는 민중투쟁의 성공이라는 더 큰 현상을 반영하기도 한다. 실제로 이러한 변화는 물, 가스 같은 천연자원뿐 아니라 보건의료서비스나 의약품과 관련된 정책에서도 발언권을 요구하는 것으로 바뀌고 있다. 한 볼리비아의 활동가가 말하듯, 민중은 "공공 부문의 문제를 결정할 권리"를 쟁취한 것이다.[5]


## 엘살바도르의 보건의료 민영화 반대 투쟁

제국주의적 공중보건과 의료 정책에 반대하는 지속적인 저항 중 한 사례가

---

4)  예를 들어, 우리의 연구는 사미르 아민Samir Amin과 마르타 하네커Marta Harnecker의 다음 연구에서 영향 받았다. Samir Amin, "Popular Movements toward Socialism," *Monthly Review* 66/2 (June 2014): 1-32; Marta Harnecker, *A World to Build: New Paths Toward Twenty-First Century Socialism* (New York: Monthly Review Press, 2015).

5)  엘살바도르, 볼리비아, 멕시코 지역에 대한 부분은 레베카 하소-아길라르가 직접 참여한 현장 연구와 아래의 참고문헌에 바탕을 둔다.

1990년대 후반 엘살바도르에서 발생했다. 이 투쟁은 세계은행이 엘살바도르의 우파 집권 여당과 협력하여 시작한 민영화 정책이 대상이었다. 공중보건과 의료서비스의 민영화에 반대하는 저항 운동은 이후 라틴아메리카 다른 지역의 유사한 사회운동 모델로 부상했다. 엘살바도르의 사례는, 2000년대 초 제국주의적 정책이 끈질긴 저항에 부딪힌, 전 세계 곳곳에서 발생한 유사한 과정을 잘 보여준다.

1998년에서 1999년에 걸쳐, 엘살바도르의 보건의료 부문은 여러 가지 문제로 분쟁이 발생하면서 정치적 혼란에 빠졌다. 첫째, 엘살바도르 사회보장협회 ISSS: Instituto Salvadoreño del Seguro Social 노동조합 노동자들은 합의에 도달했으나 사회보장협회의 승인을 얻지 못하자 임금 인상을 위해 집결했다. 둘째, 노동자에게 불리하게 수정된 단체협약 안은 노동자와 사회보장협회 경영진 간의 관계를 더욱 악화시켰다. 셋째, 사회보장협회 경영진들은 협회 병원들에서 필요한 음식, 세탁, 청소 등의 서비스를 사기업을 위탁하는 계약을 시작했다. 외주화는 사회보장협회 민영화의 첫 신호였다. 비슷하게, 보수공사 중이었던 주요 공립 병원 두 곳도 사회보장협회가 운영을 포기하고 민간 업체에게 서비스 외주화를 하기 위해 몇 달간 폐쇄되어 있는 상태였다.[6]

이러한 조치는 세계은행이 선호하는 공공 병의원 민영화 전략의 일환이었다. 동시에 엘살바도르 정부는 '민영화'라는 용어를 의도적으로 피하면서, 사회보장협회의 부정부패와 비효율을 강조하여 대중이 보건의료제도의 민영화에 동조하도록 조장했다. 그러나 이 주장의 신뢰성에 의문을 제기하게 하는 몇 가지 상황이 있었다. 예를 들어, 지난 13년 동안, 병원장이나 이사진 등 사회보장협회를 직접적으로 운영한 이들은 집권 여당인 공화당민족주의동맹 ARENA: Alianza Republicana Nacionalista에 의해 임명되었고, 민영화를 지지하는 다수의 여당 정치인들도 사회보장협회에 재정 지분을 가지고 있었다. 게다가 보

---

6)  STISSS (Sindicato de Trabajadores del Instituto Salvadoreño del Seguro Social, 엘살바도르 사회보장국 노동조합)의 다음과 같은 내부 문서에 그간의 운동 과정이 연대별로 기록되어 있다(San Salvador: STISS, 2002); Leslie Schuld, "El Salvador: Who Will Have the Hospitals?" *NACLA Report on the Americas* 36 (2003): 42-45.

건의료 예산이 집행되지 않아 발생한 조작된 의약품 부족 및 의료서비스 지연이 보건의료체계의 '현대화' 및 '민주화'를 위한 사례를 구축하기 위해 이용된 민영화의 장점이 되기도 했다.[7]

이 이슈로 수도인 산살바도르에서 임시 부분 파업이 일어났다. 공립 병원 근처에 노동자들이 집결했다. 엘살바도르 사회보장협회 노동조합STISSS: Sindicato de Trabajadores del ISSS에 소속된 이들이 무기한의 확대 전국 파업을 시작했고, 협회 경영진과 STISSS 노동자 간의 협상은 깨졌다. 보건의료 민영화에 대한 의사들의 관심이 증가하면서 STISSS와 최근 설립된 엘살바도르 사회보장협회 의사노동자조합SIMETRISSS: Sindicato Médico de Trabajadores del ISSS의 동맹을 위한 기반이 마련되었다. 노조 활동의 역사가 없다시피 한 의료전문가들도 파업에 가담했다. STISSS와 SIMETRISSS 동맹은 "국가보건의료 프로그램 개선을 위한 역사적 합의Acuerdo Histórico por el Mejoramiento del Sistema Nacional de Salud"라는 제목의 문서를 만들었다. 이 문서는 국가보건의료 프로그램의 민영화 폐기를 포함한 몇 가지 조건을 포함하고 있다.[8]

보건의료서비스를 민영화하지 않겠다는 정부의 약속으로 갈등은 종결되는 듯했으나, 보건부와 사회보장협회가 합의를 성실히 이행하는 대신 병원 서비스 외주화를 중단하지 않아 갈등은 지속되었다. 이후 3년간 STISSS 노동자들과 SIMETRISSS 의사 조합원들은 파업과 집회를 조직하여 시민사회로부터의 지지를 늘려나갔다. 교사, 블루칼라 노동자 연합, 학생, 페미니스트, 환경 단체들, 버스 운전기사, 시장 상인, 소작농, 커피 농부 등이 이들을 지지하였으며, 이들 중 대다수는 '보건의료 민영화를 반대하는 시민 동맹'이라는 상부 연합체에 연계되어 있었다.[9]

파업 기간은 매번 달랐으며, 파업 참가자들은 일반 대중과 거리를 두지 않기 위해 조심스럽게 행동했다.

---

7) Schuld, "El Salvador."

8) SIMETRISSS, "Historical Agreement for the Betterment of the National Health System," Working Paper, San Salvador: SIMETRISSS, 2002).

9) Lisa Kowalchuck, "Mobilizing Resistance to Privatization: Commun-ication Strategies of Salvadoran Health-Care Activists," *Social Movement Studies* 10 (2011): 151–73.

파업 중이라도 의사들은 도로에서 위중한 환자를 돌보았고, 전략적이면서도 인간적인 이러한 행동으로 일반 대중의 지지를 얻을 수 있었다. 또 하나의 계산된 행동은 "병원을 경영진에게 넘겨주고" 나오는 것으로, 의사 없이는 병원이 운영될 수 없다는 것을 보여주는 상징적인 행위였다. 정부는 최루 가스, 고무탄, 물대포 등을 사용하며 파업 참가자들을 탄압하는 것으로 대응했다. 파업에 참가한 의사들은 해고되었고, 새로 고용된 인력들로 대체되었다.[10]

마침내 연대와 조직 활동으로 국가가 공중보건과 사회보장을 약속하는 법령 제1024호의 의회 승인을 얻어 내었다. 법령 제1024호는 보건의료가 공공서비스로 유지되며, 향후에도 보건의료서비스의 외주화를 금지하며 정부가 승인한 이전의 외주화도 무효로 한다고 규정하고 있다. 프란시스코 플로레스 Francisco Flores 대통령은 이 법령에 거부권을 행사하겠다고 위협했으나, 법령을 지지하는 국회의원들과 거리에서 대규모 집단행동을 펼치는 시민사회의 압력에 굴복, 법령을 받아들일 수밖에 없었다.[11]

하지만 이 승리는 오래 가지 않았다. 플로레스 대통령의 집권여당은 연정을 구성하여 법령 제1024호를 폐기할 수 있는 수의 의석을 확보하는 데 성공했다. 산살바도르에서는 행진과 시위가 6개월 동안 계속되었다. 대규모의 시위에는 사람들이 평화의 상징으로, 또 의사와 간호사들에 대한 연대의 표시로 흰 옷을 입고 참여했다. 약 80만 인구의 도시에서 적게는 2만 5000명에서 많게는 20만 명의 사람들이 시위에 모여들었다. 의사들은 투쟁을 계속하기 위해 집, 자동차, 가전제품 등을 팔아가며 재정을 마련하기도 했다.[12]

투쟁은 세계은행이 공중보건체계 현대화에 배정된 대출에서 민영화 조항을 철회함으로써 마침내 끝났다. 노조 지도자들과 정부 대표들은 공중보건 체계의 민영화를 중단하기로 합의했다. STISSS와 SIMETRISSS 조합원들은 이전의 급여와 연공서열로 복직되었고, 파업 중 대체된 의사들 중 일부는 재배치되었다. 이 합의에 따라 의료 전문가, 정부 공무원, 노동조합과 시민사회 대표 등으

---

10)  STISS, internal document.

11)  SIMETRISS, "Historical Agreement for the Betterment of the National Health System."

12)  Ibid.

로 구성된 보건의료 개혁에 관한 후속 위원회도 설립되었다.[13)

공공 부문의 보건의료를 유지하고 확장하려는 노력은 계속되었고, 파라분도 마르티 민족해방전선FMLN: Farabundo Martí National Liberation Front의 정치분파를 대표하는 좌파 마우리시오 푸네스Mauricio Funes가 2009년 대통령이 된 후에는 더 속도가 붙었다. [파라분도 마르티 민족해방전선의 군사분파는 1980년대와 1990년대에 있었던 엘살바도르 내전에서 공화당 민족주의 동맹ARENA에 대항하여 싸우기도 했다).

내전 기간 동안 망명 생활을 한 라틴아메리카 사회의학의 유명한 지도자 마리아 이사벨 로드리게스María Isabel Rodríguez 박사는 보건부 장관으로 돌아와 공중보건 및 의료서비스 체계를 지휘했다. 푸네스 대통령은 경제사회 정책 결정에 시민사회와의 협의를 두드러지게 증가시켰다. 국민건강에 대한 이러한 방향성은, 보건의료 민영화를 반대하는 시민 동맹이 주도한 5개년 전략 계획으로 풀어 제시되었다. 시민 동맹은 이런 식으로 앞서서 장기적인 관점의 행동에 참여하는 독립적인 사회운동에 전문성을 제공했다. 시민사회의 구성원들이 보건의료 정책을 설계 시행하고, 정부의 약속 이행에 대한 책임을 물을 수 있도록 독립적인 국가 보건 포럼National Health Forum 또한 설립되었다. 푸네스 행정부는 전국 노동 원탁회의National Labor Roundtable를 새로이 소집하여 간호사 단체처럼 예전에는 소외되곤 했던 목소리를 더했고, 내각에 더 많은 여성들을 기용하였다. 이 여성들은 자신의 직위를 이용하여 여성 건강reproductive health을 강조하기도 했다.

2014년 대통령선거에서 승리한 FMLN 전 게릴라 지도자 살바도르 산체스 세렌Salvador Sánchez Cerén은 푸네스 대통령 재임 기간 동안 달성된 보건의료 발전을 통합하겠다고 약속했고, 보건부는 보건의료서비스 분야의 공공 부문을 강화하기 위한 추가 조치를 취했다. 이 계획들은, 내전과 미국의 군사 개입 이후 지속적으로 엘살바도르를 괴롭힌 폭력 문제를 무엇보다도 중요시 여겼다. 칠레의 살바도르 아옌데 대통령이 사회의학에 기여한 것에 영감을 얻은 보건의료 전문가 연합은 건설적인 비판자 입장에서 이러한 노력을 지원하면서 적

---

13)  Leslie Schuld, "El Salvador: Anti-Privatization Victory," *NACLA Report on the Americas* 37 (2003): 1; Kowalchuck, "Mobilizing Resistance to Privatization."

극적으로 활동했다. 이 단체는 아옌데 박사 보건의료 전문가 운동Movimiento de Profesionales de la Salud "Dr. Salvador Allende"(이후 아옌데 운동)으로 스스로의 활동을 칭하면서 아옌데 대통령에 대한 존경을 표현하였다. 엘살바도르에 도입된 신자유주의 정책에 대항하는 초기 투쟁 과정에서 성장한 연합의 역사에 이어, 현재는 보다 젊은 세대의 보건의료 노동자들이 조직에서 리더십을 발휘하고 있으며, 2014년 11월 라틴아메리카 사회의학 협회 총회를 산살바도르시를 유치하는 데 앞장섰다. 라틴아메리카 사회의학 협회 총회는 수천 명의 진보적인 보건의료 노동자들이 모여 신자유주의 정책에 반대하고 공공서비스 강화를 위한 대안적인 모델을 찾는 투쟁을 발휘시키는 기회가 되고 있다. 이후에도 아옌데 운동은 엘살바도르의 민영화 압박에 계속 저항하면서, 다른 나라에서의 민영화 반대 투쟁에도 국제적으로 연대하여 활동하고 있다.14)


## 볼리비아의 상수도 민영화에 대한 저항

깨끗한 식수가 여전히 공중보건의 기본적인 목표임에도 불구하고, 담수 공급이 세계적으로 감소하자 기업 이익의 새로운 개척지로 떠오르기 시작했다. 물을 상품으로 판매하려는 주요 기업들은 공공 수원을 민영화하려는 노력을 시작했다. 이런 맥락에서 볼리비아에서 일어난 상수도 민영화에 반대하는 장기적인 저항을 통해 과거 소외되었던 사람들이 중요한 공중보건 자원을 상품화하고자 하는 강력한 기업군과의 투쟁에서 어떻게 승리할 수 있었는지 볼 수 있다.

볼리비아 코차밤바Cochabamba주의 물의 가용성은 역사적으로 심각한 문제를 야기했다. 이 지역은 기후와 환경 조건이 좋아 주요 농업 지대가 되었다. 물 대기를 담당하는 농업 노동자regantes들은, 용도 및 관습usos y costumbres으로 알려진 문화 전통에 뿌리를 둔 관개 관행을 통해 줄어든 수자원을 관리했다.

---

14) Opinión Allendista, "ALAMES Se Suma a la Movilización Mundial Contra la Privatización de la Salud," April 10, 2017, http://mpsalvador-allendestana.blogspot.com.

빠르게 진행되는 도시화는 가정에서 소비하는 식수 및 생활용수의 수요를 증가시켰다. 새로운 정책들은 지하수 자원을 고갈시켰고 농촌 인구를 희생시키면서 도시 개발을 지원했다.[15]

1997년 세계은행은 코차밤바의 공공용수 공급시설의 민영화를 추진하면서, 공공 보조금을 없애고 수자원 개발을 위한 자본을 확보하며 숙련된 경영진을 유치해야 한다는 논리를 들었다. 세계은행은 상수도 민영화에 배정된 6억 달러의 국제부채 구제금융을 제공하는 특유의 방법으로 볼리비아 정부를 압박했다.[16] 새로운 법안 2029라는 신규 법안은 민간 기업인 아과스 델 투나리Aguas del Tunari가 시립 상하수도 서비스SEMAPA: Servicio Municipal de Agua Potable y Alcantarillado를 임대할 수 있도록 허용했다. 계약에 따르면 이 업체는 물 관련 서비스에 대한 권리를 사실상 40년간 독점하여, 관개 노동자들이 원래 하던 대로 물을 사용하는 것을 막고, 기업이 동네 우물, 빗물을 포함한 모든 수원을 점유할 수 있게 허용했다. 계약 체결 후 몇 주가 지나지 않아, 수도 요금은 평균 200% 상승했고 이 변화는 '엄청난 수도세'로 알려졌다.

2000년 집단행동이 연이어 일어나는 '물 전쟁Water War'이 시작되었다. 물과 생명을 지키기 위한 연합Coordinadora por la Defensa del Agua y la Vida이 농부, 공장 노동자, 전문직 종사자, 동네 모임, 교사, 퇴직자, 실업자, 대학생의 조직화를 조율하기 위한 목적으로 설립되어, 도로 봉쇄, 파업, 대중 시위 및 공공 집회, 국민 투표 등을 주도했다. 아과스 델 투나리가 미국 대기업 벡텔Bechtel의 통제권 아래 있는 기업들의 '유령 컨소시엄'이며, 볼리비아의 저명 정치인들이 그로 인해 경제적 이익을 취한다는 것을 밝힌 평행 연구가 유명하다. 이 정보를 대중에 공개함으로써 연합은 지지를 얻을 수 있게 되었다.

---

15) Alberto García Orellana, Fernando García Yapur, and Luz Quiton Heras, *La Guerra del Agua, Abril de 2000: La Crisis de la Política en Bolivia* (La Paz: Fundación PIEB, 2003); William Assíes, "David versus Goliath en Cochabamba: Los Derechos del Agua, el Neoliberalismo, y la Renovación de la Protesta Social en Bolivia," *Tinkazos* 4 (2001): 106–31.

16) Jim Shultz, "La Guerra del Agua y sus Secuelas," in *Desafiando la Globalización: Historias de la Experiencia Boliviana*, ed. Jim Shultz and Melissa Crane Draper (La Paz: Plural Editores, 2008), 17–51.

갈등이 지속되는 몇 개월 동안 새로운 사건이 펼쳐지면서 물의 민영화를 막기 위한 대중 운동이 강화되었다. 코차밤바 시민들은 수도 요금 지불을 거부하고, 고지서를 불태우는 지극히 상징적인 시위를 하기도 했다. 여러 상황에서 시위, 도로 봉쇄, 파업 등으로 도시가 마비되고, 경제활동은 큰 영향을 받았다. 정부는 경찰과 군대로 대응했으나 이로 인해 시위대의 요구는 더 강하고 커지게 되었다. 3월에 실시된 주민 투표는 아과스 델 투나리와의 계약을 반대하는 표가 압도적이었다. 이는 수도 관련 서비스에 대한 깊은 우려를 보여준다. 하지만 정부는 이러한 민주주의적 과정을 일축했다. 시위자들의 요구가 점차 확대되고 대중운동이 강화되자, 정부는 더욱 억압적인 조치를 취했다. 먼저 가짜 정보를 퍼뜨리고 계엄령을 선포한 다음, 시위대와의 충돌에서 실탄 사용을 허용했다. 시위자들은 대중을 더 많이 동원하고 도시 전역을 봉쇄해 도시를 멈추게 만들었다. 충돌이 고조된 시점에서, 17세 청소년 한 명이 사망하고 다른 시위자들이 총격으로 부상을 입었다. 이 소년의 장례식에는 수만 명의 분노한 시위자가 모였고, 이 날 아과스 델 투나리는 계약을 철회하고 코차밤바를 떠날 것이라고 발표했다.

시립상하수도서비스SEMAPA는 공공기업으로 남을 수 있었고, 투쟁의 결과로 몇 가지 정책의 변화가 생겼다. SEMAPA 이사회는 사회단체들 및 전체 시민을 책임지는 지역 대표를 선출하여 공동체 관여와 직접 참여를 구현했다. 이 변화는 SEMAPA의 재전용reappropriation을 보여준다. 다시 말해, SEMAPA는 사회의 통제 아래에 있는 공공 기업으로의 전환을 보여주며, 공동체가 행사하는 통제권을 의미하는 것이다. 공공 자원에 통제권을 행사하려는 시민사회의 노력은 물 전쟁 이후 복잡한 결과를 가져왔으나,[17] 그럼에도 불구하고,

17) 이 과정은 코차밤바시를 나누고 있는 세 지역 각각에서 출마한 공동체 구성원으로 시행된 민주적인 선거도 포함했다. '물 전쟁'의 성공은 공동체를 강화했고, 초기에는 참여도 활발했다. 하지만 몇 년이 지나자 열정과 참여는 약해졌다. 몇 년 후 오직 남구Zona Sur에서만 높은 수준의 참여가 유지되었고 SEMAPA는 다시 부패와 부실 경영 문제에 시달리게 되었다. 참여가 약해지고 부패가 지속되는 이 상황에 대한 분석과 설명은 이 장의 범위를 벗어난다. 하지만 한 가지 문제, 즉 강력한 조직운동과 헤게모니에 반대되는 대안 구축 없이는 공동체의 참여를 지속할 수 없다는 점은 짚고 넘어갈 만하다. 코차밤바시 남구 사람들은 물 문제에 관련해 조직화와 집단행동의 오랜 역사를 가지고 있지만, 다른 두 개 구는 그렇지 않았다. 이들은 시위에 참가한 젊은이의 죽음에 분노했고 몇 주간 간헐적

신자유주의 이데올로기의 패권을 약화시키고 민영화에 대한 상식에 도전하며 시민들이 정치에 참여할 수 있는 새로운 형태의 문을 열어준 계기가 되었다.

물 공급의 민영화를 저지하고 공공 상하수도 서비스를 강화하려는 투쟁은 볼리비아 신자유주의 궤도를 흩트린 민중운동의 첫 물결이 되었다. 물의 상품화를 반대하고 SEMAPA를 지역사회가 재전용하는 과정은 사람들이 새로운 방법으로 정치에 참여하고 있음을 의미하며, 볼리비아를 휩쓸고 있던 사회적 대변동을 특징지었다. 이 기간 동안 시민들은 세금 인상을 막아내고, 수도 라파스 근교의 엘알토 지역 상하수도 정책을 해결하려고 노력했으며, 신자유주의 노선의 곤살로 산체스 데 로사다Gonzalo Sánchez de Lozada 대통령을 축출하고, 가스 자원에 관한 국가의 의사 결정 과정에 참여를 요구하였다. 이는 후에 가스 전쟁으로 알려지게 된다. 이렇게 연속된 여러 사건들에 힘입어 신자유주의를 패배시킬 수 있었다. 2005년 좌파 활동가였던 에보 모랄레스Evo Morales가 볼리비아 최초의 원주민 대통령으로 당선되고, 2009년, 2014년 연이은 재선에 성공했다. 물 전쟁이 아니었더라면 가능하지 않았을 것이다.

모랄레스 행정부에서는 민주주의와 참여를 구현하는 새로운 과정들이 나타나기 시작했다. 모랄레스 대통령은 시민단체들과 다양한 사회운동을 대표하는 활동가들의 요청에 따라 수자원부 장관이라는 자리를 탄생시켰다. 이 내각 지위는 물 전쟁 이후에도 여전히 남아 있는 긴급한 문제들을 다루는 역할로, 정부 업무에의 대중 참여를 장려하는 목적도 있었다. 수자원부에는 사회운동, 시민단체는 물론 물 문제에 전문성을 갖춘 학계를 망라한 사회기술위원회가 설치되어, 관련한 모든 사업을 논의하여 합의를 이끌어내고 승인하게 되었다. 다시 말하지만, 위원회는 사회통제권을 행사하기 위한 기구였다. SEMAPA의 사회 재전용 과정에서 나타난 공동체 통제 유형은 정부와 시민사회 간의 공동 관리의 형태로 발전했다. 위원회는 원칙적으로 정부 부처가 제안한 사업이나 계획을 논의해서 투표로 결정하는 권한을 가진 단체였다. 하지만 역할은 처음부터 제한적이었고, 시민이 내린 결정이 정부의 결정에 우선할 수 없다는 논

---

인 시위를 지리하게 이어나갔지만 딱히 SEMAPA의 민영화를 반대한다거나 전환을 꾀한다거나 하는 이면적인 헌신이 있지는 않았다.

쟁이 심화되면서, 역할은 더욱 축소되고, 결국 폐지되고 만다. 그럼에도 불구하고, 사회기술위원회는 정부에 영향력을 행사하고 책임을 요구하는 공동체 참여의 한 방법을 대표했다.

## 멕시코시티에서 힘을 얻게 된 사회의학

멕시코시티 주정부 선거에서 진보 세력이 승리하면서 시작된 대담한 건강 정책을 통해 광범위한 사회정치적 변화 속에서 어떤 대안적인 비전이 실현될 수 있는지 볼 수 있다. 2000년에 치러진 선거에서는 좌파 성향의 민주혁명당 PRD: Partido de la Revolución Democrática이 멕시코시티주 정부의 통치권을 차지한 반면, 보수당인 국민행동당PAN: Partido de Acción Nacional이 대통령선거에서 승리했다. 따라서 21세기의 첫 10년 동안의 멕시코 정치에서는 뚜렷이 다른 두 종류의 정치경제 성향이 각각 강화되는 것이 관찰되었다. 즉, AMLO라는 닉네임으로 잘 알려진 안드레 마누엘 로페스 오브라도르Andrés Manuel López Obrador 가 대표하는 멕시코시티의 반신자유주의적 입장과 비센테 폭스Vicente Fox 대통령에 의해 구체화되고 있는 연방 정부 수준의 신자유주의적 입장으로, 매우 다른 결과를 낳게 되었다.

AMLO는 주지사로서 건강 및 복지 서비스에 대한 광범위한 개혁을 시작했다. 멕시코시티주 보건부 장관으로 라틴아메리카 사회의학의 리더로 널리 존경 받던 크리스티나 라우렐Cristina Laurell을 임명했다.[18] 라우렐과 동료들은 사회의학의 원칙에 따라 야심 찬 건강 정책을 수립하고 시행했다. 건강에 대한 헌법상의 권리를 보장하겠다는 목표에 따라 먼저, 노인층과 의료보험이 없는 인구에 초점을 맞추었다.

---

18) Howard Waitzkin, Celia Iriart, Alfredo Estrada, and Silvia Lamadrid, "Social Medicine in Latin America: Productivity and Dangers Facing the Major National Groups," *The Lancet* 358 (2001): 315–23; Howard Waitzkin, Celia Iriart, Alfredo Estrada, and Silvia Lamadrid, "Social Medicine Then and Now: Lessons from Latin America," *American Journal of Public Health* 91 (2001): 1592–601.

공공기관을 통한 보편적 보장 및 무상 의료가 이 권리에 해당하며 멕시코 정치헌법 제4조와 연방보건법 제35조에서 보장하고 있다. 그러나 이 법조항들이 의료서비스 제공의 의무가 있는 기관을 적시하지 않았기 때문에 실제로는 단순히 '좋은 의도' 정도로 간주되었다. 하지만 이 법조항들에는 공공 기관이 건강 보장의 공급 주체여야 한다는 근본적인 가정이 있고, 공공 이익을 지키는 국가라는 전제가 이 권리를 제공하는 주체라는 법적 정당성을 부여했다.19) 멕시코시티 주정부는 이러한 법적 정당성을 이용하여 취약 집단을 대상으로 한 보건 및 복지 서비스 정책을 설계, 시행함으로써 "건강을 보호할 권리를 현실로" 만들었다. 멕시코시티 주정부가 건강 정책에 접근하는 길을 알려주는 광범위한 목표는 다음과 같다.

보건의료를 민주화하고, 질병 및 사망의 불평등을 줄이며, 보건의료에의 접근을 저해하는 경제적·사회적·문화적 장애를 제거한다. 건강을 지키기 위해 평등하고 보편적인 접근을 보장하는 사회적으로 정의로우며 경제적으로 지속 가능한 유일한 선택지로서의 공공기관을 강화한다. 보건의료서비스의 보편적 보장을 달성하고 보험이 없는 인구를 위한 서비스를 확대한다. 기존 서비스에 대한 접근성을 평등하게 유지한다. 정부 예산을 이용하여 연대를 꾀하고, 건강한 사람과 아픈 사람 사이의 질병 비용 분담을 추구한다.20)

멕시코시티 주정부의 건강 정책은 사회적 권리라는 개념에서 도출되었다. 주정부의 지도부는 국가가 보장해야 하는 사회적 권리는 1910~1920년에 걸친 멕시코 혁명에서 얻은 가장 중요한 교훈 중 하나라고 보았다.21)

멕시코시티 주정부가 시작한 두 가지 주요 프로그램은 공중보건 및 의료서

---

19)  Asa Cristina Laurell, "Interview with Dr. Asa Cristina Laurell," *Social Medicine* 2 (2007): 46–55; Asa Cristina Laurell, "Health Reform in Mexico City, 2000–2006," *Social Medicine* 3 (2008): 145–57.

20)  Asa Cristina Laurell, "What Does Latin American Social Medicine Do When It Governs? The Case of the Mexico City Government," *American Journal of Public Health* 93 (2003): 2028–31.

21)  *Ibid.*

비스 개선을 목표로 했다. 첫째, 고령자를 위한 음식 및 무료 약 제공을 위한 프로그램Program of Food Support and Free Drugs은 모든 노인들에게 새로운 사회적 권리를 부여하는 사회기관을 설립했다. 2001년 2월에 시작된 이 사업은, 2002년 10월 기준, 70세 이상의 멕시코시티 주민 98%를 포함하는 거의 보편적인 서비스가 되었다. 대상이 되는 주민들은 매달 음식비에 해당하는 미화 70달러 상당의 수당을 지급받고, 시정부 보건의료시설을 무료로 이용할 수 있었다.[22]

둘째, 무상 의료 및 의약품 사업은 멕시코시티의 무보험 거주민을 대상으로 했다. 2002년 12월 기준, 87만 5000명의 대상 가구 중 약 35만 가구가 등록되었고, 2005년 말에는 85만 4000 가구가 등록되었다. 이는 대상 인구에 대한 실질적인 보편적 보장에 가깝다. 이 사업은 민간 및 공공 영역 모두에서 보건 서비스를 제공했으며, 공립 보건의료시설도 일차의료 및 병원 치료 서비스를 제공하였다.[23]

멕시코시티 주정부는 행정적 낭비와 부패를 막아 이러한 사업에 투입되는 자금을 마련할 수 있었다. 2000년에 시작된 긴축정책은 고위 주정부 공무원에게 15%의 임금 삭감을 적용하고 불필요한 비용을 제거하여, 2001년에는 2억 달러, 2002년에는 3억 달러의 비용 절감 효과를 거두었다. 주정부는 동시에 탈세 및 금융 부패 단속에 착수했다. 이렇게 절약한 예산으로 주정부는 보건 예산을 67% 증가시킬 수 있었고, 이는 멕시코시티 예산의 12.5%가 공중보건 및 의료서비스에 사용된 것이다.[24]

이런 지역사회 중심의 정책은 폭넓은 공감을 얻었고 민주혁명당PRD의 선거 승리에도 기여했다. 2000년 멕시코시티 지방선거는 아슬아슬하게 이겼지만, 2003년 4월 즈음이 되자 AMLO의 지지율은 전례 없는 80~85%에 달했다. 민주혁명당은 2003년 중간 선거에서 대승을 거두고 멕시코시티 입법부를 장악했다. 가장 취약한 인구를 대상으로 한 사회정책, 관용 없는 반부패 정책과 함

22)  *Ibid.*
23)  Laurell, "Health Reform in Mexico City, 2000–2006."
24)  *Ibid.*

께, AMLO의 효율적인 긴축 행정은 2006년 대통령선거에서도 멕시코시티 주민들의 지지를 이끌어냈다. 반면, AMLO의 지지율이 상승하자, 주요 언론을 장악하고 있던 정치·금융 엘리트를 포함한 신자유주의 기득권 지지 세력은 그에게 분노했다. 하지만 막상 선거에서는 신자유주의 세력인 국민행동당PAN 후보인 펠리페 칼데론Felipe Calderón이 더 많은 득표를 했다. 선거 부정에 대한 증거를 제시하며 선거의 정당성에 문제를 제기하는 광범위한 대중 운동이 잇따랐지만, 몇 주후 국가선거위원회는 펠리페 칼데론의 대통령직을 승인하게 된다.[25]

선거 결과를 바꾸지 못했음에도 불구하고 선거에 문제를 제기하기 위해 시작한 사회운동(이후, AMLO 지지자 운동)은 계속되었고, '멕시코의 정당한 정부'의 수립을 이끌었다. 이러한 기존 정부에 병립하는 비공식 정부에서 AMLO는 대통령으로 임명되어 지식인, 사회과학자, 좌파 반신자유주의 정치인을 내각에 지명했다. 크리스티나 라우렐은 다시 한번 보건부 장관이 되었다. 평행 정부는 실행 가능한 정책 대안으로 사회의학의 비전을 계속 유지했다. 라우렐에 따르면, 그들의 정부는 "기존 정부의 공식적인 정책에 대한 반발로 이해되는 그림자 정부가 아니었다. … 우리가 바라는 국가에 대한 발상을 시작점으로 하여 정책을 수립하고 논의할 수 있는 능력을 가진 훨씬 더 적극적인 주체였다."[26]

반면, 2003년에서 2006년에 걸쳐 폭스 행정부가 제안하고 부분적으로 시행되기 시작한 연방의료보험인 '민중보험Seguro Popular'은 2006년에서 2012년까지 집권한 칼데론 행정부에 의해 확대되었다. 이 의료보험제도는 보장 범위가 제한적인 의료서비스 패키지, 사용자 비용 분담, 보험 미가입 인구의 점진적 가입으로 특징지어진다. 제한적인 보험 보장 범위는 포괄적인 보건의료 서비스 제공에 장애가 되었고, 비용 분담은 가계 소득의 6%까지 차지하여 가난한 가정에 부담으로 작용했다. 또한 패키지에 포함되지 않은 보건의료서비스를 받으려면 개인이 민간 보험을 구입해야 했는데, 의료보험 민영화에 대한 압박

25) Héctor Díaz-Polanco, *La Cocina del Diablo: El Fraude de 2006 y los Intelectuales* (México City: Editorial Planeta Mexicana, 2012).

26) Laurell, "Interview with Dr. Asa Cristina Laurell."

이 더 거세질 것이라는 신호가 되었다. 폭스 행정부나 칼데론 행정부에서 주창하는 신자유주의 의제와 그 궤를 같이 하는 방향이었다.

한편에서는 폭스-칼데론 행정부가 또 다른 한 편에서는 AMLO가 서로 다른 방법으로 보건의료 정책을 다루는 현실에서 발전에 대한 전망이 일치하지 않음을 볼 수도 있다. 2006년에 실시된 대통령선거는, 완전히 다른 나라로 이끌 가능성을 가진 여러 사업들에 대한 투표이기도 했으므로 무척 치열해졌다. 라우렐은 다음과 같이 말한다.

> 2006년에 있었던 일은 단지 대통령선거가 아니라 위기에 빠진 국가의 미래이기도 했다. … 우리는 조국을 재건하여 더욱 평등한 사회를 만들 수 있는 기회를 잃었다. 사회적 권리가 보장되고 축적되는 모든 이들을 위한 국가를 만들 기회를 선거 부정에 빼앗겼다. … 우리가 '멕시코의 정당한 정부'와 함께 하는 시민들과 하려고 하는 일은 희망을 지키는 일이다.27)

ALMO 지지자 운동은 신자유주의 반대 운동으로 바뀌면서 멕시코 전체의 사회적·정치적·경제적 변화를 목표로 했다. 그 결과, 2008년 에너지 자원을 민영화하려는 칼데론 행정부의 시도를 무산시켰고, 2009년에는 의석도 여럿 확보하여, 의회 내에서 유일하게 신자유주의 정책에 반기를 들었다. 그들은 예산안과 개혁안에 의문을 제기하고, 사회운동의 입장을 지키고, 반대안을 제시했다.

ALMO 지지자 운동은 대안적인 국가 건설을 위한 프로젝트를 꾸준히 조직하고 홍보했고, AMLO는 2012년 대통령선거에 다시 출마했다. 2012년 선거는 매우 다른 두 전망 사이의 투쟁이었던 2006년의 재연이었다. 신자유주의 헤게모니를 유지하려는 노력은, 제도혁명당PRI: Partido Revolucionario Institucional 후보인 엔리케 페냐 니에토Enrique Peña Nieto로 현실화되었고, 국민행동당PAN은 물론, 기업, 교회의 지지를 받았다. 한편, AMLO 지지자 운동, 민주혁명당PRD,

---

27)  *Ibid.*

군소 진보당들의 지지를 받은 반헤게모니 세력은 기득권에 대한 강력한 도전을 제기했다. 이 선거도 제도혁명당 후보를 선출하는 대가로 현금과 상품권이 거래되는 등의 관행이 자행되며 부패와 부정으로 얼룩졌다.

신자유주의 개혁과 사회운동 억압은 페냐 니에토 정부의 트레이드마크가 되었다. 노동자의 권리와 안전을 침해하는 노동 개혁으로 시작하여, 2013년 내내 교육, 에너지, 재정 분야에서 퇴행적인 개혁이 추진되었다. 그러나 반헤게모니 운동도 지속되었고, AMLO, 라우렐 등의 리더십과 함께 지지자들은 건강 등의 분야에서 투쟁을 계속했다. 예를 들어, 반정부 성향의 교사들은 신자유주의적 교육 정책 도입에 맞서 싸웠다. 몇 달 간의 격렬한 투쟁은 다른 주들로 확대되었고, 시민사회로부터 큰 지지를 이끌어냈다. 대부분의 정치경제 엘리트들은 이 투쟁을 비난하고 무시했지만, 좌파 정당인 국가재건운동MORENA: Movimiento Regeneración Nacional은 공개적으로 이를 지지했다.

AMLO 지지자 운동에서 발전한 MORENA는 최근 몇 년 동안 주류 정치 분야에서 가장 성공적인 발자취를 보이고 있다. MORENA는 2014년 공식적으로 창당했고, 다음 해에 중간 선거에 참여하였다. 멕시코시티 의회에서 과반수 의석을 차지하여 이 지역의 주요 정치 세력이 되었으며, 전국 투표의 8%를 득표했다. 처음 도전한 선거 정치의 성과로는 전반적으로 인상적인 결과였다.

MORENA의 정견은 교육, 건강 등의 최우선 과제와 함께 사회정의 실현에 그 지향점을 두고 있다. MORENA의 정치적 성공은 다섯 개의 공립 대학과 직업학교 설립으로 이어졌다. 그중 하나는 멕시코시티 내에 설립된 의과대학으로, 민주혁명당PRD 소속의 현 시장이 부유한 환자들에게 민간 병의원 시설, 호텔, 식당 등의 서비스를 제공하기 위해 개발 추진 중인 '건강 도시Ciudad Salud'와 같은 지역에 위치한다. 공립 의과대학 설립은 이러한 신자유주의적 보건의료정책에 대한 대안이었다. 재밌게도, 민주혁명당PRD은 1988년 제도혁명당PRI이 도입한 신자유주의 정책의 좌파적인 대안으로서 탄생한 정당이다. 민주혁명당PRD이 이렇게 중도 우파로 위치를 바꾼 것에 실망한 정치비평가나 시민들은 MORENA도 결국에는 현실에 영합하여 좌파 이데올로기를 포기할 것이라며 큰 관심을 두지 않기도 했다. 앞으로 수년간 멕시코에서 일어날 변증

법적 과정일 것이다.[28]


## 제국의 명령에 저항하는 사회의학의 행동주의

이 장에서 살펴본 투쟁 사례를 통해, 보건의료서비스를 받을 권리, 물 등 안전한 환경을 가질 권리, 불평등과 같은 질병을 일으키는 조건과 건강 악화 및 조기 사망에 관련된 사회적 결정요인의 개선 등 공중보건의 특정 핵심 원칙을 재확인할 수 있었다. 예를 들어, 국가가 제공하는 적절한 가격의 보건의료서비스나 깨끗한 식수 공급은 미국을 포함한 전 세계의 사회운동의 초점이 되었다. 이러한 투쟁을 통해 풀뿌리부터 조직하고, 정책 결정 과정에 공동체의 의견을 전달하고 설명할 수 있는 권리를 가진다는 원칙을 강화하게 되었다. 신자유주의와 민영화에 대항하여 대안을 찾는 행동주의는 다양한 이들의 참여를 권장하고, 연대를 강조하며, 전통적인 정치 형태를 거부한다.

지금 우리가 맞닥뜨리고 있는 도전은 이러한 '반헤게모니' 공간을 보다 넓은 영역의 사회 변화로 확장할 수 있는 사회운동 전략을 개발하는 것이다. 우리가 얘기하는 사회운동의 목표는 단순히 선거에서 이기는 것이 아니라, 공공 토론을 장려하고 정치의식의 수준을 높이는 데 있다. 이 새로운 의식은 자본의 논리를 거부하고 상품화나 수익성이 아니라 정의라는 원칙을 중심으로 구축된 보건의료의 비전에 힘을 실어준다. 치유를 바라는 우리의 가장 근본적인 열망을 해결할 길은 이것밖에 없을 것이다.

---

28) 이러한 변증법적 과정에 대한 심도 있는 분석은 다음 문헌들을 참고할 수 있다. Rebeca Jasso-Aguilar, "Anti-Neoliberal Struggles in the 21st Century: Gramsci Revisited," *PArtecipazione e COnflitto* 7/3(2014): 616–56, http://siba-ese.unisalento.it/index.php/paco/article/view/14349/12500; and Rebeca Jasso-Aguilar, "¿Revolución Pasiva, Transformismo, Cesarismo? Una Explicación Gramsciana Alternativa de los Gobiernos Progresistas de América Latina," in Boaventura de Sousa Santos y José Manuel Mendes (orgs.), *Demodiversidad: Imaginando Nuevas Posibilidades Democráticas* (Madrid, Spain: Akal, 2017).

# 제12장

# 오바마케어의 실패, 단일보험지불제를 위한 사반세기 투쟁, 그리고 제안서 개정안

애덤 개프니·데이비드 히멜스타인·스테피 울핸들러

20세기 중반 이후 미국의 보건의료 부문은 개인 의사들이 운영하는 소규모 사업체에서 대기업이 관리하는 기업화된 산업으로 꾸준히 변화하고 있다. 보건의료 부문은 다른 산업들이 거쳐 온 길을 그대로 반복하고 있으며, 소위 프티부르주아petit bourgeois 조직의 사회운동이 지극히 자본주의적인 모습으로 변화한다는 마르크스의 설명에도 맞아떨어진다. 그러나 이러한 변화는 단순하지도 완전하지도 않으며, 실상은 모순으로 분열되어 있다.

이 장에서는 이 변화를 일으키는 힘이 무엇인지, 그리고 이윤보다는 인간적 필요에 초점을 맞춘 보건의료체계를 향한 대중운동이 무엇을 시사하는지 살펴본다. 이 글의 공저자 중 둘은 사반세기도 전에 동지들과 함께 그런 체계를 위한 '의사의 제안'을 발표했다. '단일보험지불제'로 알려진 제안서로, '공공의료제도를 지지하는 의사회PNHP'라는 단체의 핵심 기반이다.[1] 보건의료가 기

---

\* 보험가치actuarial value는, 보험사가 총 의료비 중 지불하는 금액의 비율로, 나머지는 보험에 가입한 개인이나 가족의 비용분담이라는 형식으로 지불해야 한다. 공동부담금, 공제액, 공동보험료가 비용분담으로 대표적이며, 공동부담금copayment는 의료서비스를 이용하거나 약을 살 때 보험가입자가 내야 하는 고정금액을 말한다. 공제액(환자 자기부담금)deductible은, 보험이 "적용되기" 전 보험가입자가 먼저 지불해야 하는 의료비의 총액이며, 공동보험료coinsurance는, 보험가입자가 의료서비스나 약을 구매할 때 일정 비율의 금액을 지불하는 것을 말한다(옮긴이).

업의 통제 아래 통합되어 가는 시점부터 오바마 대통령의 ACA 통과 시점 사이에 일어난 중대한 변화에 맞추어, 우리는 앞선 제안서의 최근 개정안을 작성하였고, 2200명 이상의 의사와 의대생의 지지 승인을 받았다.[2] 우리는 여기서 보건의료 분야의 궤적이 단일지불제를 향한 새로운 비전과 어떻게 만나는지 평가해 보고자 한다.

현재 미국 의료제도는, ① 영리를 목표로 하는 관리의료조직MCO의 부상, ② 높은 환자 자기부담금deductible과 '소비자 중심'형 건강보험의 출현, ③ 의료 산업 전반에서의 기업 소유권의 통합으로 특징지어진다. 우리는 자본의 이익 진출encroachment of the interests of capital이 어떻게 미국 의료제도에 이러한 세 가지 특징을 가지게 했는지 추적한다. 영리 기관은 정의상 소유자에게 수익이 되는 게 당연하지만, 사실은 비영리 기관도 비용에 비해 수익을 많이 발생시킨 경우, 비슷한 식으로 임원들에게 경제적 보상이 돌아갈 수 있다는 사실도 알아둘 필요가 있다. 주주가 없는 비영리 기관도 종종 영리 기업만큼 적극적으로 '이익'을 추구할 수 있지만[자세한 내용은 제5장 참조]. 이 장에서는 영리 기관에 초점을 맞추어 설명한다.

덧붙여, 오바마케어ACA가 의료 개혁 법안으로는 한 세대 만에 처음 통과되는데, 보편적 보건의료제도를 원하는 대중의 압박이 어떻게 도움이 되었는지도 살펴볼 것이다. 그럼에도 불구하고 오바마케어는 '아래'[즉, 보건의료제도 개혁을 지지하는 일하는 중산층]로부터의 압박을 부분적으로 수용한 동시에 상당 부분 '위'[보건의료 자본]로부터의 힘이 받아들여졌다. 보건의료 분야에서 기업 지배력의 공고화, 의료보험이 없거나 있어도 별 도움이 안 되는 경우, 불공정하고 비합

1)   David U. Himmelstein, Steffie Woolhandler, and the Writing Committee of the Working Group on Program Design, "A National Health Program for the United States: A Physicians' Proposal," *New England Journal of Medicine* 320/2 (1989): 102–8; Steffie Woolhandler, David U. Himmelstein, Marcia Angell, Quentin D. Young, and the Physicians' Working Group for Single-Payer National Health Insurance, "Proposal of the Physicians' Working Group for Single-Payer National Health Insurance," *Journal of the American Medical Association* 290/6 (2003): 798–805.

2)   Adam Gaffney, Steffie Woolhandler, David U. Himmelstein, and Marcia Angell, "Moving Forward from the Affordable Care Act to a Single Payer System," *American Journal of Public Health* 106/6 (2016): 987–88.

리적인 보건의료시설의 분포 등 미국 보건의료제도 내의 근본적인 불평등이 지속됨에도 불구하고, 이러한 상반된 방향성 사이에서 이룬 힘의 균형은 빈곤층에게 건강보험 혜택을 확대하는 법률에서 절정에 이르렀다.

2016년, 큰 변화가 생겼다. 억만장자인 도널드 트럼프가 대통령에 선출되고 의회는 공화당이 계속 장악하게 되면서, 그나마 작게라도 개선된 보장이 무효화될 수도 있는 문이 열렸다. 이 장의 마지막에 다시 설명하겠지만 공화당의 방해는 역설적이게도 중장기적으로는 더 진보적인 보건의료 개혁의 계기가 되었다고 해도 무리가 아니다. 결론에서는 가장 뛰어나고 유망한 진보적 개혁안인 단일지불제 공공의료제도NHP에 대해 설명하고, 보건의료 영역에 투입되는 자본 증가를 막고 인간적이고 최선의 건강에 초점을 맞추는 제도의 출현을 용이하게 하는 이 제도가 어떻게 기존 제도에서 부족한 점을 해결할 수 있을지 살펴본다.[3]

우리는 이 비전을 막는 장애를 이해하기 위해 20세기 후반, 21세기 초반에 거쳐 발생한 보건의료자본의 세 가지 중심축 전환점을 살펴보는 것으로 이 장을 시작한다.

## 중심축 1: 1970년대 국민 건강보험의 쇠퇴와 관리의료전략

미국의 보건의료 환경은, 20세기 시작부터 1970년대까지는 개인 의료인들과 '자선' 병원이 차지하고 있었으나, 1980년대에 들어서자 막강한 경제력과 정치력을 가진 조직적이고 통합된 기업들이 그 자리를 차지하기 시작했다.

예를 들어, 의료직은 수입과 영향력 면에서 상대적으로 대단하지 않았으나 "경제적 권력과 문화적 권위가 있는 … 하나의"의 지위로 발전했다.[4] 동시에

---

3)   이 글은 저자들의 관점이며, PNHP 전체나 각 개인회원의 관점을 반영하는 것이 아님을 밝힌다. 다만 공공의료제도에 대한 논의는 PNHP에서 승인 받은 제안서를 도출했으므로 예외라 하겠다.

4)   Paul Starr, *The Social Transformation of American Medicine* (New York: Basic Books, 1982), 3-29, at 29.

자선 병원은 실제로는 '자선'이라는 이름보다 훨씬 복잡하게 얽힌 자금 조달 방법에 의존하고 있어, 고객이 내는 의료비에 더 의존하고 일반적으로는 의료에 대한 이익을 극대화하는 접근법을 채택했다.[5] 20세기 초반 투자와 건설이 급증하면서 병원은 "미국에서 철강, 섬유, 화학, 식품 산업 다음으로 큰 규모의 산업으로 부상했다."[6]

한편, 블루크로스Blue Cross는 대공황 때 텍사스 소재 병원들에서부터 설립되었다. 즉, 설계 단계에서부터 명확하게 병원에 의료비를 지불하도록 고안된 제도인 것이다. 제2차 세계대전이 발생하자 임금 인상이 금지되었고, 노조와 노동자들은 대신 의료 혜택 확대에 대해 협상할 수 있게 되어, 고용주가 지불하는 의료 보장의 확산에 기여하게 되었다. 이에 더해 미 국세청은 의료 혜택은 과세 대상이 아니라고 판결했다.[7] 제2차 세계대전 이후 벌어진 국민건강보험 운동은 성공하지 못했고, 오히려 민간 의료보험업이 강력하게 부상하는 걸 도와준 셈이 되었다. 비영리 기관인 '블루크로스'가 이 분야를 장악하기 위해 먼저 확장을 시작했지만, 이후 영리 보험회사들이 건강한 노동자를 선택적으로 가입시키는 체리피킹을 시작했으며, 그런 과정을 통해 막강한 산업이 되어갔다.[8] 마지막으로, 제약업계도 이 한 세기에 걸쳐 세계 경제에서 가장 수익성 높고 강력한 분야 중 하나로 천천히 발전했다.

병원, 보험, 제약업이 연결되어 부상하는 이러한 상황 — '의료산업단지MIC'라고 부르는데, 5장에서 논의되었듯이, 미국 자본주의 내에서 자본축적의 초점이 되어 성장했다 — 은 미국이 왜 국민건강보험을 갖추지 못한 채 1970년대를 맞게 되었는지를 설명하는 데 도움이 된다. 1965년 통과된 메디케이드와 메디케어는, 노인층, 민간 의

---

5)  실제로 이 중 많은 변화는 20세기 초에 이미 발생하기 시작했다. Rosemary Stevens, In Sickness and in Wealth: American Hospitals in the Twentieth Century (New York: Basic Books, 1989), 17–51.

6)  Ibid., 111.

7)  Jill S. Quadagno, One Nation, Uninsured: Why the U.S. Has No National Health Insurance (New York: Oxford University Press, 2005), 50–52.

8)  Paul Starr, Remedy and Reaction: The Peculiar American Struggle over Health Care Reform, revised edition (New Haven: Yale University Press, 2013), 43; Colin Gordon, Dead on Arrival: The Politics of Health Care in Twentieth-Century America (Princeton: Princeton University Press, 2005), 75.

료보험을 구매할 능력을 갖추지 못한 일부 빈민층, 그리고 의료서비스가 꼭 필요함에도 불구하고 보험업계가 거의 관심이 없는 인구 집단에 의료 혜택을 보장하게 되었다. 한편, 사람들은 여전히 메디케어가 보편 의료제도를 향한 초기 단계가 되기를 바랐다. 1970년대에 들어서자, 보편 의료제도는 다시 국가 정치 의제가 되었고, 테드 케네디Edward (Ted) Kennedy와 같은 정치인들이 이를 일정 부분 이끌었다.

1970년대는 많은 분야에서 신자유주의적 의제가 등장한 시대이며, 미국 보건의료 부문도, 첫째, '관리의료 전략'의 완성 및 지지와 둘째, 국민건강보험이나 국민건강서비스에 대한 비전 감소라는 두 가지 중요한 국면을 겪게 된다.[9] 이러한 국면은 서로 연결되어 있다. 관리의료조직MCO이 불순한 동기를 가진 기업 탐욕의 실체라는 인식은 흔한 반면, 관리의료 전략이 국민건강보험에 대한 노골적인 역제안으로 만들어진 것이라는 인식은 흔하지 않다. 또한 관리의료 전략은 보다시피 미국의 보건의료가 더 큰 규모의 시장에 기반을 둔 전환을 이루기 위한 촉매로서 개념화되었다.[10]

'관리의료'의 초기 시행은 선지급prepaid 기반으로 환자를 돌보는 의사 그룹으로 20세기 초반까지 거슬러 올라간다.[11] 하지만 현재 관리의료조직의 핵심적인 특징은, 의료서비스 제공자에게 보험 위험을 상정하여 환자에게 소요되는 전반적인 의료비 지출을 줄이려는 동기를 부여하는 재무 방식이다. 현대적 관리의료의 정립은 의사이자 관리의료 이론가인 폴 엘우드Paul Ellwood에서 시작된다고 할 수 있다.[12] 1970년 2월, 엘우드는 관리의료를 지지하는 정책 계

9)   Adam Gaffney, "The Neoliberal Turn in American Health Care," *International Journal of Health Services* 45/1 (2015): 33–52.

10)  Paul Ellwood's seminal managed care proposal; see Paul M. Ellwood Jr. et al., "Health Maintenance Strategy," *Medical Care* 9/3 (1971): 291–98.

11)  Starr, *Remedy and Reaction*, 54.

12)  Bradford H. Gray, "The Rise and Decline of the HMO: A Chapter in U.S. Health Policy History," in *History and Health Policy in the United States: Putting the Past Back In*, ed. Rosemary Stevens, Charles E. Rosenberg, and Lawton R. Burns (New Brunswick, NJ: Rutgers University Press, 2006), 318. For the history of the managed care organization (health maintenance organization, or HMO, was the term used earlier for MCO), we largely rely on Gray's work.

획을 닉슨 행정부의 보건교육복지부 대표단에게 제시했다.[13] 당시 행정부는, 건강보험에 대한 정부의 지출 급증과 국민건강보험에 대한 의회의 지지 확산 같은 정치 쟁점에 대한 해결책을 모색하고 있었다.[14] 실제로 같은 해 테드 케네디 상원의원과 마사 그리피스Martha W. Griffiths 하원의원은, 서비스 이용이 무상인 영국 국가보건서비스National Health Service나 캐나다의 몇몇 주에서 제정된 프로그램 같은 단일지불 국민건강보험제도 수립을 위한 '건강 보장 법안 Health Security Bill'을 발의했다.[15] 관리의료 전략은 이와 같이 강력한 진보의 위협에 맞서기 위해 고안된 것이다.

엘우드 등은 닉슨 행정부가 직면한 정치적 곤경을 제시하면서 시작하는 1971년에 발표한 그들의 중요한 논문에서 말한 대로 그들은 닉슨 행정부가 야당의 요구를 받아들여 "규제, 투자, 기획을 통한 연방 정부 개입을 유지 또는 확대하는 데 의존"하거나 아니면 "자율 규제"와 함께 "자체적으로 투자 결정"을 내리는 관리의료산업을 수용하는 두 가지 선택지 중 하나를 골라야 한다고 주장했다.[16] 그들은 후자의 전략이 더 큰 규모의 의료 전달 조직은 물론, 보험사, 의료서비스 공급자 및 '소비자' 사이의 '위험 분담', 의료서비스 품질 감시를 필요로 하게 될 것이라고 주장했다. 여기서 말하는 더 큰 비전은 이 논문의 결론에 등장하는 다음과 같은 비판적인 문장에서 관리의료조직MCO을 보건의료체계 안에서의 진입 관문 또는 개념화함으로써 분명해진다.

> 자유시장경제의 출현은 건강 산업의 변화 과정을 촉진할 수 있다. 즉, 자유
> 시장경제는 산업혁명의 여러 고전적 특징을 공유하는데, 이를테면, 대규모 생
> 산 단위로의 전환, 기술 혁신, 노동 분업, 자본의 노동 대체, 살벌한 경쟁, 생존
> 의 필수조건으로서의 수익성이 이에 해당한다.[17]

13) Philip J. Funigiello, *Chronic Politics: Health Care Security from FDR to George W. Bush* (Lawrence: University Press of Kansas, 2005), 174; Gray, "The Rise and Decline of the HMO," 318.

14) Gray, "The Rise and Decline of the HMO," 318.

15) Starr, *The Social Transformation of American Medicine*, 394.

16) Ellwood et al., "Health Maintenance Strategy," 291.

17) *Ibid.*, 298.

다시 말해서, 정부가 육성한 후 '자율 규제'하는 기업형 MCO들은 급성장하는 보건의료 시장에서 경쟁하여 건강 비용을 낮추는 동시에, 그 성과를 주의 깊게 살펴보는 소비자에게 통계수치를 제공함으로써 보건의료서비스의 질을 유지하게 될 것이며, 따라서 MCO는 의료산업복합체MIC를 대신하여 혁명적인 시장화를 주도하면서 국가건강보험을 지지하는 이들을 막아낼 수 있을 거라는 주장이다(신자유주의 건강 정책 개발에서 엘우드와 그의 동료들이 차지하는 역할에 대한 자세한 내용은 7장을 참조).

이러한 비전은 잠깐 주춤했지만, 장기적으로 특히 이데올로기의 영역에서 승리할 것이었다. 예를 들어, 닉슨의 승인에도 불구하고 1970년대 MCO의 발전은 느렸다. 1973년의 법률은 연방 정부의 원조를 받을 수 있는 MCO 프로그램의 자격에 상당히 높은 규제 기준을 세웠고, 그 기준을 만족시키는 프로그램은 거의 없었다.[18] 1970년대 말에 이루어진 법 개정에 따라 이러한 규정이 완화되어 자격을 갖추기 수월해졌지만,[19] 대기업 MCO가 눈에 띄게 부상하는 것은 1980년대가 되어서였다. 게다가, 관리의료 전략의 논리가 아니라 복합적인 정치적 원인으로 말미암아, 1970년대 케네디의 보건의료제도와 의료서비스 적용 확대를 위한 닉슨의 역제안 둘 다 실패로 돌아갔다(반면, 엘우드가 제시한 보건의료 구조와 닉슨이 제안한 접근 방식은 이후 ACA를 포함한 여러 보건의료 개혁의 모델이 되었다. 자세한 내용은 7장을 참조) 결국 레이건이 대통령에 당선되고서야 기업 단위 MCO의 고삐가 풀렸다. 대서양 저편의 대처 수상의 등장과 마찬가지로 이 사건은 신자유주의적 보건의료 의제를 잘 준비하고 있던 이들에게 정치적 기회의 창을 열어주었다.


## 중심축 1 완료: 기업형 MCO의 등장과 쇠퇴, 1980~1990년대

사회 지출 삭감, 산업보건 및 환경보건에 대한 지원 약화, 공공 병원 및 지역

---

18) Gray, "The Rise and Decline of the HMO," 320.
19) *Ibid.*, 321.

사회보건센터에 대한 예산 감소 등 여러 퇴행적인 정책을 통해 레이건 행정부가 공중보건에 미친 유해한 영향은 많이 설명되어 왔다.[20] 반면, 기업형 MCO를 탄생시킨 조산사로서의 레이건 행정부의 역할은 상대적으로 잘 알려져 있지 않다. 레이건 행정부는 첫 번째 재임기간 초반부에 MCO를 "투자자에게 기회"로 적극적으로 홍보하려는 의도의 중요한 법률을 새로 통과시키는 데 성공했다.[21] MCO는 1980년대를 거치면서 수, 규모, 시장점유율에서 성장했다. 처음에는 대부분 비영리단체였던 MCO는 1986년이 되자 영리기업이 운영하는 경우가 압도적으로 많아졌다.[22] 1990년대 중반이 되자 MCO가 고용하는 보건의료 노동자의 수는 35%에 가까워졌다.[23]

하지만 관리의료 모델의 성장은 저항의 촉매로 작용하기도 했다. MCO는 수익성을 높이고 비용을 절감하기 위해 의사로 하여금 환자에게 필요하지만 비용이 많이 드는 의료서비스를 처방하지 못하게 금전적인 당근과 채찍을 사용함으로써 의료에서 의사의 결정 과정을 침해했다.[24] 의사들과 환자들은 MCO를 수익을 뽑아내려고 혈안이 되어 있는 재정 약탈자로 인식하기 시작했다. 1997년 인기를 끌었던 영화 〈이보다 더 좋을 순 없다As Good As It Gets〉와 〈레인 메이커Rainmaker〉는 민영 보험회사의 의료 거부를 묘사하기도 했다.[25]

---

20) Anthony Robbins, "Can Reagan Be Indicted for Betraying Public Health?," *American Journal of Public Health* 73/1 (1983): 12–13.

21) Gray, "The Rise and Decline of the HMO," 323.

22) *Ibid.*, 315.

23) Henry J. Kaiser Family Foundation, *The 2016 Employer Health Benefits Survey*, http://kff.org/health-costs/report/2016-employer-health-bene-fits -survey/

24) Quadagno, *One Nation, Uninsured*, 161; David U. Himmelstein and Steffie Woolhandler, "Global Amnesia: Embracing Fee-for-Non-Service-Again," *Journal of General Internal Medicine* 29/5 (2014): 693–95. 영리 보건의료의 악영향에 대한 내용은 다음 문헌을 참고할 수 있다. Steffie Woolhandler and David U. Himmelstein, "When Money Is the Mission—the High Costs of Investor-Owned Care," *New England Journal of Medicine* 341/6 (1999): 444–46.

25) <이보다 더 좋을 순 없다>에서 헬렌 헌트가 맡은 역은 아들이 처방받는 별 것 없는 천식약에 대해서 "빌어먹을 뭣 같은 HMO 자식들"이라고 말하자 HMO 소속이 아닌 의사가 "괜찮아요. 사실 그게 그 놈들 이름이죠."라고 말하는 부분이 나온다. Diane Levick, "In Real Life, as in Film, HMO's Image Is Ailing," *Hartford Courant*, November 26, 1997, http://articles.courant.com/1997-11-26/news/9711260206_1_managed-kaiser-hmos-health. 참조.

그러나 보건의료 개혁에 대한 논쟁도 MCO의 발전과 함께 다시 활발해졌다. 단일지불자 제도로의 개혁을 선호하는 펜실베이니아주 상원의원 선거에서 해리스 워포드Harris Wofford의 예상치 못한 승리는 개혁에 대한 깊은 지지의 표출이었다. 여론조사는 국가 보건의료제도로의 개혁에 대한 그의 입장이 승리의 중요한 요소였다는 것을 보여줬으며, 그의 당선으로 보건의료 개혁은 다시 국가적인 정치 의제가 되었다.[26]

민주당 대통령 후보였던 빌 클린턴은 곧 이 대의명분을 수용했다. 하지만 당선 이후에는 힐러리 클린턴이 이끄는 대책위원회가 오래 늘어진 비밀스러운 논의를 거친 후 예전의 포괄적인 제안에서 후퇴한 복잡한 제안이 탄생했다. 클린턴 부부의 "보건 안보 계획Health Security Plan"은 "붕괴하는 민간 금융체계"를 지키는 동시에 "관리의료로의 이동"을 촉진할 의도였다.[27] 이는 경영학 교수인 알랭 엔토벤Alain Enthoven의 "관리 경쟁managed competition" 비전을 통합한 것으로, 그는 1990년대 초 와이오밍주 잭슨홀 소재 폴 엘우드의 별장에서 열린 학회에 정책 분석가 및 기업 내부자들과 함께 참여했다(엔토벤에 대한 자세한 내용은 7장 참조).[28] 그러나 다른 이들이 세부적으로 살펴본 이유들로 인해,[29] 이 시도는 붕괴했고 그 과정에서 빌 클린턴과 민주당의 정치적 지위는 심각하게 손상되었다.

클린턴 의료 개혁의 대실패 이후로도 몇 년간 MCO의 성장이 계속되었지만,[30] 건강을 제한하는 기업에 대한 대중의 분노는 점점 뜨거워져, 결국 환자를 보호하기 위해 고안된 여러 법안들이 등장하게 되었다.[31] 대중의 분노가

---

26)  Wofford, see Funigiello, *Chronic Politics*, 203.

27)  Jacob S. Hacker, "The Historical Logic of National Health Insurance: Structure and Sequence in the Development of British, Canadian, and U.S. Medical Policy," *Studies in American Political Development* 12/1 (1998): 124.

28)  잭슨홀 그룹이라고 불리며, 관리의료체제 경쟁을 담은 '잭슨홀 계획Jackson Hole Plan'을 탄생시켰고 이후 클린턴이 수정 도입하였다. Funigiello, *Chronic Politics*, 206.

29)  Vicente Navarro, *The Politics of Health Policy: The US Reforms, 1980-1994* (Cambridge, MA: Blackwell, 1994).

30)  Joseph White, "Markets and Medical Care: The United States, 1993-2005," *Milbank Quarterly* 85/3 (2007): 395-448.

31)  Samuel H. Zuvekas and Joel W. Cohen, "Paying Physicians by Capitation: Is the Past Now

이용 제한utilization control과 같이 악명 높은 제도가 사라지는 데 도움이 되긴 했지만, 이 기간 동안 "더 큰 단위의 생산으로의 전환"이라는 엘우드의 비전에 따라, 보험-병원 산업의 통합은 더 강화되었다.[32] 어떤 의미에서 MCO의 사멸은 자주 쓰이는 마크 트웨인의 인용구처럼 "지나치게 과장된 것"이었다.

이후 관리의료의 정신은 민영 건강보험 상품과 정부 제도로 확산되었다. 예를 들어, 가난하고 연로한 인구에 적용되는 메디케이드와 메디케어는 민영 보험사에 이익이 되지 않는 제도였다. 그러나 레이건 행정부 기간 동안 시작된 의회의 규제 완화를 포함, 1980년대와 1990년대에 걸쳐 이루어진 연방 및 주 정부의 정책 덕분에 메디케이드 MCO는 눈에 띄게 성장했다.[33] 현재 메디케어 어드밴티지Medicare Advantage라고 불리는 민영 메디케어 상품도 비슷하게 1990년대와 2000년대에 성장했다. 다시 말해, 민간 보험사들은 메디케이드와 메디케어 모두에서 관리의료보험을 팔기 위해 공공 재정을 점점 더 많이 이용하고 있다. 그리고 더 넓은 관점에서 보면, 관리의료 혁명에 의해 촉진된 보건의료서비스 전달의 통합 역학은 더욱 확고해졌다.

이로써 보건의료 자본의 첫 중심축은 더 크고 통합된 건강보험산업을 넘어섰으며, 어떤 사람들은 신나게 '소비자 지향 보건의료'라고 부를 환자 자기부담금deductible이 높은 건강보험으로의 이동이라는 중요한 다음 중심축을 향한 길을 열어주었다.

## 중심축 2: 소비자 지향 보건의료로의 진입, 1990~2000년대

1990년대 후반 나타난 건강보험 시장의 동요와 혼란은 21세기 초 기업의

---

Prologue?," *Health Affairs* 29/9 (2010): 1666-61; Robert J. Blendon et al., "Understanding the Managed Care Backlash," *Health Affairs* 17/4 (1998): 80-94.

32) White, "Markets and Medical Care," 415.

33) Michael Sparer, "Medicaid Managed Care: Costs, Access, and Quality of Care," in *The Synthesis Project* (Princeton, NJ: Robert Wood Johnson Foundation, 2012), http://www.rwjf.org/content/dam/farm/reports/reports/2012/rwjf401106, 3-4.

역동적 대응을 필요로 했다. 애트나Aetna의 사례는 이러한 과도기에서의 더 큰 경향성을 밝히는 데 도움이 된다. 애트나는 전통적인 건강보험을 중심으로 하는 기존의 상업적 보험회사로 1990년대에 진입하여, 관리의료기업 모델이 부상할 때까지도 그런 기조를 유지했다. 이후 애트나의 지도자들은 인수합병에 뛰어들어 관리의료 모델의 보험계를 주도하기 시작했다.[34]

반면, 관리의료가 보험시장을 장악하는 동안, MCO에 대한 분노는 끓는점에 도달하고 있었다. 예를 들어, 의사들은 의료비를 지급하지 않는다는 이유로 보험회사를 고소하고, 때로는 관리의료 네트워크에서 탈퇴하기도 했다(이 장의 저자 중 두 사람은, 지금은 애트나에 인수된 미국헬스케어사가 시행했던 의사에 재갈을 물리는 악명 높은 조항에 저항하는 운동을 주도했음을 밝힌다). 애트나의 수익은 감소하고 주가는 하락했으며, 대규모 투자자들은 곧 중역 회의실에서 피바람을 일으켰다. 애트나는 여러 가지 방법으로 대응했다. 첫째, 의사에게 지급되는 비용을 제한해서 비용을 통제하려는 방법(시장 점유율을 확보하기 위한 이전의 접근 방식) 대신 기업에 가해지는 비용 상승분을 간단하게 보험금 인상으로 떠넘기는 걸로 받아들였다. 또한 공동부담금copayment, 환자 자기부담금deductibles, 공동보험료coinsurance를 통해 환자의 본인 부담 노출을 증가시켜 비용을 '소비자'에게 전가하고자 했다.[35]

비용 분담을 확대시키려는 압력은 애트나 밖으로 빠르게 퍼져나갔다. 이 기간 동안, 환자의 본인 부담 비용은 업계 전체에서 증가하기 시작했다. '소비자 지향 건강계획CDHP: customer-directed health plan'이라는 새로운 보험 상품이 시장에 등장했다. CDHP는 세제 혜택이 있는 예금계좌 옵션과 결합된 형태로 환자 자기부담금deductibles이 높은 보험 상품으로 정의할 수 있다. 따라서 높은 세율이 적용되는 개인들이 일반적으로 이 계좌를 개설했다. 더불어, 환자 자기부담금이 높은 보험 상품은 의료서비스에 대한 필요가 많고 본인 부담 비용이 큰 아픈 사람들에게는 별로 매력적이지 않았다.[36] 즉, CDHP는 아픈 환자

---

34)   이 단락과 다음 단락에서 설명되는 부분은 보건경제학자 제임스 로빈슨의 2004년 작성한 애트나 사례연구를 기반으로 한다. 이 연구에서 자자는 기업 내부자들과의 인터뷰와 광범위한 재정분석까지 다루었다. James C. Robinson, "From Managed Care to Consumer Health Insurance: The Fall and Rise of Aetna," *Health Affairs* 23/2 (2004): 43–55.

35)   Robinson, "From Managed Care to Consumer Health Insurance."

를 피하고 상대적으로 건강한 환자를 골라 선택하는, 소위 체리피킹이라는 보험사의 오래된 전략이 되었다.

'비용 분담'이나 '소비자 지향 의료'의 역사는 관리의료산업의 부상보다 훨씬 복잡하고 모호하다. 예를 들어, 보험 이전 시대에는 개인 건강관리 지출이 본질적으로 모두 본인 부담이었다.[37) 그러나 소비자 주도 의료를 지지하는 이들은 비용 분담을 확대 적용하는 것이 혁명이나 다름없다고 보았다.[38) 소비자 주도 의료의 이념적 및 학문적 기반은 수십 년간의 연구와 논평들이었으며, 국가건강보험 제도를 설계하기 위해 실시되었던 고안되었던 유명한 1970년대의 RAND 건강보험 실험으로 되돌아갔다.[39) 이 거대한 정책 실험의 결과는 서로 섞여 여러 면에서 모호하긴 했지만, 대부분 의료비용에 대한 자기부담에 노출되는 것이 보건의료 이용률을 낮추고 지출을 줄이면서, 반면 건강에는 부정적인 영향을 끼치지 않을 것이라고 결론 내렸다. 따라서 대개 사람들은 필요 이상으로 많은 건강보험을 보유하고 있으며 그래서 필요하지 않은 의료서비스를 이용하게 된다는 주장이 만연하게 되었다.

초과보험overinsurance이 미국 보건의료의 기본적인 문제점이라는 발상은 저명한 경제학자와 보건의료 정책 전문가들의 연구를 통해 통용되기 시작했다.[40) 과거에는 사전에 화재 보험을 가입하고 헛간에 불을 지르는 등의 사기행위를 설명하는 데 이용된 '도덕적 해이'라는 용어는, 점점 보험회사가 지불하는 의료서비스를 이용하는 환자에게 적용되었다. 예를 들어, 보수 경제학자인 밀턴 프리드먼Milton Friedman은 2001년 발표된 논문「보건의료를 어떻게 치

---

36)  Steffie Woolhandler and David U. Himmelstein, "Consumer Directed Healthcare: Except for the Healthy and Wealthy It's Unwise," *Journal of General Internal Medicine* 22/6 (2007): 879-81.

37)  A point made by Timothy S. Jost, *Health Care at Risk: A Critique of the Consumer-Driven Movement* (Durham, NC: Duke University Press, 2007), 42.

38)  예를 들어 레지나 허즐링커Regina Herzlinger는 하버드 경영대학원에서 여러 차례 이에 대해 강연했다.

39)  Robert H. Brook et al., "Does Free Care Improve Adults' Health?Results from a Randomized Controlled Trial," *New England Journal of Medicine* 309/23 (1983): 1426-34.

40)  Martin S. Feldstein, "The Welfare Loss of Excess Health Insurance," *Journal of Political Economy* 81/2 (1973): 251-80.

유할 것인가」에서 건강 저축계좌와 결합 판매되는 높은 환자 자기부담금의 보험 상품을 지지했다. 그는 "누구도 다른 사람의 돈을 자신의 돈만큼 현명하게, 소중하게 쓰는 사람은 없다"고 주장했다.[41] 특히, 고가의 (대개 더 포괄적인) 건강보험에 불이익을 주는 ACA의 '캐딜락 세금Cadillac Tax'은 이러한 '도덕적 해이' 이데올로기에 기반한다.

그러나 MCO와 마찬가지로 비용 분담의 '승리'도 불완전한 것이었다. 한편으로는, 지난 10년간 이런 종류의 보험 상품이 노동자에게 적용되는 사례가 증가하여, 고용주가 제공하는 건강보험의 경우, 2006년 4%였던 것이 2015년이 되면 24%까지 상승했다.[42] CDHP가 노동자 일부만을 대상으로 하였음에도 불구하고 노동자가 CDHP에 확실하게 가입되었는지와 상관없이 노동자의 비용 분담이 증가하여 이 방식이 미치는 영향력이 점차 커졌다.[43] 또한 고용주는 보험료 지불 비용을 노동자에게 떠넘겼다. 2005년에서 2015년까지의 기간 동안 고용주 지원 건강보험료는 61% 증가했으며, 노동자가 부담하는 기여분은 83% 증가했다.[44]

비판하자면, 오바마케어는 본인 부담 증가 추세를 늦추겠다는 목표가 없었다. 반대로, 법은 높은 비용 분담을 수용했다. 보험 시장에는 네 가지 금속 이름을 딴 각기 다른 단계 보험 상품이 만들어졌고, 보장 수준은 브론즈 보험이 60%, 플래티넘 보험이 90%로 다양했다. 이는, 환자가 구입한 보험이 평균 60%에서 90%까지의 의료비를 지불하고, 나머지 40%에서 10%는 공동부담금copayment, 환자 자기부담금deductibles, 공동보험료coinsurance 등의 형태로 환자가 지불함을 의미한다.[45]

---

41) Milton Friedman, "How to Cure Health Care," *Public Interest*, no. 142 (2001), http://www. thepublicinterest.com/archives/2001winter/arti-cle1.html.

42) Henry J. Kaiser Family Foundation, *The 2016 Employer Health Benefits Survey*.

43) *Ibid.* 예를 들어 2006년, 노동자 전체의 10%만이 보험의 연 공제액이 1000달러 수준이었으나(총누적 의료비가 1000달러가 넘어야 그 이상분에 대해 보험이 적용된다는 의미이다) 2015년에는 50%가까이 되었다.

44) *Ibid.*

45) 보험 가치Actuarial value는 보험사가 총의료비 중 지불하는 금액의 비율로, 나머지는 보험에 가입한 개인이나 가구의 비용부담이라는 형식으로 지불해야 한다. 공동부담금 공제액 공동보험료가 대

반면, 이러한 발전 양상을 더 넓은 맥락에 위치시키는 것도 중요하다. 진보적인 보건의료 운동가들은 오랫동안 의료서비스에 접근하기 위한 금전적 장벽을 제거하는 것이 '진정한' 의미의 보편적 보건의료의 중요한 요소라고 여겨왔다. 예를 들어, 1940년대 영국에서는 '무상'의 보편적 보건의료를 시작하는 것이 논쟁의 여지없는 보건의료 개혁의 핵심이었다.[46] 또, 앞에서 살펴본 바와 같이, 케네디가 맨 처음 제안했던 1970년 건강보장법안에서는 1달러 범용 보상이 제시되었다.[47] 돈으로부터 완전히 분리된 보건의료는 넓은 범위에서 탈상품화라고 볼 수 있겠다.[48] 한편, 미국의 보건의료는 드물지 않게 상당한 공공 보조금이 투입되지만, 여전히 대가를 내고 구매하는 상품으로 남아 있다. 이 점이 보건의료의 세 번째 중심축, 즉 보건의료 산업 합병으로 이어진다.

## 중심축 3: 보건의료 자본의 다차원적 통합

1970년대, 빈센테 나바로Vicente Navarro 등의 학자들과 보건정책자문센터 Health-PAC, 마르크스주의 보건기구Health Marxist Organization 활동가들 같은 진보 인사들은 미국의 의료산업복합체MIC가 새로 조직화되고 통합되어 가는 현상에 주목했다(5장에서 논의). 이후, 폴 스타Paul Starr는 1982년 출간된 저서 『미국 의학의 사회적 전환Social Transformation of American Medicine』에서 이러한 MIC가 전개되면서 일어나는 다섯 '차원dimensions'을 자세히 설명했다. 즉, ① 보건

---

표적이며 공동부담금copayment는 의료 서비스를 이용하거나 약을 살 때 보험가입자가 내야 하는 고정금액을 말한다. 환자 자기부담금deductible은 보험이 '적용되기' 전 보험가입자가 먼저 지불해야 하는 의료비의 총액이며 공동보험료co-insurance는 보험가입자가 의료서비스나 약을 구매할 때 일정 비율의 금액을 지불하는 것을 말한다.

46) Rudolf Klein, *The New Politics of the NHS*, 7th ed. (London: Radcliffe, 2013), 19.

47) Starr, *The Social Transformation of American Medicine*, 394.

48) 에스핑-앤더슨(Esping-Andersen)은 세 가지 형태의 자본주의적 복지국가 내에서의 탈상품화된 사회적 권리에 대해 설명한다. 그러나 이 책에서는 탈상품화된 보건의료서비스 시행은 거의 주목받지 못하고 있다. *The Three Worlds of Welfare Capitalism*(Princeton, N.J.: Princeton University Press, 1990).

의료기관의 소유가 공공의 비영리 기관에서 영리 기관으로 전환되고, ② 다수의 병원이 단일 의료시스템으로 통합되는 수평적 통합이 일어나며, ③ 영리 부분과 비영리 부분을 모두 갖춘 대기업이 생겨나고, ④ 의료서비스를 제공하는 기관과 의료보험회사가 병합되는 등의 수직적 통합이 일어나며, ⑤ 지역 단위나 전국 단위로 집중되는 보건의료 시장이 발달하게 된다.[49] 그리고 1980년, ≪뉴잉글랜드의학저널NEJM: New England Journal of Medicine≫ 편집장이었던 아놀드 렐먼Arnold Relman은 MIC에 대한 경고를 담은 글을 발표했다.[50]

최근 들어 이러한 절차는 더욱 가속화되고 있다. 예를 들어, 건강보험업계에서의 영리 기관화는 흔해졌는데, 1994년 블루크로스의 영리 전환이 제일 큰 전환점이었다.[51] 대규모 영리 기관 두 곳이 신장 투석 시설 대다수를 소유하게 되었고, 점점 더 많은 수의 병원이 영리 기관 소유로 바뀌어갔다.[52] 게다가 대부분의 비영리 병원도 더 큰 의료 시스템에 통합되면서, 결국 개원의 단체들이나 홈케어 등의 의료서비스 제공 업체의 합병을 확대하게 되었다. 수평적 통합으로도 불리는 병원 인수합병의 물결은 병원 시장의 절반이 "고도로 집중된" 체계라는 기준을 충족하게 되는 결과를 가져왔고, 지역을 장악하는 병원 시스템 하나와 일부 소규모 병원들이 존재하는 시장이 많아졌다.[53] 더 높은 수익을 추구하는 욕망과 새로운 투자는 이와 같은 전환에 동기가 되었다. 이미 보험이 있는 환자들에게 공격적으로 마케팅하는 의료서비스 시장에서 확장에 실패한 병원은 경쟁사에 시장점유율을 잃을 위험에 직면했다. 더불어 수평적 통합으로 지역에서 우세한 병원 시스템은 보험사에 더 높은 가격을 요구

---

49) Starr, *The Social Transformation of American Medicine*, 429.

50) 이 관점을 논의하는 준비 작업은 다음 문헌에 기반한다. Health/PAC. Arnold S. Relman, "The New Medical-Industrial Complex," *New England Journal of Medicine* 303/17 (1980): 963~70.

51) Milt Freudenheim, "Blue Cross Lets Plans Sell Stock," *New York Times*, June 30, 1994, http://www.nytimes.com/1994/06/30/business/blue-cross-lets-plans-sell-stock.html.

52) Ashok Selvam, "For-Profits Rising: Investor-Owned Hospitals Add Market Share, Along with Growing Numbers of Ventures with Not-for-Profit Counterparts," *Modern Healthcare*, March 3, 2012, http://www. modernhealthcare.com/article/20120303/MAGAZINE/303039958.

53) David M. Cutler and Fionna Scott Morton, "Hospitals, Market Share, and Consolidation," *JAMA* 310/18 (2013): 1964~70.

할 영향력을 가진다. 병원 시스템의 규모가 커질수록 가격은 높아지는 것이다.[54] 개원의들의 병의원을 인수하는 것도 경쟁을 줄이고 영향력을 높이는 유사한 전략인데, 다만 이로써 야기되는 가격 상승은 그다지 뚜렷하지 않다.[55]

통합은 건강보험산업에서도 진행되고 있다. 2015년 여름, 542억 달러 규모의 앤섬Anthem의 시그나Cigna 인수와 370억 규모의 애트나의 휴매나Humana 병합 계획이 발표되었다.[56] 하지만 2017년 연방 법정은 이 인수병합 계획들을 허가하지 않았다. 허가했다면, 미국 전체의 주요 건강보험사는 3개사 밖에 남지 않았을 것이다. 그럼에도 불구하고 앞으로 건강보험산업이 통합될 가능성은 여전하다. 보험업계는 이러한 인수합병을 통해 "개인 의사나 병원과의 가격을 낮추는 협상이 가능해질 것"[57]이라고 분명하게 주장하긴 했지만, 그렇다고 보험료가 낮아지고 소비자들이 혜택을 받게 될 거라고 믿을 수는 없다.[58] 실제로는 보험료가 오히려 오를 수도 있다. 본질적으로, 이러한 보험업계의 합병 추세는 MIC의 경쟁 분야인 보험업계와 대규모 공급자 기관 사이의 '무기 경쟁'[59]에 해당한다.

---

54) Martin Gaynor and Robert Town, "The Impact of Hospital Consolidation," *The Synthesis Project* (Princeton: Robert Wood Johnson Foundation, 2012), http://www.rwjf.org/en/library/research/2012/06/the-impact-of-hospital-consolidation.html; Zack Cooper et al., "The Price Ain't Right? Hospital Prices and Health Spending on the Privately Insured," *National Bureau of Economic Research Working Paper Series* no. 21815 (2015): 1-37.

55) Gaynor and Town, "The Impact of Hospital Consolidation." 그러나 최근 연구에서는 개인의원을 병원이 합병하는 사례들이 의료비 상승을 부추긴다는 결과도 보인다. Laurence C. Baker, M. K. Bundorf, and Daniel P. Kessler, "Vertical Integration: Hospital Ownership of Physician Practices Is Associated with Higher Prices and Spending," *Health Affairs* 33/5 (2014): 756-63.

56) Ankur Banerjee and Ransdell Pierson, "Anthem to Buy Cigna, Creating Biggest U.S. Insurer," Reuters, July 24, 2015, http://www.reuters.com/article/2015/07/24/us-cigna-m-a-anthem-id USKCN0PY12B20150724.

57) *Ibid.*

58) Leemore Dafny, "The Risks of Health Insurance Mergers," *Harvard Business Review*, September 24, 2015, https://hbr.org/2015/09/the-risks-of-health-insurance-company-mergers.

59) 허먼Herman은 미시간대학교 경제학과 에릭 고든Erik Gordon을 인용한다. "주기적으로 발생하는 무기 경쟁이죠. 독과점 규제가 들어와서 '그만하면 됐다'할 때까지 저러겠죠.", Bob Herman, "Providers Fear Insurance Mergers Will Intensify Rate Pressures," *Modern Healthcare*, June 27, 2015, http://www.modernhealthcare.com/article/20150627/MAGAZINE/306279934.

이 무기 경쟁의 다음 단계는 무엇일까? 아마도, 특히 의료기관과 보험 기업의 결합 같은 더 큰 규모의 통합이 될 것이다. 그다지 새로울 것도 없다. 예를 들어, 카이저 퍼머넌트Kaiser Permanente의 경우 오랫동안 캘리포니아주의 많은 사람들에게 보험사 겸 공급자였다. 물론 여전히 특정 지역에 기반을 둔 비영리 기관이다. 하지만 거대한 신생 의료기관은, 특히 공격적인 사업 방식을 도입하는 경우, 영리 기관이든 아니든 상관없이 보험 기업이 되곤 하지 않나?

몇몇 지역에서는 이런 식으로 의료기관이 변형된 사례가 있다. 콜로라도주를 기반으로 한 가톨릭 건강 계획Catholic-Health Initiatives이나 최근 노스웰Northwell로 이름을 바꾼 뉴욕주 롱아일랜드 소재 노스쇼어-LIJ 헬스시스템, 미주리주에 본사를 둔 대규모 조직 어센션Ascension은 나중에 그중 일부가 보험 판매에서 손을 떼긴 했지만 자회사나 하위 부서로 분리하여 건강보험 상품을 판매했다.[60] 신용평가기관 무디스Moody's의 2015년 9월 보고서는, "향후 몇 년 동안 더 많은 수의 비영리 병원이 상업적인 보건의료사업에 진입하여 건강관리를 개선하고 시장점유율을 높이려고 할 것이다"라고 지적했다.[61] 한편 반대 방향에서는 보험회사들이 미국은 물론 전 세계를 대상으로 의료서비스 제공자와 관련 시설을 인수하는 행동을 취하기 시작했다.[62] 예를 들어, 거대 보험사인 유나이티드 헬스 그룹United Health Group은 2012년 브라질 최대의 보험/병원 통합 기업인 아밀Amil을 43억 달러에 인수했다.[63] 인수 직후, 최고경영자는 미국에서도 병원 조직을 "인수할 수 있다"고 말했다.[64]

---

60) Melanie Evans, "Expect More Health Systems to Get in the Insurance Game," *Modern Healthcare*, September 28, 2015, http://www.modern-healthcare.com/article/20150928/NEWS/150929889.

61) *Ibid.*

62) Melanie Evans, "Cutting out the Middleman: Systems Buying and Developing Insurance Plan," *Modern Healthcare*, March 23, 2013, http://www.modernhealthcare.com/article/20130323/MAGAZINE/303239976; Steven Brill, America's Bitter Pill: Money, Politics, Backroom Deals, and the Fight to Fix Our Broken Healthcare System (New York: Random House, 2015), 447.

63) Anna Wilde Mathews and Jon Kamp, "UnitedHealth to Buy 90% of Brazil's Amil for $4.3 Billion," *Wall Street Journal*, October 8, 2012, http://www.wsj.com/articles/SB1000087239639044489730457804439035 1511894.

64) 스티븐 브릴Brill의 『미국의 쓴 약(America's Bitter Pill)』, 447쪽에 실린 유나이티드 헬스 그룹 최고경영자와의 인터뷰.

인수합병의 물결은 제약업도 비껴가지 않았다. 그 결과, 대형 제약회사의 로비단체인 미국제약협회PhRMA: Pharmaceutical Research and Manufacturers of America 회원사는 1988년 42개에서 2014년 11개로 감소했다.[65] 이 기간 동안 4개의 제약회사가 제네릭 제약업을 지배하게 되었다. 그리고 2017년, 소매 약국 체인인 CVS가 가장 큰 보험회사 중 하나인 애트나를 600억 달러에 인수한다는 계획을 발표함으로써 새로운 유형의 합병 가능성을 보여줬다. 제약회사와 보험회사 사이에서 "보험약제관리기업PBM: pharmacy benefit manager" 역할을 하고, 예약 없이 갈 수 있는 워크인 의원 네트워크를 운영해온 CVS가 "보건의료 산업 역사상 아마도 가장 큰 규모의 인수"를 성사시킨 것이다.[66]

## 오바마케어와 보건의료 자본의 진격

오바마케어는 제약업계나 보험업계를 포함한 보건의료 산업의 이익에 엄청난 혜택을 제공했다.[67] 저소득층 일부에서 보험 적용 범위가 개선되긴 했다. 몇몇 주에서는 메디케이드가 확장되었고 주정부 거래state exchanges를 통해 민간 의료보험 구매에 주어지는 보조금이 더해지면서, 보험 미가입자 수가 감소한 것이다.[68] 하지만 오바마케어는 '보편적인 보건의료universal health care'를 제공하지 않았다. 2016년 기준 의료보험 미가입자는 2800만 명이며,[69] 오바

---

65) "Consolidation Efforts Transform the Pharmaceutical Industry," *Blooomberg*, May 1, 2014, https://www.bloomberg.com/graphics/info-graphics/pharma-mergers.html.

66) Andrew Ross Sorkin, Michael de La Merced, and Katie Thomas, "CVS Is Said to Be in Talks to Buy Aetna in Landmark Acquisition," *New York Times*, October 26, 2017, https://www.nytimes.com/2017/10/26/busi-ness/dealbook/cvs-aetna.html?_r=0.

67) Brill, *America's Bitter Pill*, 101, 144, 127; Starr, *Remedy and Reaction*, 204–5.

68) Henry J. Aaron and Gary Burtless, *Potential Effects of the Affordable Care Act on Income Inequality* (Washington, DC: Brookings Institute, 2014), http://www.brookings.edu/research/papers/2014/01/potential-effects-affordable-care-act-income-inequality-aaron-burtless.

69) Robin A. Cohen, Emily Zammitti, and Michael E Martinez, *Health Insurance Coverage: Early Release of Estimates from the National Health Interview Survey*, 2016. Washington DC: National Center for Health Statistics, 2017. https://www.cdc.gov/nchs/data/nhis/earlyrelease/insur201705.

마케어 폐지라는 공화당의 목표가 실현되지 않더라도[역자주: 실제로 실현되지 않았다] 그 숫자는 계속 비슷한 수준으로 유지될 것이라 예상된다.[70] 따라서 오바마케어는 어느 정도는 보편적인 보건의료를 원하는 대중의 오랜 요구에 대한 타협이지만, 그에 못지않게 보건의료 자본에 대한 타협이기도 하다. 보건의료 산업에 내어준 이러한 양보 이외에도, 오바마케어는 보건의료 부문의 세 가지 결정적인 중심축이 이동하는 동안 나타난 환자에게 불리한 특징 중 일부를 법제화하였다.

첫째, 이 법은 책임의료조직ACO: Accountable Care Organizations을 장려했다. ACO는 앞에서도 살펴보았듯, 본질적으로 1970년대에 성장한 후 1990년대를 거치며 무너진 기업형 관리의료조직MCO의 수정된 형태이다. ACO라는 용어는 2007년 발표된 의학논문에서 처음 등장하였으며,[71] 병원을 중심으로 통합된 보건의료체계가 보건의료서비스의 질을 정확하게 측정하고 "치료의 전반적인 경험을 향상"시킬 수 있다고 주장했다".[72] 이후 오바마케어는 ACO 형성을 장려했다.

메디케어 비용 절감 프로그램Medicare Shared Savings Program이라는 새로운 제도가 만들어졌고, 메디케어에 시범 ACO 프로그램을 통해, 환자에 대한 지출이 적으면 보상하고 지출이 많으면 불이익을 주는 방식으로 의료기관에 의료비를 지불했다.[73] 이러한 위험 분담은 당연히 의료 서비스가 필요한 환자의 치료를 거부하게 하는 비뚤어진 재정적 동기를 불러온다.

메디케어에서 시작된 ACO로의 움직임에 민간 보험사들이 대거 가세했다.

pdf.

70)  Congressional Budget Office, *Insurance Coverage Provisions of the Affordable Care Act—CBO's March 2015 Baseline*, https://www.cbo. gov/sites/default/files/recurringdata/51298-2015-03-aca.pdf.

71)  "Health Policy Brief: Next Steps for ACOs," *Health Affairs*, January 31, 2012, http://www. healthaffairs.org/healthpolicybriefs/brief.php?brief_ id=61.

72)  Elliot S. Fisher et al., "Creating Accountable Care Organizations: The Extended Hospital Medical Staff," *Health Affairs* 26/1 (2007): w44-w57.

73)  *Summary of Final Rule Provisions for Accountable Care Organizations Under the Medicare Shared Savings Program* (Washington DC: Department of Health and Human Services and Center for Medicare & Medicaid Services, 2014), https://www.cms.gov/medicare/medi-care-fee-for-service-payment/sharedsavingsprogram/downloads/aco_summary_factsheet_icn907404.pdf.

심지어 ACO는 다양한 환경에서 전 세계적으로 부상하고 있다.[74] 더불어, ACO의 지불 전략은 보건의료서비스 제공자의 통합을 견인하고 있는데, 이에 기여하는 몇 가지 요소는 다음과 같다. 첫째, 메디케어 ACO로 분류되려면 의료기관이 규정된 최소한의 환자수를 돌보아야 한다. 둘째, 앞에서 언급한 것처럼, 규모가 중요하다. 기관이 클수록 ACO이 민간 보험사와의 협상에서 높은 수준의 의료비를 청구할 수 있다. 결과적으로, 미국 대부분 지역의 보건의료는 향후 몇 년 안에 소수의 '초대형 ACO'들이 지배할 것으로 보인다.[75] (통합에 대해서는 5장을 참조)

또한 오바마케어는 높은 공동부담금co-payment, 환자 자기부담금deductibles, 공동보험료co-insurance를 통해 환자의 비용 분담을 높이는 – 보건의료가 상품화되는 두 번째 중심축 – 움직임을 체계화했다. 예를 들어, 2016년 기준 오바마케어 보험 거래소를 통해 구매한 개별 브론즈 보험의 환자 자기부담금은 평균 5731달러나 된다.[76] 결국 10년 후에도 여전히 보험 미가입 상태로 예상되는 약 2700만 명은 물론, 보험 가입자 중에서도 3300만 명가량이 제대로 된 서비스를 제공받지 못할 것으로 추산된다.[77] 요컨대, 오바마케어가 기업에 준 혜택은 보험 미가입자의 수를 감소시키면서 보건의료체계에 대한 영향력을 강화할 수 있게 했다. 이 움직임을 되돌리려면, 더 근본적인 변화가 필요할 것이다.

74)  Richard M. Scheffler, "Accountable Care Organizations: Integrated Care Meets Market Power," *Journal of Health Politics, Policy and Law* 40/4 (2015): 633–38.

75)  Himmelstein and Woolhandler, "Global Amnesia."

76)  HealthPocket, "2016 Affordable Care Act Market Brings Higher Average Premiums for Unsubsidized," https://www.healthpocket.com/healthcare-research/infostat/2016-obamacare-premiums-deductibles-.Vlymi9-rQch.

77)  Sara R. Collins et al., "The Problem of Underinsurance and How Rising Deductibles Will Make It Worse—Findings from the Commonwealth Fund Biennial Health Insurance Survey," Commonwealth Fund, May 2015, http://www.commonwealthfund.org/publications/issue-briefs/2015/may/problem-of-underinsurance.

## 트럼프 시대, 단일지불자 국가 보건의료체계에 대한 새로운 비전

오바마케어의 문제점과 보건의료에 대한 기업 지배력 증가는 공공의료제도를 위한 의사들의 모임PNHP이 최근 단일지불자 보건의료 개혁 제안서를 개정하는 동기가 되었다.[78] 첫 번째 제안서와 개정안 모두 보건의료에 대한 신자유주의의 주요 중심축을 거부한다. 제안서에서는, 소유 재산이 아니라 건강 요구를 기반으로 형평성과 보편주의 원칙에 기초하여 보건의료서비스가 제공되는 종합적인 국가보건의료제도National Health Program: NHP의 구조를 그리고 있다.

첫째, 우리의 제안은 미국 전체의 모든 이들에게 종합적이고 지급 부담이 없는 '1달러부터 보장'[79]을 요구한다. 공공 재정이 집행되는 NHP는 의사 진료, 약제, 의료용품, 간병, 병원 치료, 치과 치료, 정신 건강 치료, 장기요양서비스 모두를 포함하는 전체 의료서비스를 보장함으로써, 공공과 민간에서 얼기설기 파편화된 보건의료 보장을 대체한다. 지금은 보험가입자조차도 여러 서비스에, 특히 장기요양서비스에 대한 접근성이 부족한 경우가 많다.

또한 NHP는 보건의료서비스 이용 시점에 지불하는 비용 분담 요소를 제거함으로써, 개인이나 가계 재정과 보건의료에의 접근성을 분리시킬 수 있다. 미국에서는 비용 분담이 일반적이지만, 다른 나라들에서의 경험은 의료비용이 통제되면 이러한 사용자 수수료를 제거할 수 있다는 것을 보여준다. 이러한 지불을 없애게 되면, 과소보험이나 의료비 때문에 파산하는 험한 현상들은 사라질 것이다. 동시에, 서류 미비 이민자 등 모두를 포함함으로써 NHP는 미국의 보험 미가입자 문제를 해결할 수 있을 것이다. 마지막으로, NHP는 의사

---

78) 다음의 논의는 이 개정 제안서는 물론, PNHP가 제시한 이전의 두 제안서를 기반으로 하고 있다. Woolhandler et al., "A National Health Program for the United States: A Physicians' Proposal"; Woolhandler et al., "Proposal of the Physicians' Working Group for Single-Payer National Health Insurance"; Gaffney et al., "Moving Forward from the Affordable Care Act to a Single-Payer System."

79) 옮긴이 주: 공제액 없이 첫 의료비부터 보장이 되는 보험

와 병원을 "하나의 큰 네트워크"로 만들어 효과적으로 공급할 수 있으며, 이로써 보험산업이 환자와 보건의료서비스 제공자를 분리시키고 보건의료의 분절을 낳은 상황을 끝낼 수 있을 것이다. 따라서 국가보건의료제도의 목적은 보건의료에의 접근이 보편적이고 평등하도록 만드는 데 있다.

또한 제안서에서 구상한 NHP는 보건의료에 기업의 입김이 더 크게 작용하는 현실을 개선할 것이다. 캐나다의 경우, NHP가 보장하는 부분과 중복되는 보험 상품은 금지되며, 민간 보험사가 맡은 역할이 거의 없다. 영리 보건의료기관이 NHP에 참여하려면 비영리 경영체제로 전환해야 한다. 또 하나의 통합된 보건의료체계가 한 지역을 장악하여 실질적인 독점을 달성하면, 이 체계는 공공 통제 아래 위치하게 된다. 이는 점점 커지고 강해지는 보건의료체계를 다루기 위해 고안된 개정 제안서에서 새로 소개하는 내용이다.

우리의 제안은 또한 새로운 형태의 보건의료 시설 및 다른 자본 투자를 구상 설계하는 명확한 계획을 제시한다. 현재는 운영과 자본에 지출되는 예산이 하나의 수입원에서 나온다. 결과적으로 새로운 시설이나 장비는 필요성보다는 수익성이 높은 곳에 들어선다. 하지만 NHP는 운영과 자본에 대한 지출을 분리한다. 즉, 자본에 대한 지출은 지역 단위로 계획되고 공공에서 자금이 조달되며, 수익성이 아닌 의료 필요에 따라 새로운 시설과 장비를 계획적으로 분배할 수 있는 것이다. 이처럼 명확한 계획은 지역 간의 보건의료 시설 및 기술에 대한 접근성 불평등을 해소하고, 더 나아가 보건의료 형평성이라는 목표로 우리를 이끌 것이다.

비용 통제의 관점에서 보자면, 획기적으로 간소화되는 통합 지불 체계는 민간 주도의 분절된 체계에서는 어쩔 수 없었던 막대한 행정 낭비 제거를 촉진할 것이다.[80] 특히, 병원에 적용될 총액예산제global budgeting는 의료비 청구 절차

---

80) Steffie Woolhandler, Terry Campbell, and David U. Himmelstein, "Costs of Health Care Administration in the United States and Canada," *New England Journal of Medicine* 349/8 (2003): 768–75; David U. Himmelstein et al., "A Comparison of Hospital Administrative Costs in Eight Nations: US Costs Exceed All Others by Far," *Health Affairs* 33/9 (2014): 1586–94; Aliya Jiwani et al., "Billing and Insurance-Related Administrative Costs in United States' Health Care: Synthesis of Micro-Costing Evidence," *BMC Health Services Research* 14 (2014): 556, doi: 10.1186/s12913-

를 없애는 데 중요한 역할을 할 것이다. 현재 의료비 청구 절차에 소요되는 비용은 병원의 전체 비용의 25%에 달하며, 단일지불제를 적용하는 국가에 비해 거의 두 배에 가깝다.[81] 또한 병원은 이 기금을 광고비나 이사진의 엄청난 연봉에 사용하지 못하게 된다. 앞에서 말했듯이, 영리 병원은 NHP에서 모두 제외된다. 마지막으로, 단일지불제를 시행하는 다른 나라들처럼, NHP는 구매 영향력을 사용하여 의약품 가격을 낮춤으로써 상당한 비용을 절감할 수 있다. 이러한 개혁이 가져올 막대한 비용 절감은 보장의 확대에 소요되는 추가 비용을 충족시킬 수 있다. 특히, 행정 낭비가 제거되면, 연간 약 5000억 달러가 절약되며, 이렇게 마련된 재정으로 보험이 없는 사람들에게 보장을 제공하고, 보험이 있는 사람들의 보장성도 개선할 수 있다.[82]

또 현재 민영 의료보험의 보험료와 비용 분담에 지출되고 있는 돈을 대체하기 위해 공공 기금이 마련되어야 한다. 첫 제안서에서는 과도기에 소득세와 누진 과세progressive taxation를 같이 사용하여 이 목표를 달성할 수 있다고 예상했으나, 최근의 개정 제안서에서는 누진과세가 보건의료제도 기금 조성에 더 공정한 방법일 것이라고 지적했다. 실제로, 이러한 기금 조성 체계는 건강 악화를 결정하는 중요한 결정요소이기도 한 경제 불평등 자체를 감소시키는 데 도움이 될 수 있다.

2016년 5월 PNHP 개정 제안서 발표는 우연히도 민주당 대통령 예비선거 기간과 같은 시기였다. 보건의료는 후보자 진영을 나누는 주요 이슈가 되었다. 힐러리 클린턴은 오바마케어를 유지하거나 아니면 그 기반 위에서의 개선을 선호한 반면, 버니 샌더스는 PNHP 제안서에서 제시한 전반적인 윤곽을 아우르는 단일지불자 개혁을 공개적으로 지지했다. 잠시 동안, 단일지불자 모델은 정치 담론의 중심 이슈가 되었고, 성공적인 도입에 대한 예측은 커지는 것

014-0556-7.

81) Himmelstein et al., "A Comparison of Hospital Administrative Costs in Eight Nations: US Costs Exceed All Others by Far."

82) Steffie Woolhandler and David Himmelstein. "Single-Payer Reform: The Only Way to Fulfill the President's Pledge of More Coverage, Better Benefits, and Lower Costs," *Annals of Internal Medicine* 166/8 (2017): 587–588.

처럼 보였다. 따라서 샌더스의 경선 패배는 단일지불자 모델을 지지한 사람들에게 이만저만한 실망이 아니었다. 오바마케어를 폐지하겠다는 공약을 건 억만장자 트럼프는 선거에서 예상치 못한 승리를 거두었고, 보건의료 정의를 주창해 온 많은 사람들은 적잖이 당황했다.

공화당 정부는 여러 영역을 통해 건강에 대한 공격을 빠르게 전개하였다. 환경 보호 정책들이 역행하고 재생산건강 접근성도 위협받게 되었으며, 트럼프의 외국인 혐오 의제는 이민자 건강을 위험에 빠뜨렸다. 또한, 트럼프 행정부의 경제 의제는, 만약 시행된다면, 그 자체가 건강 불평등의 원인인 경제 불평등을 크게 악화시킬 것이 분명하다.

의료 부문의 경우, 2017년 트럼프 대통령과 공화당이 장악한 의회는 오바마케어를 폐지하고, 더 비열하고 퇴행적인 정책으로 대신하려 시도했고, 실패했다. 그 시도가 성공했더라면, "미국 건강보험 개혁 법안AHCA: American Health Care Act"과 이 법안을 지지하는 상원 의원들은 오바마케어의 기본 인프라를 그대로 둔 채, 각 주의 메디케이드 제도에 지원되는 연방 예산을 대폭 감소하고, 보조금 지급을 더 까다롭고 퇴행적으로 적용하고, 미국가족계획연맹Planned Parenthood에 주어지던 예산을 철회하는 등 많은 피해를 야기했을 것이다. 그렇게 절약된 재정은, 10년간 최대 8000억 달러가 넘는 절세의 형태로 부유층과 보건의료서비스 기업에게 흘러 들어갔을 것이다.[83] 이 법안은 하원을 가까스로 통과하고 트럼프 대통령의 적극적인 지원을 받았음에도 불구하고, 상원에서 무너졌다. 트럼프케어가 건강과 인간에 대한 존엄성을 위협한다고 맹렬히 비판했던 진보 운동가들의 노력이 적지 않았기 때문이다.

공화당이 트럼프케어 법안을 다시 시도할지는 알 수 없다. 하지만 그와 상관없이, 지금의 체계를 고수하려는 노력은 우파의 공격을 막으려는 빈약한 방패 역할밖에 못할 것이며, 보건의료 정의라는 더 큰 목표로 나아가는 데에는 아무 기여도 하지 못할 것은 확실해 보인다. 현재의 보건의료체계에서 드러나는 불평등을 비추어볼 때, 많은 미국들이 뭔가 새로운 제도를 원한다는 것은

---

83)  H.R. 1628, *the American Health Care Act, Incorporating Manager's Amendments 4, 5, 24, and 25* (Washington DC: Congressional Budget Office, 2017), https://www.cbo.gov/publication/52516.

이해하고도 남는다. 이러한 생각들은 진보 진영의 다음 단계가 단일지불자 제도여야 한다는 합의로 모아지고 있다.

2017년, 단일지불자 제도는 급속도로 지지를 얻어 나갔다. 하원에 제출된 단일지불자 법안은 역사상 가장 많은 수인 120명이 공동 발의했으며, 이 수는 민주당 소속 하원의원의 절반 이상을 포함했다. 버니 샌더스 상원의원은, 차기 대선의 민주당 경쟁자들이 포함된 16명의 다른 상원의원들이 공동 발의한 새로운 단일지불자 법안을 발표하여 언론의 헤드라인을 장식했다. 샌더스 의원이 지난번 발의한 단일지불자 법안의 경우 공동발의자가 아무도 없었던 상황에 대비된다. 따라서 칠흑 같은 지금 이 시대에 희망이 시작되었다. 특히 단일지불자 제도를 지지하는 정치 운동이 계속 확산되고 성장한다면, 더욱 희망적이다. 어쩌면 지금이 더 평등한 대안들을 통합할 수 있는 최적의 시기일지도 모른다.

정치 발전은 반드시 과거와 미래를 함께 바라보아야 한다. 21세기 자본주의 보건의료는, 우리가 이 장에서 보여주려고 한 것처럼, 수십 년간의 기업화와 합병 과정의 결과물이다. 이러한 전개는, 첫째, 보편적인 접근성을 확보하는 의료 개혁에 실패했고, 둘째, 신자유주의 보건의료 의제가 헤게모니가 되던 기반에서 이루어졌다. 반면, PNHP가 제안하는 NHP는 미국 보건의료가 보편적 접근성을 얻고, 탈상품화하는 목표를 추구한다. 보건의료 자본의 지배력을 이해하고 직면하는 것이 이 비전을 향한 필수적인 첫 단계이다. 보다 평등한 보건의료제도를 목표로 한 명확한 비전을 세우는 것 또한 중요한 단계이다. 하지만 최종 단계는 실제로 그러한 제도를 만들어내는 것이며, 가장 어려운 일이다.

# 제13장

# 병리적 정상 극복하기*

### 다가오는 전환 시대에서의 정신보건 문제

칼 라트너

우리 사회의 '뉴노멀(새로운 정상)'이 된 골치 아픈 상황을 이해하기 쉽게 설명할 필요가 있다. 확실히 '정상'은 수많은 영역에서 수많은 형태의 병리로 가득하다. 이 병리를 일으키는 논리는 총체적으로 설명되어야 한다. 어떤 면에서 정상적 혹은 규범적이라는 것은 병리이다. 병리적 정상은 마르크스가 말한 "생산양식mode of production"의 구성물construct과도 유사하다. 이러한 구성물은 해당 구조 내에서 개별 요소의 특징을 만들어내는 사회구조의 기본 본질을 포착한다.

물론, 다른 정상 환경은 다른 방식으로 병리적이며 다른 개별 병리를 생성한다. 자본주의 아래에서의 병리적 정상은 파시즘이나 노예제도, 독재적 '사회주의' 아래서의 병리적 정상과 또 다르다. 한 사회의 병리적 정상은 공통의 목표를 제공하며, 낱낱의 병리 모두를 근절하기 위해 공통의 투쟁을 제안한다.

이 장에서는 현대 병리의 문화의학 모델을 제시해 보려 한다. 현대 병리의 본질, 건강을 위해 필요한 치료의 종류, 뉴노멀이 병리적이라면, 건강은 무엇으로 구성되는가 등이 설명될 것이다. 문화의학 모델은 질병, 치료, 건강을 설

---

\* 이 장은 저자가 쓴 다음의 더 긴 논문에서 적용되었다. Carl Ratner, "The Generalized Pathology of Our Era," in *International Critical Thought* 7/1 (2017), DOI: 10.1080/21598282.2017.1287586.

그림 13.1 전통적인 생의학적 모델

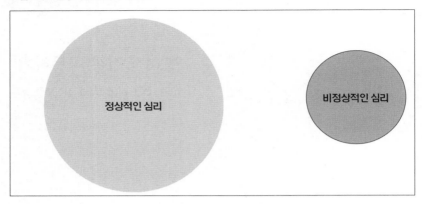

명하는 기존의 개별화된 생물의학 모델과 대조적이며, 나는 문화의학 모델이 기존의 모델보다 병리의 실제 원인을 더 잘 반영한다고 주장한다. 또한 이 모델은 보다 효과적인 치료를 제공하여 더욱 만족스러운 사회적, 심리적, 신체적 건강을 가져다줄 것이다. 이 모델은 생물의학 모델의 비판에 머물지 않고, 즉시 대체될 수 있는 유효한 모델을 제시한다.

이전의 전통적인 모델은, 〈그림 13.1〉과 같이, 정상을 건강과 성취에 연관시킨다. 이 연관성에는 심리학, 생물학, 생태학, 사회학이 두루 포함된다. 이 모델은 거대한 규모의 인구를 특징으로 한다. 이 행복하고 건강한 정상이란 상태 외에 몇몇 특이점outlier도 존재한다. 이를테면, 개인 특유의 생물학적 또는 심리적 문제 때문에 약해지거나 부모가 교통사고로 사망하는 등 특유의 개인적인 경험 때문에 쇠약해지는 경우를 들 수 있다. 이 무작위적으로 발생하고 일상적이지 않은 개인 특유의 사건은 정상적이고 건강한 사회 기관이나 심리학, 생물학 밖에서 발생하는 것이다. 이 특유의 특이점을 치료하는 것은, 특이점을 정상적인 사회의 차원으로 돌려놓는 것과 관련 있으며, 이로서 그들의 생물학적 결함과 건강을 악화시키는 개인적인 경험으로부터 낫게 할 것이다.

문화의학 모델은 다른 설정으로 병리와 건강을 설명하는데, 이에 따르면, 보통 정상이라고 여겨지는 것들이 여러 면에서 사실은 병리적이라는 것을 알 수 있다(물론 전적으로 그런 건 아니다). 에리히 프롬Erich Fromm은 1964년 저서 『정상

그림 13.2 문화의학 모델

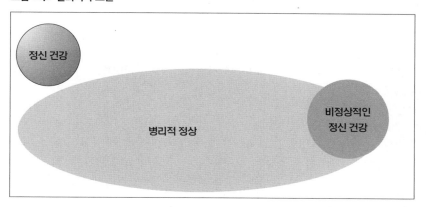

의 병리학The Pathology of Normalcy』에서 이 생각을 분명히 지적했다.[1] '병리적 정상'은 심리적 현상과 사회적·문화적 현상을 동시에 나타내는 복합 용어로, 생물의학 모델도 드러내지는 않지만 그런 것처럼, 사회 환경이 심리생물학적 병리와 건강, 치료에 기본이 된다고 가정한다. 두 모델의 차이는 병을 야기하거나 건강에 유익한 사회 환경의 실질적인 특성에 대한 가정으로, 이 차이는 건강, 병리, 치료에 대해 서로 모순되는 개념을 만들어낸다. 〈그림 13.2〉는 문화의학 모델을 자세히 보여준다.

이러한 문화의학 모델은 실제로 건강한 사람들의 수를 크게 감소시킨다. 개인 심리나 사회가 병리학적으로 정상이어야 한다는 악의적인 압력은 더욱 강렬하고 극단적인 형태의 비정상 심리를 초래한다. 비정상적인 심리는 이제 정상적인 사회로 끌려 들어가고, 반면 건강한 심리는 다른 사회 보호 영역 protective social domains으로 밀려났다.

에리히 프롬이 제시한 모델은 일반적으로 병리학에 적용된다. 호흡기 질병을 생각해 보자. 정상인 환경이 오염되면, 경중의 호흡기 질환이 만연할 것이다. 즉, 정상은 병리적이며, 병리적인 상황이 정상이 되는 것이다. 게다가, 정상적인 오염은 비정상적인 호흡기 질환의 유병률을 높이고 더 악화시킨다. 정

1)   Erich Fromm, *The Pathology of Normalcy* (New York: American Mental Health Foundation Books, 2010).

상적인 대기 오염 때문에 전 세계적으로 매년 330만 명이 사망하고 있다.[2]
2015년 한 연구에 따르면, 중국 한 국가에서만 대기 오염 때문에 연간 약 160
만 명, 즉 하루에 4400명가량이 사망한 것으로 추정된다.[3]

정상적인 대기 오염이 전쟁보다 더 치명적이라는 수치이다. 전쟁터에서 매
년 330만 명이 죽지는 않는다. 오염은 또한 호흡기 건강에 장애가 된다. 건강
은 오염이 적거나 호흡기 질환에 대한 생물학적 내성이 강하거나, 보호되는
미기후microclimate에 사는 사람들에게만 주어질 것이다. 병리적 정상은 정상
적인 사회를 개선하라는 요구의 구성물인 것이다. 병리적 정상은, 현 상태를
선호하는 사람들은 거부하는 반면, 사회운동가들에게는 매력적으로 받아들여
진다. 하워드 웨이츠킨은 칠레의 대통령이었던 살바도르 아옌데Salvador
Allende가 병리적 정상이라는 개념을 의학적 질병을 설명하는 데 적용한 의료
병리학자라고 밝혔다.[4] 이그나시오 마르틴-바로Ignacio Martín-Baró, 프란츠 파
논Frantz Fanon과 같은 혁명 심리학자들은 중앙아메리카 농민들과 식민지 아프
리카인들의 정신적 고통을 이해하기 위해 이 관점을 지지했다.[5]


## 정상 사회와 정상 심리학

병리적 정상이란 건강하고 성취감을 느낄 수 있는 경험이 병을 일으키고 사
람을 망가뜨리는 경험으로 바뀌는 환경을 의미한다.[6] 몇 가지 예를 나열하자

2)   Jos Lelieveld et al., "The Contribution of Outdoor Air Pollution Sources to Premature Mortality on
     a Global Scale," *Nature* 525 (Sept. 17, 2015): 367–71, doi:10.1038/nature15371.

3)   Dan Levin, "Air Pollution in China Is Tied to 1.6 Million Deaths a Year," *New York Times*, August
     14, 2015.

4)   Howard Waitzkin, "The Commodification of Health Care and the Search for a Universal Health
     Program in the United States," October 12, 2012, http://www.pnhp.org/news/2012/october/
     howard-waitzkin-on-commodification-and-the-search-for-a-universal-health-program.

5)   Carl Ratner, "Recovering and Advancing Martin-Baro's Ideas about Psychology, Culture, and
     Social Transformation," *Theory and Critique of Psychology*, 2015, http://www.teocripsi.com;
     available at www.sonic. net/~cr2.

6)   이 상황에 대한 훌륭한 문화기술적인 연구는 다음 문헌을 참고할 수 있다. Jennifer M. Silva,

면 다음과 같다.

- 우리는 자연 환경이 병리적인 수준까지 오염되는 것을 보아왔다.
- 미국 등 여러 국가의 정치 체계는, 기업의 부패, 선거를 왜곡하는 정치자금 조성, 입법 결정을 좌지우지하는 로비, 제 기능을 하지 못하는 정당들과 민주주의가 작동하지 못하게 만드는 다른 여러 조건에 장악되어, 병리적이다.
- 미국 경제는, 급속히 증가하는 불평등과 나빠지는 대중의 생활수준을 보았을 때, 병리적이다. "뉴욕시 거주자의 절반이 경제적으로 어려움을 겪고 있으며, 근근이 적자를 메꾸고 있다."[7] 미국에서 가장 부유한 세 사람의 부는 미국 총인구의 하위 절반, 즉 1억 6000만 명이 가진 것을 모두 합한 것보다 크다.[8] 2014년 중산층 가구의 평균 소득은 2000년에 비해 4% 감소했다. 게다가 2007년에서 2009년에 걸친 대침체로 인해 빚을 제외한 부의 중앙값은 2001년에 비해 2013년, 28%나 감소했다. 2015년 미국 성인 인구의 20%가 최저소득층으로 분류되었으며, 1971년 16%에 비해 상승했다.[9]
- 이 책의 여러 장에서 점점 상품화되고 개인화되는 보건의료 구조의 위기를 기록하고 있다.

*Coming Up Short: Working-Class Adulthood in an Age of Uncertainty* (New York: Oxford University Press, 2015).

7) Alexander Burns and Giovanni Russonello, "Half of New Yorkers Say They Are Barely or Not Getting By, Poll Shows," *New York Times*, November 19, 2015, http://www.nytimes.com/2015/11/19/nyregion/half-of-new-yorkers-say-they-are-barely-or-not-getting-by-poll-shows.html.

8) Chuck Collins and Josh Hoxie, "Billionaire Bonanza: The Forbes 400 and the Rest of US," *Institute for Policy Studies*, November 2017, https://inequality.org/wp-content/uploads/2017/11/BILLIONAIRE-BONANZA-2017-Embargoed.pdf; Noah Kirsch, "The 3 Richest Americans Hold More Wealth than Bottom 50% of the Country, Study Finds," *Forbes*, November 9, 2017, https://www.forbes.com/sites/noahkirsch/2017/11/09/the-3-richest-americans-hold-more-wealth-than-bottom-50-of-country-study-finds/#346860f33cf8;

9) "The American Middle Class Is Losing Ground," Pew Research Center, December 9, 2015, http://www.pewsocialtrends.org/2015/12/09/the-american-middle-class-is-losing-ground/.

- 형사 사법 체계는 불의, 폭력, 압제적인 대량 투옥이 만연한 점에서 병리적이다.
- 교육은 계급에 따라 계층화되고 민영화되어 왔으며, 소외 계층에게서 교육의 기회를 배제시킨다. 학교에서는 진정한 교육 대신 처벌과 통제가 그자리를 차지하고 있다. 뉴욕시에는 학교의 지도 상담사나 사회복지사보다 많은 5000명 이상의 경찰관이 학교 순찰을 시행하며, 전국적으로 1만 7000명 이상의 경찰관이 학교에서 근무한다. 캘리포니아주의 경우, 교육보다 감옥에 쓰이는 예산이 더 크다.
- 노동 현장은 전제적autocratic이고 위험하다는 점에서 병리적이다. 직업 관련 질병으로 인해 미국에서 사망하는 노동자는 매년 5만 명에 이른다.

정상이라면 변칙적이거나 우연히 발생하지 않는다고 생물의학 모델은 설명한다. 반면 병리는 사회 체계에 이익이 되고 유용해야 하며, 그래서 서민 대중이 아니라 지배계급이 부유해지고 권력을 갖게 되는 것이다.

## 병리적 정상과 비정상적 행동의 상대적 파괴성

병리적 정상은 비정상적인 심리를 새로운 용어로 설명한다. 우리가 정신질환이라고 부르는 것은 사회 및 심리의 병리적 정상에 큰 부분 뿌리를 두고 있다.[10] 종종 정상으로 간주되는 스트레스 요인들이 아주 심각해져서 비정상적인 심리를 직접적으로 일으키기도 한다. 실업, 위험한 일, 저임금은 종종 비정상적 심리를 유발하기도 한다. 수십 년에 걸친 한 연구에 따르면 비정상적 심리(정신질환)가 그러한 사회적 스트레스 요인에 비례한다는 것이 밝혀졌다. 교란의 강도는 사회적 스트레스 요인의 수와 밀접한 관련이 있다. 반대로, 스트레

---

10)  Carl Ratner and El-Sayed El-Badwi, "A Cultural Psychological Theory of Mental Illness, Supported by Research in Saudi Arabia," *Journal of Social Distress and the Homeless* 20/3-4 (2011): 217-74, www.sonic. net/~cr2.

스 요인은 사회계급 지위의 한 기능이며, 그 자체로 정신질환과 관련이 있다.[11]

비정상적인 심리와 행동을 직접 유발하는 정상 병리 외에, 정상적인 스트레스도 특정 개인이 취약하게 타고난 부분을 악화시킨다. 이 두 과정을 통해, 정상 병리가 비정상 심리를 악화시키게 된다. 병리의 정상적인 형태는 항상 비정상적이고 극단적인 형태를 아우른다. 비정상 행동은 정상 행동과 뚝 떨어져 있거나 이례적인 것이 아니다.

극단적이고 비정상적인 폭력은 정상 범위의 폭력에서 자라난 것이다. 신자유주의 시장 주도의 공공 기관은 반사회적 사고나 행동을 부추기고, 개인들이 불평등과 잔인함에 익숙하게 한다. 폭력은 군사마케팅부터, 지역사회 경제를 파괴하는 긴축정책, 고용인 착취, 직장에서의 인간 가치 하락까지 현대 사회 어디에나 존재한다.[12] 미국은 1776년 건국 이후 240년 동안 218년은 전쟁 중이었다.

정상적인 폭력은 사람들을 힘들게 하는 좌절이나 부족한 사회적 해결책에서 기인하고, 이러한 상황을 대처하는 방법으로 개인의 파괴를 부추긴다. 예를 들어, 총기 난사는 비정상적이고 병리적인 행동이다. 총기 난사는 이성을 잃은 사회성 없는 개인의 일인 것처럼 보인다. 그러나 과거의 예를 살펴보면, 미국에서 일어난 대량살상은 정상적인 사회조건의 변화에 뿌리를 두고 있다. 게다가, 대부분의 총기 폭력 가해자들은 병리적으로 정상이며 심리학적으로 비정상적이거나 정신질환을 가지고 있지 않다. "2001년에서 2010년 사이에 미국에서 일어난 총 12만 건의 살인사건 중 6% 미만이 정신질환을 진단받은 사람들에 의해 저질러졌다. 우리 연구에 따르면, 정신질환 전반에 걸쳐, 오히려 폭력 범죄의 피해자가 될 가능성이 일반인보다 60~120% 더 높다."[13] 다중

---

11) Carl Ratner, *Vygotsky's Cultural-Historical Psychology and Its Contemporary Applications* (New York: Plenum, 1991), chap. 6; Carl Ratner, *Macro Cultural Psychology: A Political Philosophy of Mind* (New York: Oxford University Press, 2012), 194–97.

12) Vicente Berdayes and John W. Murphy, *Neoliberalism, Economic Radicalism, and the Normalization of Violence* (New York: Springer, 2016).

13) Henry A. Giroux, "Murder, Incorporated: Guns and the Growing Culture of Violence in the US," Truthout, October 7, 2015, http://www.truth-out.org/news/item/33127-murder-incorporated-guns-and-the-growing-culture-of-violence-in-the-us. See also Sharon Lafraniere, Sarah Cohen, and

살인mass killing을 일으킨 대부분이 소외되고 분노한 젊은 남성이지만, 이러한 위험 요소는 다중 살인을 저지르지 않은 수천 명의 사람을 묘사한 것과도 다르지 않다.[14]

암은 인간 생물학에서의 이상 현상이며, 종종 '정상적'인 환경오염 물질이 원인이 된다. 따라서 유해한 환경 변이는 암 유병률의 문화지리적 차이를 초래한다. 예를 들어, '정상적'인 실내용 살충제에 노출되는 경우, 아동 백혈병에 걸릴 위험이 47% 증가하고 아동 림프종은 43% 증가한다. 실외용 살충제와 제초제는 뇌종양 발병 위험을 26% 증가시킨다.[15] 아이들이 이러한 심각한 질병에 점점 더 취약해진 것은 병을 일으키는 특정 유전자에 대한 개인의 선천적 취약성이 증가해서 그런 것이 아니다.

비정상적인 경제 위기는 병리적인 정상 범위의 경제와 재정 관행에서 야기된 직접적이고 논리적인 결과이다. 이 점을 보여주는 좋은 예가 2018년 대침체Great Recession이다. 대침체를 촉진시킨 요인들은 대부분 합법적이고 '정상적'인 행동이었다. 로널드 레이건이나 빌 클린턴 같은 정치인들은 관련 법을 승인하여 은행이 고위험 고수익 대출을 안정적이고 안전한 '경영 자본'과 섞어 버리는 것을 합법화해 주었다. 손쉬운 신용카드는 개인 대출을 증가시켰다. 투기적인 건축과 구매는 위험천만한 대출로 이어졌다. 신용파산 스와프credit default swap 같은 새로운 금융 상품을 만들어내어 금융 위험을 상품화하여 보다 쉽게 처분하고 위장할 수 있게 되었다.

어떤 경우에서는, 병리적 정상 범위의 활동으로 악화된 자연기저natural basis가 촉발하거나 연장시켜 극단적인 사건이 되기도 한다. 이러한 경향은 다양한 현상에서 나타난다. 지구 온난화는 자연에서 주기적으로 나타나는 현상

Richard A. Oppel Jr., "How Often Do Mass Shootings Occur? On Average, Every Day, Records Show," *New York Times*, December 2, 2015, http://www.nytimes.com/2015/12/03/us/how-often-do-mass-shootings-occur-on-average-every-day-re-cords-show.html.

14) N. R. Kleinfield, Russ Buettner, David W. Chen, and Nikita Stewart, "Killers Fit a Profile, but so Do Many Others," *New York Times*, October 2, 2014, http://www.nytimes.com/2015/10/04/us/mass-murderers-fit-profile-as-do-many-others-who-dont-kill.html.

15) Nicholas Bakalar, "Childhood: Pesticides Tied to Youth Cancer," *New York Times*, September 22, 2015, http://well.blogs.nytimes.com/2015/09/21/pesticides-tied-to-childhood-cancers/.

이지만, 이러한 온난화 경향은 병리적 정상의 생태 환경 때문에 위험한 수준으로 악화되어 고유의 사회 문제 및 건강 문제를 발생시킨다. 예를 들어, 컬럼비아 대학교의 한 연구에 따르면, 온난화 경향이 최근 캘리포니아주 가뭄을 25% 강화시켰고, 2017년 캘리포니아주와 태평양 북서부에 발생하여 수많은 주택과 생물 서식지를 파괴한 끔찍한 화재에도 영향을 미쳤다고 한다.[16] 2011년 3월 후쿠시마 원전은 자연에서 발생한 지진과 쓰나미가 원인이었다. 그러나 원자로 건설 및 유지 보수에 대한 안전 문제를 최소화한 수익 중심의 정상적인 재무 결정이 상황을 크게 악화시켰다. 이것이 불행 수준의 쓰나미를 재앙으로 바꾼 것이다.

우리는 극단적이고 비정상적인 행동이 정상적인 문제보다 더 파괴적이라고 생각하곤 하는데, 이는 생물의학 모델이 제시하는 것이다. 그러나 병리적 정상은 이 관계를 역전시킨다. 병리적 정상 범주의 폭력이 미치는 사회적 영향은 비정상적인 폭력의 영향보다 훨씬 크다. 병리적으로 정상적인 폭력에는 전쟁도 포함된다.

전쟁을 승인하고 계획하는 국방부 장관이나 비서관들은 정신질환을 가진 이들이 아니다. 전쟁터에서 싸우고 적을 죽이는 군인도 마찬가지이다. 그러나 이들이 초래하는 피해는 '광포한' 총잡이가 저지르는 비정상적인 폭력이 일으키는 피해를 능가한다. 병리적 정상 범주의 경제 관행, 매일 같이 일어나는 조작, 부정행위, 투기, 탈기술화, 아웃소싱, 세제 개편, 착취는 범법자인 도둑보다 더 파괴적이다.

극단적이고 일상에서 벗어난 사건이 가장 큰 주목을 받는다. 사람들은 극단적이고 비정상적인 행동이 정상적인 사회 생활과 심리에 가장 큰 위협이라고 생각한다. 외부에서 오는 비정상적인 요소가 정상적인 삶을 장악함으로써 정상적인 삶을 병리적으로 만들게 된다는 것이다. 이 과정은 이슬람국가(ISIS:

---

16) Darryl Fears, "Global Warming Worsened the California Drought, Scientists Say," *Washington Post*, August 20, 2015, https://www. washingtonpost.com/news/energy-environment/wp/2015/08/20/scientists-say-global-warming-has-made-californias-drought-25-per-cent-worse/?utm_term=.5fe197a4287a.

Islamic State of Iraq and Syria의 발생에서도 나타났다. 하지만 사실은 정반대로 나타난다. 정상 병리를 내세우는 것은 더 파괴적이며 점점 더 비정상적인 행동을 야기한다. 정상적인 미국의 외교 정책은 이슬람국가를 낳았다. 실업, 노동 조건 및 오염에 관련된 미국의 '정상적'인 정책들은 극단적인 테러리스트보다 더 많은 사망을 초래하고 있다.

대중의 생각과는 달리, 극단적인 사건이 뉴스 매체에서 강조되는 이유는, 이 때문에 사회 질병에 일어나기 때문이 아니라 병리적 정상성에 변화를 요구하지 않는 사소한 문제이기 때문이다. 주류 정치가들은 이러한 문제들이 사회의 건강과 관련이 있다고 강조하지만, 동시에 병리적 정상이 야기하는 실제 문제들이 지속될 수 있도록 방치함으로써 자신을 포함한 엘리트 계층에 부와 힘을 실어준다.

## 심리 치료 및 중재

억압적인 병리적 정상 범주의 사회 환경에서라면 병은 생물의학 모델에 따라 치료되지 않는다. 생물의학 모델의 병리학에서는 개별 병원체를 근절하기 위한 개별 개입으로 쉽게 치료할 수 있다. 사람들이 살고 있는 정상적인 환경은 건강하고 만족스러우며, 병원체의 개별 치료를 강화하고 회복중인 환자에게서 재발을 막아준다.

하지만 우리가 살고 있는 환경은 유해하므로, 병리적 정상이라는 상황에서 이 가정은 틀린 게 된다. 정상이 아닌 장애의 개별 치료는 유해한 정상성에 부딪히게 되고 환자의 병은 지속된다.[17] 이러한 치료는 환자를 유해한 정상성에 맞게 변형시킨다. 예를 들어, 항정신성psychotropic 약물은 개인을 둔감하게 하거나 진정시켜 사회적 스트레스 요인을 덜 인지하도록 만든다. 약물 치료는 스트레스 요인, 환경오염, 유해한 음식, 기타 병원체 등을 제거하지 않고도 환

---

17)  Ratner, *Vygotsky's Cultural-Historical Psychology and Its Contemporary Applications*, 281-82.

자가 건강하고 만족스러운 상태를 유지할 수 있게 하는 것이다.[18]

정상적인 사회가 병들어 있을수록, '정상적인' 치료법의 효과는 떨어지게 된다. 즉, 치료는 개별 환자가 주류 사회에 적응하도록 돕거나 개인의 성공을 강화시킬 수 있도록 방법을 살짝 바꾸게 된다. 근본적인 해결책은 병리적 정상을 구성하는 사회 환경을 광범위하게 변화시켜야 하는데도 말이다.[19]

## 병리적 정상을 부인하는 것과 현재 상황을 인정하는 것

현재의 상황과 리더십을 유지하려면 얼핏 건강해 보이는 사회구조와 함께 병은 정상에서 벗어난 상태로 정의되어야 한다.[20] 이 잘못된 그림을 완성하기 위해 두 가지 전략이 사용된다.

첫째, 생물의학 모델은 병을 정상 사회나 정상 심리와는 상관없는 별도의 고립된 비정상 영역으로 해석한다. 정상을 병에서 분리해 세탁하는 전략 중 하나는 정상을 비정상 심리로 오진하는 것이다. 예를 들어, 정신과 진단에 사용되는 정신질환 진단 및 통계 편람DSM: Diagnostic and Statistical Manual은 대마초 사용을 비정상적인 장애"대마초 사용 장애"로 설명한다. 행동기준표에는 원래 의도한 것보다 더 많은 양 또는 더 긴 기간 동안 약물을 사용한 것도 포함되고, 이런 식의 일상적인 행동은 비정상 심리로 정의되게 된다. 마찬가지로, 미국에서는 10만 명이 넘는 만 2세 미만의 아이들에게 정신질환 약제인 리스페리

---

18) 외상후스트레스 증후군을 심하게 겪고 있는 참전 군인들에게 흔히 처방되는 약들의 경우, 위약보다 유의미하게 나은 효과를 보이지 않으며, 체중 감소, 피로 등의 심각한 부작용을 나타낸다. Benedict Carey, "Anti-Psychotic Use Is Questioned for Combat Stress," *New York Times*, August 3, 2011. 다른 정신과 약들도 효과에 대한 증거가 제한적인데, 다음 문헌을 참고할 수 있다. Marcia Angell, "The Epidemic of Mental Illness: Why?," *New York Review of Books* 58/11 (June 23, 2011): 20-22; Robert Whitaker, *Anatomy of an Epidemic: Magic Bullets, Psychiatric Drugs, and the Astonishing Rise of Mental Illness in America* (New York: Crown, 2011).

19) Philip Cushman, "Confronting Sullivan's Spider: Hermeneutics and the Politics of Therapy," *Contemporary Psychoanalysis* 30 (1994): 801-44.

20) Joel Best, "Whatever Happened to Social Pathology? Conceptual Fashions and the Sociology of Deviance," *Sociological Spectrum* 26 (2006): 533-46.

돈'리스페달'이나 플루옥세틴'프로작'이 처방되고, 1만 명 이상의 2~3세 아이들에게 주의력 결핍 및 과잉 행동 장애ADHD: attention deficit and hyperactivity disorder 진단이 내려지고 암페타민 성분의 약물'애더럴' 등이 처방되고 있다.21) 이러한 처방을 요하는 '장애'는 대개 정상 범주의 짜증 울음temper tantrum이나 사회적인 배경에서 일어난 행동이다. 병리적 정상 환경에서는 그러한 일상적인 행동이 비정상 심리로 분류된다.

병리적 정상을 비정상 심리로 개념 분류하는 것 외에도, 정신과는 사회적 물리적 수단을 취하여 이들을 정상적인 사회와 떨어뜨린다. 정신과 의사는 교도소나 장단기 회복시설 같은 특수 기관에서 이들을 치료한다. 중증 정신질환에 처방되는 항정신성 약물은 이들 환자들이 제대로 사회 참여를 할 수 없게 한다. 이런 식으로 환자를 사회적으로 의학적으로 정상 사회로부터 격리함으로써, 환자를 병의 진단과 함께 병이 아닌 사회와 격리되는 사회적·물리적 '타자Other'가 되게 한다. 이렇게 일어난 격리는 사회가 만든 '타자'라는 개념을 이용하여 정신질환은 자연적으로 정상 사회와 떨어져 있고 그래서 특별하게 취급되어야 한다는 생각을 정당화시킨다. 약물 치료나 심리치료는 정신질환을 개인을 치료하는 개별 질병으로 다루는 방식으로 이러한 생각을 강화한다. 전문적인 치료를 받았음에도 불구하고 이들은 여전히 정상적으로 기능할 수 없기 때문에 높은 재발률은 개인적인 비정상에 대한 이러한 가정을 확정짓는 것처럼 보인다.

극단적인 사건이 발생했을 때 언론이 병리적 정상을 부인하고 숨기는 일은 흔히 일어난다. 극단적인 행동에 대한 언론 보도는 가해자를 정상 사회에서 분리하며 가해자가 정신질환을 앓고 있다는 전형적인 표현을 쓴다. 이러한 접근법에서 정신질환은 우연히 무작위로 일어나거나 또는 난해한 생화학적 기능 장애나 충격적인 개인의 경험에 뿌리를 둔 것으로 묘사되기 때문에 사회적 원인에 대한 논의를 그만 두게 되어 있다. 그런 다음, 뉴스는 가해자 개인의 삶과 동기를 찾아내려 하고, 사회적 환경은 대개 원인으로 언급되지 않는다. 오

---

21)　Alan Schwarz, "Still in a Crib, Yet Being Given Antipsychotics," *New York Times*, December 11, 2015, http://www.nytimes.com/2015/12/11/us/psychiatric-drugs-are-being-prescribed-to-infants.html.

히려 사회는 희생자로 묘사되며 사회를 보호하기 위해 더 엄격한 보안이 부여된다. 이러한 상황은 애초에 극단적인 행동을 일으킨 병리적 정상만을 보호하는 꼴이다.

총기 폭력은 개인의 정신질환이나 테러의 산물로 묘사되고, 따라서 미국에서 매년 1만 3000건 달하는 총기 살인이 발생한다는 사실이 희미해진다. 총기 폭력을 비정상 심리로 이해하면, 정신질환을 가진 위험한 개인에게 총 구매를 금지하는 것으로 해결책을 제한할 수 있다. 이러한 구조 덕분에 '정상' 사회와 '정상인'들이 행사하는 심각한 폭력이 수그러들지 않게 되는 것이다.

두 번째 전략은 병을 건강하거나 만족스러운 상태로 재정의하는 것이다. 예를 들어 비만에 대한 관심은 뚱뚱한 사람들에 대한 편견으로 비난받는다.[22] 비만은 생활 방식 중 하나로 이해되고 다른 생활 방식과 마찬가지로 가치 있으며, 존중과 관용의 대상인 것이다. 병 자체를 부인함으로써, 지금의 사회 환경 안에 존재하는 여러 비만의 원인, 특히 소비와 이익을 증가시키는 것을 목표로 하는 식품 생산자의 책임을 간과한다. 식품 업계는 식품 소비를 촉진하기 위해 소금과 설탕이 몸이 좋지 않다는 것을 알면서도 첨가한다.[23] 음식 소비를 개인의 선택으로 받아들여 문제가 되는 사회적 배경은 소홀히 여겨지고, 이념적으로는 사회구조의 문제가 개인의 문제로 옮겨가는 것이다.

병리적 정상은 가장 비정상적인 병리를 일으키는 원인이다. 문화의학 모델에서는 병리적 정상을 우리가 처한 실존적 환경으로 비판한다. 정상으로 알려진 사회에 대한 비판은 사회 변혁을 요구하기 때문에 이 모델은 정치 변화를 야기한다. 병리적으로 정상적인 행동을 병리적이라고 비판하는 걸 망설여서는 안 된다. 개인을 비난하려는 것이 아니라, 그들의 병리를 '정상' 사회의 지표로 활용하려는 것이다. 개인은 '정상'의 피해자일 뿐이다. 이 접근법은 병리적으로 정상적인 사회에 대한 비판으로 이어지고 혁명적인 변화의 필요성을

22) Jason Whitesel, *Fat Gay Men: Girth, Mirth, and the Politics of Stigma* (New York: New York University Press, 2014); May Friedman, "Mother Blame, Fat Shame, and Moral Panic: 'Obesity' and Child Welfare," *Fat Studies* 4 (2015): 14–27.

23) Michael Moss, *Salt, Sugar, Fat: How the Food Giants Hooked Us* (New York: Random House, 2013).

증명한다. 사회적 비판은 또한 행동심리학적 비판이기도 한데, 개인의 행동과 심리에 구조적인 문제가 발현된다는 것을 인정하기 때문이다. 거꾸로, 개인의 문제적 행동이 21세기 자본주의의 병리적 정상을 극복할 사회 변화를 요구하는 것으로 인식된다면 혁명에도 유용하다.

## 사회 개선을 위한 정치 행동

사회의 개선은 흔히 건강한 정상성을 흔드는 비정상적이고 반사회적인 행동을 완화시키는 데 달려 있다고 생각된다. 그러나 병리적 정상은 비정상적인 행동보다 파괴적이므로 사회 개선은 정상 사회와 심리의 구조를 변화시키는 데 달려 있다.

건강한 정상 사회 체계는 사회 영역 전반에 걸쳐 만족스럽고 유익한 행동을 만들어낼 것이다. 이 완전히 다른 상황은 병리적 정상의 영향을 극복하는 방법을 찾아야 하는 개인의 전략을 대체할 것이다. 예를 들어, 건강한 음식이 많아지고 정크 푸드가 줄어들면, 구할 수 있는 음식을 먹는 행동도 훨씬 건강에 좋게 된다. 즉, 개개인이 잘 먹는 방법을 탐색하고, 협상하고, 저항하고, 전략을 세울 필요가 없게 된다.

개선을 위한 모든 개인주의 전략과 마찬가지로, 개별적인 치료도 각각을 한 명씩 찾아 진료해야 하므로 비효율적이고 비용 또한 많이 든다. 그렇지 않다면 각각의 개인이 개인의 자원과 노력을 이용하여 스스로 치료해야 한다. 또 모든 사람을 포괄하는 하나의 간단한 공공의료제도 대신, 수많은 민간 보험상품을 살펴보느라 시간을 낭비할 수밖에 없다. 게다가 개인의 이러한 노력도 병리적 사회 환경에 방해 받게 된다. 예를 들어, 정크 푸드가 워낙 흔하기 때문에 다이어트를 시도하는 대부분의 사람들이 장기적으로 체중 감량에 실패하는 사실을 이러한 상황이 설명해 줄 수 있다.

개별 대응으로 사회의 병리적 상황을 피하려는 것보다 효과적인 해결책은 병리적 정상을 변화시켜 사회 환경이 심리적, 신체적, 생태적 건강에 도움이 되도록 하는 것이다. 병리적 정상은 주어진 사회 체계와 그 체계를 운영하고 거기에서 이익을 추구하는 지배적 사회계층을 강화하기 때문에, 교육, 보건의료, 정부, 언론, 연예, 정치, 구금, 국제 관계, 생태 등에서 일어나는 특정 병리를 해결할 수 없게 한다. 현재 상태에 적합한 개혁은 문제를 해결하기 부적절하며 문제를 진정으로 해결하는 개혁은 현재 상태에 수용될 수 없다. 적절함과 수용 가능성은 병리적 정상에 있어 정반대에 있다. 실제로, 수용 가능성은 부적절함의 신호이다.

기존의 구조 안에서 새 정책을 제안하는 대신 다른 사회 체계를 구축하여 병리적 정상을 변화시키고 근절해야 한다. 개인 병리에 대한 해결책은 모두 이 광범위한 목표 안에 있다. 사회 문제를 해결하기 위한 기준은, 대안을 향한 의지가 대안적 정상성을 고무할 수 있는가이지, 기존의 '정상성' 안에서 실현 가능한가가 아니다. 병리적 정상의 문제는 자체의 변수 내에서 해결될 수 없다는 것을 인정해야 한다. 현재의 상태 안에서도 약간의 기술적 개선은 가능하고 도움이 되겠지만, 더 큰 문제는 해결하지 못한다. 암 검진이나 방사선 치료가 수명을 연장시킬 수는 있지만, 환경오염을 제거하여 해결할 수 있는 암의 문제를 해결하지는 못한다. 최저 임금 인상이 계급 구조를 없앨 수는 없다.

사회 문제를 개선하기 위해 병리적인 현재 상태에 대한 제안을 할 수는 있겠지만, 일반적으로는 변화를 거부하는 지배적인 사회계급이 그 제안을 거부하거나 아니면 병리적 정상이 기능할 수 있을 정도까지만 양보할 것이다. 이 관점으로 보면 병리적 정상이라는 구조는 그것을 근절하기 위해 혁명적 실천이 필요하다는 의미를 가진다. 이 책의 마지막 장에서 제안한 것처럼 자본주의를 넘어서는 길은, 사회 환경이 정신 건강을 위협하는 게 아니라 도움이 되는 후기자본주의 정상성으로 병리적 정상을 대체하려는 의식적인 투쟁과 관련 있다.

# 제14장

# 건강을 결정하는 사회 환경 요인, 마주하기

카를레스 문타네르·롭 월러스

오바마케어 및 전 세계를 대상으로 하는 '보편적 의료보장UHC: universal health coverage'에 대한 비판은, 보편적 접근성universal access을 달성하고 영리 기업을 국가의료제도에서 제외하더라도 미국 등지에서의 건강 평등을 보장하지 못할 것이라는 것을 지적한다.[1] 경제적, 정치적, 문화적 상호 관계를 포함하는 사회적 관계는 인류 건강을 결정하는 가장 중요한 요인이다.[2] 차드(약 50세)와 모나코(약 90세)의 평균 수명이 40년이나 차이 나는 것을 보건의료제도 하나만으로 설명할 수는 없다.

실제로, 사회적 결정요인은 의료제도까지도 포함한다. 보건의료서비스에의 접근성이 삶의 질이나 평균 수명에 기여한다 하더라도 접근성 자체만으로

1) Mark Hall and Richard Lord, "Obamacare: What the Affordable Care Act Means for Patients and Physicians," *BMJ* 349/7 (2014): g5376, doi: 10.1136/bmj.g5376; Rifat Atun et al., "Health-System Reform and Universal Health Coverage in Latin America," *The Lancet* 385/9974 (2015): 1230–47; Howard Waitzkin and Ida Hellander, "Obamacare: The Neoliberal Model Comes Home to Roost in the United States—If We Let It," *Monthly Review* 68/1 (2016): 1–18. See also chapter 7 in this volume.

2) Commission on Social Determinants of Health, *Closing the Gap in a Generation: Health Equity through Action on the Social Determinants of Health: Final Report of the Commission on Social Determinants of Health* (Geneva: World Health Organization, 2008).

그 목적을 달성하지는 못한다.[3] 건강을 결정하는 사회 환경적 요인은 인류의 사회구조에 뿌리를 두고 있으며 건강에 강력한 영향을 주어, 건강 결과의 차이를 만드는 가장 큰 부분으로 설명되곤 한다.[4]

인류의 등장 이래 인간 사망의 가장 큰 원인이었던 전염병은 경제적·정치적·문화적 관행이 크게 변화할 때마다 반복적으로 등장했다.[5] 인간에게 길들여진 동물들은 디프테리아, 인플루엔자, 홍역, 볼거리, 흑사병, 백일해, 로타바이러스 감염병, 결핵, 수면병, 내장리슈마니아증leishmaniais을 옮겼고,[6] 인간이 바꾸어 놓은 생태계의 변화로 인해 조류algae에서 콜레라가, 새에서 말라리아가, 원숭이와 같은 야생 영장류에서는 에이즈, 뎅기열, 말라리아, 황열병이 발생하여 확산되었다.

새로운 감염이 유행할 때마다, 환자 개인의 치료 및 예방은 물론, 육상 및 해상에서의 검역 격리, 강제 매장, 격리 병동, 물 처리, 환자 및 실직자에게 주어지는 보조금 등 인구 수준의 개입을 포함하는 의학 및 공중보건의 혁신이 이루어졌다.[7] 실제로 존 맥킨리John McKinlay, 소냐 맥킨리Sonja McKinlay, 토머스 맥커운Thomas McKeown이 발표한 대표적인 연구 결과에 따르면, 20세기 전반기 선진국에서 나타난 전염병 감소 추세는 주로는 공중보건 개입에 의한 것으로, 의학 발전은 기여도가 그만큼 크지 않았다.[8] 특히 건강에 초점을 둔 사람들을

---

3)  Stephen Frankel, "Commentary: Medical Care and the Wider Influences upon Population Health: A False Dichotomy," *International Journal of Epidemiology* 30/6 (2001): 1267–68.

4)  Commission on Social Determinants of Health, *Closing the Gap in a Generation*.

5)  William H. McNeill, *Plagues and Peoples* (New York: Anchor, 2010).

6)  Jessica Pearce-Duvet, "The Origin of Human Pathogens: Evaluating the Role of Agriculture and Domestic Animals in the Evolution of Human Disease," *Biological Reviews* 81/3 (2006): 369–82; Nathan D. Wolfe, Claire P. Dunavan, and Jared Diamond, "Origins of Major Human Infectious Diseases," *Nature* 447/7142 (2007): 279–83.

7)  Sheldon J. Watts, *Epidemics and History: Disease, Power, and Imperialism* (New Haven: Yale University Press, 1997); James Colgrove, "The McKeown Thesis: A Historical Controversy and Its Enduring Influence," *American Journal of Public Health* 92/5 (2002): 725–29.

8)  John B. McKinlay and Sonja M. McKinlay, "The Questionable Contribution of Medical Measures to the Decline of Mortality in the United States in the Twentieth Century," *Milbank Memorial Fund Quarterly* 55/3 (1977): 405–28; Thomas McKeown, *The Role of Medicine: Dream, Mirage or Nemesis?* (Oxford: Basil Blackwell, 1979).

포함, 역사를 통해 이어졌던 일련의 농업 및 산업 발명품들은 인구학적 변화와 새로운 정착을 가속화하였고, 취약한 개체군을 새로운 감염원이나 환경에 노출되게 하였다.[9]

이 장에서는 보건의료 논쟁에서 종종 사라지는 사회 환경적 결정요인이 인류 전체의 건강에 어떠한 영향을 미치는지 현대의 사례를 통해 살펴본다. 지역사회가 어떻게 살고, 일하고, 관계를 맺는지에 대한 광범위한 혁명이 없다면, 단일지불자 보건의료제도조차도 부실한 건강 결과를 개선하는 데 실패할지 모른다. 보건의료서비스와 보다 광범위한 공중보건 개입은 상호 배타적인 것이 아니라 오히려 미래의 투쟁에서 함께 다루어져야 한다는 사실을 강조하고 싶다.[10]

## 건강의 사회적 결정요인

수명과 삶의 질의 개선에 기여함에도 불구하고, 요즘의 보건의료서비스는 건강에 영향을 미치는 하나의 사회적 결정요인으로 간주된다.[11] 사회 환경은, 다른 요인들과 함께, 임신, 아동 발달, 교육, 일, 주거, 공동체 등을 통해 건강과 질병을 형성한다.[12] 그러나 사회적 결정요인에 대한 연구는 대개 사회적 결정요인을 마치 독립적인 위험요소인 것처럼 분리하여 분석한다.[13]

체계적인 접근 없이, 사회가 건강과 질병을 형성하는 방식을 찾기는 여전히

9) Richard Kock, Robyn Alders, and Robert G. Wallace. "Wildlife, Wild Food, Food Security and Human Society," in *Animal Health and Biodiversity—Preparing for the Future: Illustrating Contributions to Public Health*, Compendium of the OIE Global Conference on Wildlife, Paris, February 23-25, 2011, 71-79.

10) Patricia O'Campo and James R. Dunn, eds., *Rethinking Social Epidemiology: Towards a Science of Change* (New York: Springer, 2011).

11) Commission on Social Determinants of Health, *Closing the Gap in a Generation.*

12) Michael Marmot, *The Health Gap: The Challenge of an Unequal World* (London: Bloomsbury Publishing, 2015).

13) Richard G. Wilkinson and Michael Marmot, *Social Determinants of Health: The Solid Facts* (Geneva: World Health Organization, 2003).

쉽지 않다. 예를 들어, 인종과 사망률 간의 강력하고 신뢰할 만한 연관성은 그 기저 원인이 무엇인가를 제시할 수 있을지 모르겠지만, 정작 인종 차별이 건강에 어떻게 영향을 미치는지에 대해서는 말할 수 있는 게 별로 없다. 직장에서의 지위와 건강을 일반화하는 그래프는 사회 기제social mechanism를 설핏 보여 줄지도 모르지만, 그 자체는 건강 불평등을 설명하는 착취, 지배, 차별 및 기타 관련 사회적 과정들을 포함하지 않는다. 엥겔스가 쓴 『영국 노동 계급의 조건』으로 시작된 마르크스주의적 전통은, 묘사, 변화 추세, 상관성으로 구축된 실용적인 틀에 부합하지 않는 질병을 유발하는 사회적 조건을 밝힘으로써 더 큰 통찰력을 제공할 수 있는 지점이다.[14]

사회적 결정요인을 명시적으로 다루는 공중보건 정책이 현저한 성공을 거둔 사례가 여럿 있다. 예를 들어 일부 국가에서는 보건부서는 물론, 교통과 같은 다른 정부 부문의 참여를 요구하기도 한다.[15] 부문 간 활동ISA: intersectoral action 또는 "모든 정책에서의 건강HiAP: Health in All Policies"으로 알려진 이러한 건강 정책 전략은 수십 년 동안 다양한 인구 건강 개선을 이루어냈다.[16] 심한 정신질환을 앓고 있는 노숙자를 대상으로 한 캐나다의 '주거 먼저Housing First'라는 ISA 개입의 최근 사례는 주택 공급을 받기 위해 갖추어야 하는 전제 조건을 없앤 것이었다.[17] 한편 핀란드의 북카렐리아에서는 교육계, 언론, 유제품

14) Friedrich Engels, The Condition of the Working Class in England (London: Penguin, 1987); Carles Muntaner et al., "Two Decades of Neo-Marxist Class Analysis and Health Inequalities: A Critical Reconstruction," *Social Theory & Health* 13/3–4 (2015): 267–87; Carles Muntaner, "On the Future of Social Epidemiology—A Case for Scientific Realism," *American Journal of Epidemiology* 178/6 (2013): 852–57.

15) Don Nutbeam, "Inter-Sectoral Action for Health: Making It Work," *Health Promotion International* 9/3 (1994): 143–44.

16) Joy E. Lawn et al., "Alma-Ata 30 Years On: Revolutionary, Relevant, and Time to Revitalize," *The Lancet* 372/9642 (2008): 917–27; Ketan Shankardass et al., "A Scoping Review of Intersectoral Action for Health Equity Involving Governments," *International Journal of Public Health* 57/1 (2016): 25–33; Hege Hofstad, "The Ambition of Health in All Policies in Norway: The Role of Political Leadership and Bureaucratic Change," *Health Policy* 120/5 (2016): 567–75.

17) Stephen W. Hwang et al., "Ending Homelessness among People with Mental Illness: The At Home/Chez Soi Randomized Trial of a Housing First Intervention in Toronto," *BMC Public Health* 12/1 (2012): 787.

생산자를 잇는 노력으로 심혈관 질환 사망률을 감소시켰다.[18]

부문 간 활동ISA은 인도, 자메이카, 스리랑카, 태국 같은 중저소득국가들의 리더십의 관심으로 다양한 국가에서 시행되고 있다.[19] 여기에 HiAP를 추가하면, 핀란드, 오스트레일리아, 캐나다, 벨기에, 영국, 뉴질랜드, 스웨덴, 노르웨이 같은 일부 고소득국가뿐 아니라 쿠바, 브라질, 말레이시아, 이란, 콜롬비아, 에콰도르, 모로코, 우간다, 베네수엘라도 포함된다.[20]

### • 자본주의적 생산의 영향에 대응하기: 교통사고 사망률

또 다른 예는 도로 및 교통사고 사망률에 대한 개입이다. 교통transportation이 사망 및 부상, 정신 건강에 대한 미치는 영향에 대한 연구는 사회적 결정요인 분야에서 점점 더 많은 이루어지고 있다.[21] 전 세계 도로 및 교통사고 사망자 수는 연간 120만 명으로, 시간이 갈수록 증가하고 있다. 대부분 개발도상국Global South에 집중되어 있으며,[22] 세계화 추세와 함께 사망자도 증가하고 있

---

18) Timo Ståhl et al., *Health in All Policies. Prospects and Potentials* (Helsinki: Finnish Ministry of Social Affairs and Health, 2006); Shankardass et al., "A Scoping Review of Intersectoral Action for Health Equity Involving Governments."

19) Halfdan Mahler, "Blueprint for Health for All," *WHO Chronicle* 31/12 (1977): 491–98; G. Gunatilleke et al., *Intersectoral Action for Health: Sri Lanka Study* (Sri Lanka: Marga Institute, 1984); Public Health Agency of Canada and World Health Organization, *Health Equity through Intersectoral Action: An Analysis of 18 Country Case Studies* (Ottawa, Ont.: PHAC & WHO, 2008).

20) PHAC and WHO, *Health Equity through Intersectoral Action*; Carles Muntaner and H. Chung, "Political Commitment for Intersectoral Action on Health Equity in Urban Settings," Proceedings of the Seventh Global Conference on Health Promotion. Promoting Health and Development: Closing the Implementation Gap, Nairobi, Kenya, 2009; Kimmo Leppo et al., *Health in All Policies: Seizing Opportunities, Implementing Policies* (Helsinki: Ministry of Social Affairs and Health, 2013); Shankardass et al., "A Scoping Review of Intersectoral Action for Health Equity Involving Governments."

21) Mark MacCarthy, "Transport and Health," in *Social Determinants of Health*, ed. Richard Wilkinson and Michael Marmot (Oxford: Oxford University Press, 2003).

22) World Health Organization, *Global Status Report on Road Safety 2015* (Geneva: WHO, 2015), http://apps.who.int/iris/bit-stream/.10665/189242/1/9789241565066_eng.pdf; Sharon Chekijian et al., "The Global Burden of Road Injury: Its Relevance to the Emergency Physician," *Emergency*

다.[23] 경제 성장은 더 많은 노동 착취를 필요로 하여, 더 많은 노동자를 길에 내몰고, 더 많은 부상자와 사망자를 발생시킨다.[24] 몇 가지 개입 방안이 제안되었다.[25] 하지만 대중교통이 공공 건강에 미치는 영향에 대한 공무원과 정책 입안자들의 인식이 높아지고 있어도, 이들의 접근법은 종종 부상이나 사망을 줄이는 게 아니라 자본축적과 교통의 민영화를 선호한다.

대조적으로, 교통안전 분야의 부문 간 활동ISA인 '비전 제로Vision Zero'가 여러 국가에서 시행되었고, 스웨덴에서는 도로교통 사망자가 감소하였다.[26] '비전 제로'는 공공 건강의 평등주의 원칙을 적용하고 있다. 즉, 생명 보호는 교통 체계의 다른 어떤 목적에도 우선하며 도로 교통에 의한 사망은 용납될 수 없고, 정부는 도로 교통 사망에 대한 책임을 져야한다는 것이다. 스웨덴의 경우, 중산층 노동자 계층이 도로 교통 재해의 피해자가 되는 경향이 더 크므로, 건강의 사회적 결정요인을 인구 전체의 건강을 개선하는 동시에 불평등inequities을 줄이는 정책으로 대처할 수 있다는 근거가 될 수 있다.[27]

부문 간 활동ISA 또는 모든 정책에서의 건강HiAP 계획은, 교통 외에 영양, 교육, 도시 계획, 고용 및 주택 프로그램에도 적용되었으며, 대부분 고소득국가나 중간 소득국가에서 시행되었다.[28] 이러한 방법이 시, 도 및 다른 하위 단위

*Medicine International* (2014):139219, doi: 10.1155/2014/139219.

23) Rafael Lozano et al., "Global and Regional Mortality from 235 Causes of Death for 20 Age Groups in 1990 and 2010: A Systematic Analysis for the Global Burden of Disease Study 2010," *The Lancet* 380/9859 (2013): 2095-128.

24) José A. Tapia and Ana V. Diez Roux, "Life and Death during the Great Depression," *Proceedings of the National Academy of Sciences* 106/41 (2009): 17290-5.

25) MacCarthy, "Transport and Health."

26) Matts-Åke Belin, Per Tillgren, and Evert Vedung, "Vision Zero—A Road Safety Policy Innovation," *International Journal of Injury Control and Safety Promotion* 19/2 (2012): 171-79; Lars Hultkrantz, Gunnar Lindberg, and Camilla Andersson, "The Value of Improved Road Safety," *Journal of Risk and Uncertainty* 32/2 (2006): 151-70; World Health Organization, *Global Status Report on Road Safety 2013: Supporting a Decade of Action* (Geneva: World Health Organization, 2013).

27) Patrick Morency et al., "Neighborhood Social Inequalities in Road Traffic Injuries: The Influence of Traffic Volume and Road Design," *American Journal of Public Health* 102/6 (2012): 1112-19.

28) World Health Organization, *Health in All Policies: Helsinki Statement. Framework for Country Action* (Geneva: WHO, 2014).

에서 실행되는 동안, 다른 거시 경제, 정치 및 문화 정책이 국가, 지역 또는 전 지구 수준에서 건강의 결정요인을 해결하려고 시도되고 있다.[29] 뒤에서 다루 겠지만, 이러한 거시 정책은 건강에 대한 가장 근본적인 사회적 결정 요소, 즉 '원인의 원인'으로 알려진 것들을 다루고 있다.[30]

## • 인구집단 건강population health 개선을 위한 정책

국가적 차원에서 건강의 사회적 결정요인을 목표로 한 선의의 접근법은 역 사적으로 사회 민주주의와 사회주의 정부를 탄생시키는 데 성공했고,[31] 개발 도상국Global South들이 건강 형평성 분야를 이끌었다. 인도의 케랄라주Kerala State, 내전 이전의 스리랑카, 최근에는 베네수엘라의 '볼리바리안 미션' Bolivarian Mission, 에콰도르의 "좋은 삶 국가계획Plan Nacional del Buen Vivir, 브라 질의 가족 수당Bolsa Familia 등에서 부문 간 활동ISA과 "모든 정책에서의 건강" 계획의 전개를 보여주고 있다.[32]

---

29) Sandro Galea, ed., *Macrosocial Determinants of Population Health* (New York: Springer, 2007); Carles Muntaner and Vicente Navarro, "Conclusion: Political, Economic, and Cultural Determinants of Population Health—A Research Agenda," in *Political and Economic Determinants of Population Health and Well-Being: Controversies and Developments,* ed. Vicente Navarro and Carles Muntaner (Amityville, NY: Baywood Publishing, 2004); Howard Waitzkin, "Political Economic Systems and the Health of Populations: Historical Thought and Current Directions," in *Macrosocial Determinants of Population Health*, ed. Sandro Galea (New York: Springer, 2007).

30) Michael Marmot, "Social Determinants of Health Inequalities," *The Lancet* 365/9464 (2005): 1099–104.

31) Vicente Navarro et al., "Politics and Health Outcomes," *The Lancet* 368/9540 (2006): 1033–37; Marta Harnecker, *A World to Build: New Paths toward Twenty-First Century Socialism* (New York: Monthly Review Press, 2015).

32) G. Gunatilleke et al., *Intersectoral Action for Health: Sri Lanka Study* (Sri Lanka: Marga Institute, 1984); Carles Muntaner et al., "History Is Not Over: The Bolivarian Revolution, Barrio Adentro, and Health Care in Venezuela," in *The Revolution in Venezuela: Social and Political Change under Chávez*, ed. Thomas Ponniah and Jonathan Eastwood (Cambridge, MA: Harvard University Press, 2011); Daniel López-Cevallos, Chunhuei Chi, and Fernando Ortega, "Equity-Based Considerations for Transforming the Ecuadorian Health System," *Revista de Salud Pública* 16/3 (2014): 347–60; Davide Rasella et al., "Effect of a Conditional Cash Transfer Programme on

한편 몇몇 북유럽 국가들은 사회적 결정요인을 겨냥한 정책을 시행하기 위해 재정, 과학 기술, 사회 민주주의 거버넌스를 이용하고 있다.[33] 이러한 정책은 상대적으로 높은 수준의 사회 지출, 공공 부문 서비스(비상품화 기준을 적용하여), 예방, 정책 통합, 분권화, 합의 형성 및 평가를 수반한다. 적용되는 사회적 결정요인에는 아동 발달, 교육, 주거, 이웃 환경, 교통, 영양, 고용 및 노동 조건, 가족 정책, 사회적 배제social exclusion, 노령화 및 성이 포함된다.[34] 이 정책은 빈곤 감소, 소득 불평등 감소 및 일부 건강 결과 수준의 개선으로 연결되고 있지만,[35] 유럽 연합의 긴축정책과 새로운 자유무역협정 (자세한 내용은 8 장 참조) 등이 위협으로 작용하고 있다.

## 건강의 환경 결정요인

건강의 사회적 결정요인과 달리, 환경 결정요인은 일반적으로 건강에 영향을 미치는 환경의 '비생물적abiotic' 요소, 즉, 무생물 및 화학적, 물리적 구성 요소를 의미한다. 그러한 결정요인에는 대기 오염, 수질, 기후 및 기후 변화, 홍수, 고도, 지구 자기활동, 중금속, 농사에 쓰이는 화학물질 및 기타 지구물리학적 영향들이 포함된다.[36] '환경 결정요인'이라는 용어는 부분적으로 잘못된

---

Childhood Mortality: A Nationwide Analysis of Brazilian Municipalities," *The Lancet* 382/9886 (2013): 57-64.

33) Marie-France Raynault and Dominique Côté, *Scandinavian Common Sense: Policies to Tackle Social Inequalities in Health* (Montreal: Baraka Books, 2015).

34) *Ibid.*; Olle Lundberg et al., *The Nordic Experience: Welfare States and Public Health (NEWS)*, Health Equity Studies No. 12 (Stockholm: Centre for Health Equity Studies, 2008).

35) Lundberg et al., *The Nordic Experience*.

36) Andrea Gazzinelli et al., "A Research Agenda for Helminth Diseases of Humans: Social Ecology, Environmental Determinants, and Health Systems," *PLoS Neglected Tropical Diseases* 6/4 (2012): e1603; Takashi Nakaoka et al., "Glocalization of Social and Environmental Determinants of Health," *Journal of Socialomics* 2/1 (2013), http://dx.doi.org/10.4172/2167-0358.1000101; Catherine Machalaba et al., "Climate Change and Health: Transcending Silos to Find Solutions," *Annals of Global Health* 81/3 (2015): 445-58.

이분법이 포함되어 있는데, 인류 이전의 기원이 어떻든 무엇이든, 지금의 환경 투입은 종종 사회적으로 결정되기 때문이다.[37] 이러한 맥락에서, 우리는, 민영화가 수질에 미치는 영향, 산림 벌채가 야기하는 역학적 피해, 축산업에서 파생되는 악성 감염병의 출현 등 세 가지 예를 살펴본다(기후 변화라는 거대한 문제는 건강의 환경적 결정요인으로 큰 관심을 받고 있기 때문에 우리는 여기에서 이를 다루지 않았다).[38]

### • 보호되지 않은 식수

미시간주 플린트시Flint에서 발생한 납이 포함된 식수 위기는 비생물 환경의 사회적 기원을 분명히 보여주는 본질적인 예이다. 수돗물의 색깔, 냄새, 맛에 대한 주민 불만의 후속 조치로 버지니아 공대 연구팀은 플린트시의 271곳의 주택에서 수돗물의 납 성분을 검사했다.[39] 조사 결과 확인된 수치는 안전 노출 수준보다 다섯 배나 높아, 심혈관계 질환, 신장 손상 및 신경학적 부작용으로 이어질 수 있는 27ppb(10억분율)부터 제일 높은 곳은 미국환경보호청EPA: Environmental Protection Agency이 '유독성 폐기물'로 규정하는 수준인 5000ppb를 초과했다.[40] 미시간주는 발암물질인 '총트라이할로메테인'(살균제인 클로로폼과 브로모폼, 브로모디클로로메탄, 디브로모클로로메탄) 수치도 EPA의 기준을 초과한다고 추가로 발표했다.[41]

---

37) Richard Levins and Cynthia Lopez, "Toward an Ecosocial View of Health," *International Journal of Health Services* 29/2 (1999): 261–93.

38) 기후 변화와 건강에 관한 문헌은 다음을 참고할 수 있다. American Public Health Association and World Health Organization at https://www.apha.org/topics-and-issues/climate-change; http://www.who.int/mediacentre/factsheets/fs266/en/. 미 연방 정부는 위 웹사이트에서 이 주제에 대한 주요 자료들을 제공했었으나 트럼프 정권에서 수정되거나 삭제되었다.

39) Siddhartha Roy, "Lead Results from Tap Water Sampling in Flint, MI During the Flint Water Crisis," *Flint Water Study Updates*, December 1, 2015, http://flintwaterstudy.org/2015/12/complete-dataset-lead-results-in-tap-water-for-271-flint-samples/.

40) Christopher Ingraham, "This Is How Toxic Flint's Water Really Is," *Washington Post*, January 15, 2016, https://www.washingtonpost.com/news/wonk/wp/2016/01/15/this-is-how-toxic-flints-water-really-is/.

41) David C. Bellinger, "Lead Contamination in Flint—An Abject Failure to Protect Public Health," *New England Journal of Medicine* 374/12 (2016): 1101–3.

소아과 의사인 모나 해나아티샤Mona Hanna-Attisha 등은 2014년 이후 플린트시의 유아 및 어린이의 혈중 납 수치가 평균의 두 배 이상으로 증가했으며, 일부 지역에서는 세 배가 넘는다는 사실을 밝혀냈으며, 세 배 이상이면 인지력 및 운동 능력에 일생 동안 영향이 있을 것이다.[42] 주정부는 또한 식수에 포함되어 있는 레지오넬라균 급증을 보고했고, 87건의 감염이 보고되었으며, 그중 10건은 치명적이었다.[43]

어떻게 현대 산업 도시에서 이런 공중보건 위기가 발생하게 되었을까? 2011년 미시간 주지사인 릭 스나이더Rick Snyder는 플린트시의 1500만 달러 적자를 언급하면서 시를 긴급 관리 대상으로 지정했다.[44] 민주적으로 선출된 공무원들이 담당하던 도시 예산, 지방법, 공공 부문 노동조합 계약 등을 비선출직인 비상대책관리자들이 담당하게 되었다.[45] 미국에서 제일 가난한 도시 중하나이며, 역사적으로 자동차 산업이 가져온 부당한 환경 피해를 입었던 곳에서, 그렇게 임명된 더넬 얼리Darnell Earley는 주거용 상수도요금을 두 배로 인상했다. 이는 뉴욕의 두 배, 마이애미의 일곱 배, 사막 한가운데에 지어진 도시인 애리조나주 피닉스시Phoenix보다 열 배 높은 수준이었다.[46]

미시간주는 플린트시의 식수원을 디트로이트시에서 다른 곳으로 바꾸는 방법으로 8년 동안 2000만 달러를 절약하기로 결정했다.[47] 주정부의 이전 입장

---

42) Mona Hanna-Attisha et al., "Elevated Blood Lead Levels in Children Associated with the Flint Drinking Water Crisis: A Spatial Analysis of Risk and Public Health Response," *American Journal of Public Health* 106/2 (2016): 283–90.

43) Roxanne Nelson, "Crisis in Flint: Lead and Legionnaires' Disease," *Lancet Infectious Diseases* 16/3 (2016): 298–99.

44) Spencer Kimball, "How Austerity Poisoned the People of Flint, Michigan," *DW,* January 22, 2016, http://www.dw.com/en/how-austerity-poisoned-the-people-of-flint-michigan/a-18997520.

45) Sean Crawford, "Viewpoint: The Flint Water Crisis from the Ground Up," *Labor Notes,* January 22, 2016, http://www.labornotes.org/blogs/2016/01/viewpoint-flint-water-crisis-ground.

46) David Rosner, "Flint, Michigan: A Century of Environmental Injustice," *American Journal of Public Health* 106/2 (2016): 200–1; Christopher Ingraham, "Flint's Poisoned Water Was Among the Most Expensive in the Country," *Washington Post,* February 16, 2016, https://www.washingtonpost.com/news/wonk/wp/2016/02/16/flints-poisoned-water-was-the-most-expensive-in-the-country/.

47) Crawford, "Viewpoint: The Flint Water Crisis from the Ground Up."

은 휴런 호수Lake Huron에 연결하는 송수관을 2년 동안 다시 건설하겠다는 것이었으나, 더넬 얼리는 오염된 플린트강을 식수원으로 사용하는 것으로 결정을 바꾸고 미시간주 환경부DEQ: Department of Environmental Quality의 승인을 받았다.[48] 새로운 상수원이 될 플린트강의 물을 처리하기 위해 미시간주 환경부가 플린트시에 권고한 지침서에는 오래된 송수관에서 납이 침출되어 나오는 것을 막기 위해 미국 전역에서 기본적으로 사용하고 있던 중요한 부식 방지 물질[하루 140달러 소요]이 빠져 있었다.[49]

환경 공학자 트리스 올슨Terese Olson이 다음과 같이 설명하듯이, 환경 보건적 재앙은 경비 절감 요구에 이어 발생하였다.

플린트강은 자연적으로 부식성 염화물이 많아, 수원을 디트로이트시에서 플린트강으로 바꾸자마자 철 송수관이 부식되기 시작했다. 부식된 관에서 방출된 철분에 미생물을 죽이기 위해 첨가되는 잔류 염소가 반응하여 살균제로서 기능을 할 수 없었다.

철 송수관과 반응한 염소는 소독제로 작용하지 않기 때문에 세균 수치가 급상승했다. 시료에서 대장균이 검출되면, 상수도 관리자는 염소 농도를 증가시켜야 하는데, 대장균 수를 줄이려고 사용된 높은 농도의 염소는 발암성 트리할로메탄을 생성을 증가시켰다.[50]

미시간주는 이를 초기에 인지했다. 2014년 플린트강으로 수원이 바뀌자 플린트시 소재 제너럴모터스사 공장에서는 엔진 부품이 녹스는 현상이 발생하기 시작했고, 자신이 플린트강의 주요 오염원이었음에도 불구하고, 곧이어 디

---

48) Curt Guyette, "Exclusive: Gov. Rick Snyder's Men Originally Rejected Using Flint's Toxic River," *Daily Beast*, January 24, 2016, http://www.thedailybeast.com/articles/2016/01/24/exclusive-gov-rick-snyder-s-men-originally-rejected-using-flint-s-toxic-river.html.

49) Terese Olson, "The Science Behind the Flint Water Crisis: Corrosion of Pipes, Erosion of Trust," *The Conversation*, January 28, 2016, http://theconversation.com/the-science-behind-the-flint-water-crisis-corro-sion-of-pipes-erosion-of-trust-53776.

50) *Ibid.*

트로이트시로 수원을 바꾸면서 그 운영비로 44만 달러를 미시간주에 요구했다.[51] 주정부는 2015년 한 해 동안 플린트시 주민들 면전에서는 상수원의 안전성을 설득하면서도, 주정부 직원들에게는 안전을 염려하여 플린트시 소재 주정부 건물에 배달되는 물을 정수하라는 이메일을 1월부터 보냈다.[52] 그러는 동안 미시간주 환경부는 납 수치가 높았던 집에 대한 재검사를 거부하거나, 시료 채취 전 수돗물을 흘려보내서 수도관을 깨끗하게 하는 등 상수원에 대한 주민들의 불만을 조작했다.[53] 주정부와의 소통이 막히자 주민들은 이 사실을 처음 밝혀낸 버지니아 공대 연구팀에 다시 연락하였고, 문제의 심각성을 공유할 수 있었다. 주를 상대로 고소를 준비하던 변호사들이 조성한 자금으로 혈액검사가 시행되었다.[54]

집단 중독이, 사고, 과실, 심지어 은폐로 이어질 수 있다는 생각은, 더 큰 맥락에서 맞아 떨어지지 않는다. 신자유주의를 광범위하게 수용하는 행정은 위기를 만들어낸다. 디트로이트시의 상하수도부는 플린트시가 상수원을 바꾸기 전에 이미 비상 관리하의 플린트시에 수백만 달러를 할인해 주는 거래를 제안했었다.[55] 플린트시는 50년 넘게 사용해 온 디트로이트 송수관을 계속 사용할 수 있었던 것이다. 내부고발자들에 따르면, 주정부가 이 제안을 거절한 이유는 스나이더 주지사가 디트로이트시 상하수도부를 해체하고 그 운영을 민영화하려고 했었기 때문이었다.[56] 스나이더 주지사의 계획이 무엇이었던지 간

51) Brianna Owczarzak, "GM Says No to Flint Water," October 14, 2014, http://www.wnem. com/story/26785625/gm-says-no-to-flint-water; Michael Moore, "10 Things They Won't Tell You About the Flint Water Tragedy," n.d., http://michaelmoore.com/10FactsOnFlint/.

52) Liam Stack, "Michigan Gave State Employees Purified Water as It Denied Crisis, Emails Show," *New York Times*, January 29 2016, http://www.nytimes.com/2016/01/30/us/flint-michigan-purified-water.html.

53) John P. Leary, "Flint's Bottom Line," *Jacobin*, January 27, 2016, https://www.jacobinmag. com/2016/01/flint-lead-water-crisis-michigan-sny-der -emergency-contamination/.

54) Ryan Garza, "These Photos of Flint Kids Will Break Your Heart," *Detroit Free News*, January 23, 2016, http://www.freep. com/story/news/local/michigan/flint-water-crisis/2016/01/23/flint-water-crisis-photos/79244792/.

55) Steve Neavling, "Gov. Snyder Lied: Flint Water Switch Was Not about Saving Money, Records Suggest," *Motor City Muckrake*, January 23, 2016, http://motorcitymuckraker.com/2016/01/23/gov-snyder lied-flint-water-switch-was-not-about-money-records-show/.

에, 미시간 주정부는 스스로 일으킨 물 전쟁에서 플린트시를 공공 부문에 기반을 둔 보다 안전한 공급원인 디트로이트시 상하수도부에서 분리시키려 했던 것이다[57] (11장에서는 미래 투쟁의 한 예로서 볼리비아의 물 전쟁을 분석한다).

유명인들이 선한 의도로 기증한 수많은 병 생수는 발진, 가려움, 탈모 등이 계속되는 상황에서 플린트시 주민들이 마시고 씻을 수 있는 물이었지만, 상수원 오염과 관련된 경제 메커니즘의 다른 현상을 대표하기도 한다.[58] 대니얼 재피Daniel Jaffee와 소렌 뉴먼Soren Newman은, 틈새시장을 겨냥한 상품에서 어디에서나 볼 수 있는 꼭 필요한 제품이 된 병 생수를 분석하면서, 존 벨라미 포스터John Bellamy Foster 등이 제시한 로더데일 역설Lauderdale's Paradox의 전형적인 예로 들었다.[59] 로더데일 역설은 자유롭게 사용가능하던 자원이 사라지거나 접근이 막히는 것 자체가 교환가치를 증가시키는 것을 말한다. 재피와 뉴먼은 다음과 같이 썼다.

'시립 상수도 체계'는 자본축적에 상당한 장애물로 작용하므로, 어떤 영향력 있는 학자는 물을 "도움이 안 되는 상품"으로 분류하고 있을 정도이다. 그러나 병 생수의 특성은 이러한 제약 조건을 피해 자본 축적을 가능하게 하는 "더 완

56) *Ibid.*

57) Paul Eagan, "'Sweetheart' Bond Deal Aided Flint Water Split from Detroit," *Detroit Free Press*. May 12, 2016, http://www.freep. com/story/news/local/michigan/flint-water-crisis/2016/05/11/did-state-give-flint-break-its-water/84238120/.

58) Abby Goodnough, "In Flint, Fears of Showering Bring Desperate Measures," *New York Times*, April 13 2016, http://www.nytimes. com/2016/04/14/us/in-flint-rashes-stirfears-of-showering-as-scien-tists-hunt-forculprit.html.

59) Daniel Jaffee and Soren Newman, "A More Perfect Commodity: Bottled Water, Global Accumulation, and Local Contestation," *Rural Sociology* 78/1 (2013): 1–28. 재피와 뉴먼은 또한, 칼 폴라니가 제시한 허구적 상품 개념과 데이비드 하비가 제시한 강탈에 의한 축적의 비전을 바탕에 둔다. 로더데일 역설에 관련해서는 다음 문헌을 참고할 수 있다. John Bellamy Foster and Brett Clark, "The Paradox of Wealth: Capitalism and Ecological Destruction," *Monthly Review* 61/6 (2009), https://monthlyreview.org/2009/11/01/the-paradox-of-wealth-capitalism-and-ecological-destruction/, and John Bellamy Foster, Brett Clark, and Richard York, *The Ecological Rift: Capitalism's War on the Earth* (New York: Monthly Review Press, 2010). See also Robert G. Wallace and Richard A. Kock, "Whose Food Footprint? Capitalism, Agriculture and the Environment," *Human Geography* 5/1 (2012): 63–83.

벽한 상품"이다. 둘째, 생수 시장이 확장되면 수돗물에 부여되던 공익 전망에 변화가 생긴다. 병 생수라는 상대적으로 새로운 상품의 성장은 수돗물의 민영화보다 보편적인 공공 식수 공급 계획에 더 심각한 위협이 된다는 결론을 내리게 되었다.[60]

새 송수관 비용을 부담할 주정부 발행 채권소유자와 투자자들의 입장에서 보는 플린트시 아이들의 유해물질 중독 사례는, 물을 민영화하고 상품화하는 두 위협이 상호 배타적이지 않다는 것을 보여준다. 재피와 뉴먼은 자본이 목표로 삼는 공공 자산에 우리가 마시는 물까지 포함된다는 것을 강조한다.

## • 질병 회복력을 잃은 삼림

수돗물의 상품화를 둘러싼 투쟁이 벌어지는 동안, 플린트시는 정치권력을 잃고 가장 기본적인 공유 자원조차 보호하지 못한 반면, 서아프리카나 브라질의 바이아주는 수출할 수 있는 광업, 벌목, 단일 작물 농업을 위해 삼림을 개발하면서 일상적으로 위험한 병원체를 통제하던 생태계를 잃었다.

2013년 말, 기니 남부의 농림업 지대에서 에볼라가 발생했다.[61] 분자적 특성이 이전 변종과 다를 게 별로 없었음에도 불구하고 에볼라 바이러스는 이 지역 전체에 유행하면서 2만 8000명을 감염시키고 1만 1000명의 사망자를 발생시켜 라이베리아 수도 몬로비아와 기니의 수도 코나크리의 거리에 시체가 즐비하게 만들었다.[62] 삼림 지역에서 간헐적인 사망자를 낳던 바이러스가 마을을 집어삼키고 세계적 대유행pandemic이 될지 모르는 위협이 된 이 뚜렷한 변

---

60)  Jaffee and Newman, "A More Perfect Commodity."

61)  Sylvain Baize et al., "Emergence of Zaire Ebola Virus Disease in Guinea," *New England Journal of Medicine* 371 (15) (2014): 1418–25; Hiroshi Nishiura and Gerardo Chowell, "Early Transmission Dynamics of Ebola Virus Disease (EVD), West Africa, March to August 2014," *Eurosurveillance* 19/36 (2014): 1–6.

62)  World Health Organization, "WHO Ebola Situation Report," August 12, 2015, http://apps.who.int/iris/bitstream/10665/182071/1/ebolasi-trep_12Aug2015_eng.pdf.

이를 어떻게 설명할 수 있을까?

어떤 논문에서는, 서아프리카에서 자행되고 있는 구조조정으로 공중보건 기반시설이 매각되어, 치명적인 감염병이 동물 서식처에서 벗어나 퍼졌는데도 제대로 처리되지 않거나 심지어 발견되지 않기도 한다는 점을 지적했다.[63] 한편, 롭 월러스 등의 설명에 따르면, 이런 감염병 발병 원인은 숲 자체로 다시 돌아가 살펴볼 수 있다.[64] 수목이 무성했던 기니는, 지난 10년간 자본 순환을 전 지구적인 수준으로 개방하려는 신자유주의 노력에 따라 토지이용 양상이 변화하였다. 아프리카 대륙은 지구에서 남은 마지막 농경지 중 약 60%를 차지한다. 세계은행은 서아프리카 전역에 걸쳐 있는 기니 사바나 지대를 "세계에서 가장 활용되지 않는 농경지 중 하나"라고 규정하고,[65] 다국적 농업 기업이 주도하는 산업 모델에 의해 최대로 개발될 것이라고 보았다.

이러한 새로운 농업 체계로부터, 하이브리드 기름야자나무 재배지가 게케두Guéckédou 여러 군데 지역에 등장했는데, 이곳이 에볼라 유행이 시작된 곳이다.[66] 군데군데 기름야자나무 경작지와 성긴 숲open forest, 어린 숲young forest이 구성하는 울창한 초목으로 둘러싸인 마을들이 모자이크처럼 펼쳐지는 풍경이 특징적이었다. 이러한 전반적인 경향은 신형 에볼라의 지표 사례가 확인된 멜리안두Meliandou 마을 서쪽에서도 작은 규모로 나타나고 있다. 이는 에볼라 바이러스의 주요 숙주인 망치머리박쥐, 작은목도리과일박쥐, 프랑케견장과일박쥐 같은 과일박쥐와 인간 간의 접점이 증가하는 환경을 포함할지도 모르겠다.[67] 널 샤피Nur Shafie 등은 기름야자나무 농장을 좋아하는 과일박쥐와

63) Alexander Kentikelenis, Lawrence King, Martin McKee, and David Stuckler, "The International Monetary Fund and the Ebola Outbreak," *Lancet Global Health* 3/2 (2015): e69-e70; Mosoka Fallah et al., "Strategies to Prevent Future Ebola Epidemics," *The Lancet* 386/9989 (2015): 131.

64) Robert G. Wallace et al., "Did Ebola Emerge in West Africa by a Policy-Driven Phase Change in Agroecology?," *Environment and Planning* 46/11 (2014): 2533-42.

65) Michael Morris et al., *Awakening Africa's Sleeping Giant: Prospects for Commercial Agriculture in the Guinea Savannah Zone and Beyond* (Washington, DC: World Bank Publications, 2009).

66) Wallace et al., "Did Ebola Emerge in West Africa by a Policy-Driven Phase Change in Agroecology?"

67) Juliet R. Pulliam et al., "Agricultural Intensification, Priming for Persistence and the Emergence of Nipah Virus: A Lethal Bat-Borne Zoonosis," *Journal of the Royal Society, Interface/The Royal*

관련된 다양한 교란disturbance을 기록하고 있다.[68] 박쥐는 먹이를 찾고 더위를 피하느라 기름야자나무로 옮겨갈 수도 있고, 쉴 곳과 먹이활동을 하는 곳 사이를 쉽게 이동하기 위해 농장의 넓은 길을 이용할 수도 있다. 숲이 사라지면 여러 종류의 박쥐들이 먹이 활동을 위해 숲이 사라지고 남은 곳으로 서식처를 옮긴다.

이후 알무에나 마리 사에즈Almudena Marí Saéz 등은 멜리안두 외곽에서 발생한 기니에서의 첫 에볼라 바이러스 유출이, 지표 사례를 포함하여 그 지역 아이들이 동네 나무에서 앙골라자유꼬리박쥐를 잡아서 가지고 놀았던 데에서 시작했을 거라는 추정을 했다.[69] 박쥐는 이전부터 에볼라 바이러스 보균체로 기록되어 있는 식충 동물이다. 로드릭 월러스Rodrick Wallace 등이 기술한 바와 같이, 농업경제 환경의 변화는 특정 전염원이 무엇이든 간에, 여전히 주요 원인으로 작용하는 듯하다.[70] 이전의 연구에서도 볼 수 있듯, 자유꼬리박쥐는 아프리카에서 규모가 커지고 있는 환금 작물 예를 들면, 사탕수수, 면화, 마카다미아 등을 좋아한다.[71]

에볼라는 거의 모든 사례에서 벌목, 광산업, 농업 등 자본이 유도한 토지 이

Society 9/66 (2012): 89–101; Kevin J. Olival and David T. Hayman, "Filoviruses in Bats: Current Knowledge and Future Directions," Viruses 6/4 (2014): 1759–88; Raina K. Plowright et al., "Ecological Dynamics of Emerging Bat Virus Spillover," Proceedings of the Royal Society 282/1798 (2015): 2014–24.

68) Nur J. Shafie et al., "Diversity Pattern of Bats at Two Contrasting Habitat Types along Kerian River, Perak, Malaysia," Tropical Life Sciences Research 22/2 (2011): 13–22.

69) Almudena M. Saéz et al., "Investigating the Zoonotic Origin of the West African Ebola Epidemic," EMBO Molecular Medicine 7/1 (2015): 17–23.

70) Rodrick Wallace et al., "Ebola in the Hog Sector: Modeling Pandemic Emergence in Commodity Livestock," in Neoliberal Ebola: Modeling Disease Emergence from Finance to Forest and Farm, ed. Robert G. Wallace and Rodrick Wallace (Switzerland: Springer, 2016).

71) Christina L. Noer et al., "Molossid Bats in an African Agro-Ecosystem Select Sugarcane Fields as Foraging Habitat," African Zoology 47/1 (2012): 1–11; Peter J. Taylor, Ara Monadjem, and Jacobus N. Steyn, "Seasonal Patterns of Habitat Use by Insectivorous Bats in a Subtropical African Agro-Ecosystem Dominated by Macadamia Orchards," African Journal of Ecology 51/4 (2013): 552–61; Christin Stechert et al., "Insecticide Residues in Bats along a Land Use-Gradient Dominated by Cotton Cultivation in Northern Benin, West Africa," Environmental Science and Pollution Research 21/14 (2014): 8812–21.

용 변화와 관련되어 발생하고 있다.[72] 1976년 에볼라가 처음 발생한 수단 은자라Nzara의 한 지역은 면화를 가공하는 영국 자본의 직물공장이 있던 곳이다. 1972년 수단의 내란이 끝나자, 인구는 빠른 속도로 다시 증가했고, 은자라 지역의 열대우림과 박쥐 생태계의 대부분이 이 지역의 지배적인 현금작물인 면화를 키우는 생계형 농업을 위해 개간되었다.[73] 공장에서만 수백 마리의 박쥐가 매달려 쉬곤 했고, 다수의 노동자가 감염되었다.

에볼라 등의 병원균이 출현하는 숲의 표면적 '배경', 즉 생태계 구성원 간에 우연히 일어나는 상호작용의 합이 감염 발생을 추정할 수 있는 설명이 된다.[74] 신열대림neotropical forest은, 다른 기능적 관계 속에서 병원균과 숙주, 먹이와 포식자, 경쟁자와 공생자가 복잡한 생태학적 거미줄로 얽힌 복잡한 환경이다. 대부분의 병원체는 감염 가능한 숙주를 만나 지속적으로 전파되어 숲 밖으로 나갈 기회를 얻지 못한다. 환경은 감염병 발생에 완충 작용을 하는 관성을 가지고 있는 듯하다.

에볼라의 경우, 소수의 고릴라 무리나 인간의 마을에서 몇 년에 한 번씩 바이러스 유출의 피해를 입혔다. 끔찍한 일이긴 하지만, 감염병이 더 이상 퍼지지는 않았다. 한편, 벌목과 단일 작물 농업을 위해 삼림이 제거되면, 대부분의 병원체는 숙주와 함께 죽는다. 하지만 몇몇 변종은 대박을 터트린다. 에볼라 바이러스를 포함한 이들 병원체는, 이제 더 이상 삼림 생태계나 특정 숙주의

---

72) Report of a WHO/International Study Team, "Ebola Haemorrhagic Fever in Sudan, 1976," *Bulletin of the World Health Organization* 56/2 (1978): 247; Eric Bertherat et al., "Leptospirosis and Ebola Virus Infection in Five Gold-Panning Villages in Northeastern Gabon," *American Journal of Tropical Medicine and Hygiene* 60/4 (1999): 610–65; J. M. Morvan et al., "Forest Ecosystems and Ebola Virus," *Bulletin de la Société de Pathologie Exotique* 93/3 (2000): 172–75; Allison Groseth, Heinz Feldmann, and James E. Strong, "The Ecology of Ebola Virus," *Trends in Microbiology* 15/9 (2007): 408–16.

73) David Roden, "Regional Inequality and Rebellion in the Sudan," *Geographical Review* 64/4 (1974): 498–516; D. H. Smith et al., "The Nzara Outbreak of Viral Haemorrhagic Fever," in *Ebola Virus Haemorrhagic Fever: Proceedings of an International Colloquium on Ebola Virus Infection and Other Haemorrhagic Fevers*, ed. S.R. Pattyn (Amsterdam: Elsevier, 1978).

74) Robert G. Wallace et al., "Did Neoliberalizing West African Forests Produce a New Niche for Ebola?," *International Journal of Health Services* 46/1 (2016): 149–65.

제약을 받지 않고 새로운 기회에 적응하면서, 감염병은 광범위하게 전파된다.

브라질의 도시 지역에서 지카Zika가 출현한 것을 설명하는 데에도 비슷한 역학 관계가 도움이 될 듯하다.[75] 지카바이러스는 모기가 매개하는 플라비바이러스Flavivirus 계열의 RNA 바이러스로, 영아소두증microcephaly, 성인 길랑바레증후군Guillain Barré syndrome 등의 신경학적 증상을 특징으로 광범위하게 유행했다. 세계보건기구는 지카가 라틴아메리카 인구 400만 명을 감염시킬 것으로 예상했다.[76]

지카는 도시에서 발생했지만, 멀리는 신열대림 가장자리까지 뻗친 도시 주변의 환경이 수익을 내기 위해 일으킨 변화와 부분적으로 관련 있어 보인다. 지리학자 크리스천 브란스트롬Christian Brannstrom의 보고서에 따르면, 200만 제곱킬로미터에 달하는 브라질 바이아주 서부 세라도Cerrado 사바나 지역이 "신자유주의 프론티어"가 되어, 5000헥타르가 넘는 땅이 목장이나 농경지가 되었다.[77] 바이아주 정부는 기반시설 비용 분담, 부가가치세 할인, 대규모의 사업에 대한 금융 비용 환급 등을 통해 농업 보조금을 지급했고, 농부들은 수출 목적으로 대두, 면화, 커피, 과일을 키우고 있다.

클라이드 드 알버커키Cleide de Albuquerque 등은, 지카 소두증의 진원지가 된 페르남부쿠Pernambuco주 헤시피Recife시 원시림에 흰줄숲모기가 유입된 후, 인구 밀도가 높은 이 해안지역의 모기 생태계에 일어난 우연한 변화를 기록했다.[78] 흰줄숲모기는 먼저 정착해 있던 이집트숲모기와 열대집모기에 합류하

75) Robert G. Wallace, "Losing Zika for the Trees," *Farming Pathogens* blog, February 26, 2016, https://farmingpathogens.wordpress. com/2016/02/26/losing-zika-for-the-trees/; Rodrick Wallace, Luis Chaves, Luke Bergmann, Constância Ayres, Lenny Hogerwerf, Richard Kock, and Robert G. Wallace, *Clear-Cutting Disease Control: Capital-Led Deforestation, Public Health Austerity, and Vector-Borne Infection.*(Switzerland: Springer, 2018)

76) Greg Botelho, "Zika Virus 'Spreading Explosively,' WHO Leader Says," February 20, 2016, http://www.cnn.com/2016/01/28/health/zika-virus-global-response/.

77) Christian Brannstrom, "South America's Neoliberal Agricultural Frontiers: Places of Environmental Sacrifice or Conservation Opportunity," *AMBIO: A Journal of the Human Environment* 38/3 (2009): 141–49.

78) Cleide M. de Albuquerque et al., "Primeiro Registro de Aedes Albopictus em Área da Mata Atlântica, Recife, PE, Brasil," *Revista de Saúde Pública* 34/3 (2000): 314–15.

여, 연구자들도 놀랄 만큼 다양한 새로운 종의 병원체를 매개하는 것으로 밝혀졌는데, 여기에는 사상충증, 뎅기열, 로시오바이러스, 마야로바이러스, 황열병 등이 포함된다.[79] 간단히 말해서, 서아프리카의 박쥐처럼, 브라질의 모기도 세계 자본 순환 회로가 추진하는 개발에 대응하여 서식지를 옮겼고, 신종 병원체나 다시 나타난 병원체에 중대한 영향을 끼쳐 왔던 것 같다.

### • 자연 선택 없는 초거대 농장들

병원균 다수가, 다국적 기업이 주도하여 수출 작물과 가축을 키우고, 채굴하고, 벌목하는 숲에서 발생하므로, 그 숲을 없애고 들어서는 여러 종류의 초거대 농장 또한 신종 감염병의 원인이 된다. 새로이 출현한 이러한 병원균 중에는 기업형 축산업 관련 캄필로박터, 니파바이러스, 큐열Q fever, E형 간염, 살모넬라, 구제역 및 H1N1(2009), H1N2v, H3N2v, H5N1, H5N2, H6N1, H7N1, H7N3, H7N7, H7N9, H9N2 같은 다양한 신종 인플루엔자 바이러스 변종이 있다.[80] 축산업계에서 닭, 소, 돼지의 외관 상품성을 위해 주로 쓰이는 항균제

---

79) Nádia C. Aragão et al., "A List of Mosquito Species of the Brazilian State of Pernambuco, including the First Report of Haemagogus Janthinomys (Diptera: Culicidae), Yellow Fever Vector and 14 Other Species (Diptera: Culicidae)," *Revista da Sociedade Brasileira de Medicina Tropical* 43/4 (2010): 458–59; Roberto G. Carvalho, Ricardo Lourenço de Oliveira, and Ima A. Braga, "Updating the Geographical Distribution and Frequency of Aedes Albopictus in Brazil with Remarks Regarding Its Range in the Americas," *Memórias do Instituto Oswaldo Cruz* 109/6 (2014): 787–96.

80) Jonathan Epstein et al., "Nipah Virus: Impact, Origins, and Causes of Emergence," *Current Infectious Disease Reports* 8/1 (2006): 59–65; Kendall P. Myers et al., "Are Swine Workers in the United States at Increased Risk of Infection with Zoonotic Influenza Virus?" *Clinical Infection and Disease* 42/1 (2006): 14–20; Jay P. Graham et al., "The Animal-Human Interface and Infectious Disease in Industrial Food Animal Production: Rethinking Biosecurity and Biocontainment," *Public Health Reports* 123/3 (2008): 282–99; Jessica H. Leibler et al., "Industrial Food Animal Production and Global Health Risks: Exploring the Ecosystems and Economics of Avian Influenza," *EcoHealth* 6/1 (2009): 58–70; Bryony A. Jones et al., "Zoonosis Emergence Linked to Agricultural Intensification and Environmental Change," *Proceedings of the National Academy of Sciences* 110/21 (2013): 8399–404; Salah Uddin Khan et al., "Epidemiology, Geographical Distribution, and Economic Consequences of Swine Zoonoses: A Narrative Review," *Emerging Microbes and Infection* 2/12 (2013): e92.

의 소비량이 매년 증가하여 2030년이 되면 전 세계 기준 6만 3000톤에서 10만 6000톤으로 67%의 증가폭이 예상되며, 인간 환자들에게 이미 나타나고 있는 항생제 내성과도 다수 겹친다.[81]

기업형 축산업의 경영 방식과 물류 수송은 세균과 바이러스가 퍼지는 과정에서 독성이 강한 종류가 선택되는 강력한 동력을 제공한다.[82] 병독성virulence의 진화를 보여주는 한 연구에서는, 축산업의 중심이 되는, 가축 및 가금류 개체수의 증가, 생장 기간 단축, 상품 생산의 지리적 범위 증가, 유전적 면역 변이 감소 등에 의해 병원체의 독성이 증가되는 선택을 하는 것을 볼 수 있다.[83]

수많은 종류의 인플루엔자는, 인플루엔자 바이러스가 자연에서 새로운 특성으로 진화할 수 있게 하는 데 오랫동안 중요한 역할을 해왔다.[84] 기업형 축산업에서의 가축과 가금류도 마찬가지이다. 1982년 바이러스 학자인 케네디 쇼트리지Kennedy Shortridge는 홍콩의 한 가금류 공장에서만 108종류의 결합 가능성이 있는 인플루엔자 바이러스 균주 46종류를 찾아 기록으로 남겼다.[85] 최

81) Thomas P. Van Boeckel et al., "Global Trends in Antimicrobial Use in Food Animals," *Proceedings of the National Academy of Sciences* 112/18 (2015): 5649–54; Yi-Yun Liu et al., "Emergence of Plasmid-Mediated Colistin Resistance Mechanism MCR-1 in Animals and Human Beings in China: A Microbiological and Molecular Biological Study," *Lancet Infectious Diseases* 16/2 (2016): 161–68; Patrick McGann et al., "Escherichia coli Harboring mcr-1 and blaCTX-M on a Novel IncF Plasmid: First Report of mcr-1 in the USA," *Antimicrobial Agents and Chemotherapy* 60/7 (2016): 4420–21.

82) Katie Atkins et al., *Livestock Landscapes and the Evolution of Influenza Virulence*, Virulence Team Working Paper No. 1 (Rome: Food and Agriculture Organization of the United Nations, 2010); Robert G. Wallace, "Breeding Influenza: The Political Virology of Offshore Farming," *Antipode* 41/5 (2009): 916–51; Rob Wallace, *Big Farms Make Big Flu: Dispatches on Infectious Disease, Agribusiness, and the Nature of Science* (New York: Monthly Review Press, 2016).

83) Clayton E. Cressler et al., "The Adaptive Evolution of Virulence: A Review of Theoretical Predictions and Empirical Tests," *Parasitology* 143/7 (2016): 915–30; Samuel Alizon et al., "Virulence Evolution and the Trade-Off Hypothesis: History, Current State of Affairs and the Future," *Journal of Evolutionary Biology* 22/2 (2009): 245–59; Erik E. Osnas, Paul J. Hurtado, and Andrew P. Dobson, "Evolution of Pathogen Virulence across Space during an Epidemic," *American Naturalist* 185/3 (2015): 332–42.

84) Neus Latorre-Margalef et al., "Long-Term Variation in Influenza A Virus Prevalence and Subtype Diversity in Migratory Mallards in Northern Europe," *Proceedings of the Royal Society B: Biological Sciences* 281/1781 (2014): 20140098, doi: 10.1098/rspb.2014.0098.

85) Kennedy F. Shortridge, "Avian Influenza A Viruses of Southern China and Hong Kong: Ecological

근에는 컨소시엄을 구성하여, 홍콩 돼지를 통해 이동하는 다양한 H1, H3 아형을 추적했다. 이에는 고전적 돼지 인플루엔자는 물론, 유럽 또는 유라시아 돼지 독감, 2009년 H1N1 같은 3균주 재조합체triple-reassortant 돼지 인플루엔자, H1N1, H3N2 계절성 인플루엔자도 포함된다.[86] 중국의 구안 이Guan Yi 연구팀은 인플루엔자 A(H5N1)의 경우, 바이러스가 가금류 무리에 유입되었을 때에만 개체수가 증가하고 변이가 급증함을 보여주었다.[87]

가금류로 전이, 유지되어 다양하게 진화하고 있는 인플루엔자는 인간에게도 유출된다.[88] 지난 수십 년 동안은 인간에게서 계절성 인플루엔자로 알려져 있는 H1, H2, H3 계열의 인플루엔자 혈청형만 나타났었지만, 이제는 인간이 면역력을 거의 가지지 못한 다양한 H5, H6, H7, H9 혈청형이 급속히 증가하고 있다.

병원체의 다양성이 증가하는 이유 중 하나로 축산업의 경제적 변화를 들 수 있다. 돼지 인플루엔자 H1N1를 구성하는 유전체 중 세 개는, 고전적 돼지 인플루엔자(HA, NP, NS)로부터, 또 다른 세 개는 북미 H3N2-조류-돼지 재조합 균주(PB2, PB1, PA)로부터, 그리고 다른 두 개는 유라시아 돼지 재조합 균주(NA, M)로부터 왔다.[89] 즉, H1N1를 구성하는 각각의 유전체는, 전혀 다른 대륙의 돼지들 사이에 분포하는 인플루엔자 유전체들이 긴밀히 연관되어 있다는 것을 증명해 준다. 이는 소규모 농장 운영으로는 설명될 수 없는 지리적 범위이며, 다국적 기업만이 이렇게 먼 거리를 아우르는 엄청난 생물학적 변화를 일으킬 수 있는 것이다. 기업형 축산업을 옹호하는 이들 중에는 조류 인플루엔자가

Aspects and Implications for Man," *Bulletin of the World Health Organization* 60 /1 (1982): 129.

86)  Dhanasekaran Vijaykrishna et al., "Long-Term Evolution and Transmission Dynamics of Swine Influenza A Virus," *Nature* 473/7348 (2011): 519–22.

87)  Dhanasekaran Vijaykrishna et al., "Evolutionary Dynamics and Emergence of Panzootic H5N1 Influenza Viruses," *PLoS Pathogens* 4/9 (2008): e1000161.

88)  Sarah H. Olson et al., "Sampling Strategies and Biodiversity of Influenza A Subtypes in Wild Birds," *PLoS One* 9/3 (2014): e90826; Centers for Disease Control, *Transmission of Influenza Viruses from Animals to People*, August 19, 2014, http://www.cdc.gov/flu/about/viruses/transmission.htm.

89)  Rebecca J. Garten et al., "Antigenic and Genetic Characteristics of Swine-Origin 2009 A(H1N1) Influenza Viruses Circulating in Humans," *Science* 325/5937 (2009): 197–201.

야생 물새 탓이라고 주장하기도 하는데, 돼지는 그럴 수 없다.

반면, 농업 분야의 기업 통합도 인플루엔자 바이러스의 진화와 확산에 영향을 미친다. 세계 가금류 번식의 약 75%는 소수의 다국적 기업의 손에 달려 있다.[90] 일차육종기업은 '증식회사'인 상업회사가 시장에 팔 요리용 가금류[브로일러계]의 최초 3세대를 설계하는 주체로, 1989년 11개에서 2006년 4개로 감소했다. 알을 낳는 닭[산란계]을 생산하는 기업은 1989년 10개에서 2006년에는 EW 그룹Erich Wesjohann Group과 헨드릭스 제네틱스Hendrix Genetics 2개 기업으로 통합되었다. 이들 일차 육종 기업이 제공하는 생산물의 가치는 증식회사에게 동일 계열의 암컷과 수컷을 제공함으로써 생물학적으로 '갇히게' 된다. 그 결과, 유전자 구성이 사업 비밀이 되고, 하이브리드 닭은 일차육종기업으로부터 계속 구매해야 하는 것이다.[91] 생산자에서부터 다수의 증식회사에 이르는 축산업계의 사슬을 통해, 한 곳에서 시작한 닭은 수백만 마리의 육계 자손의 조상이 되고, 빠른 성장 속도나 큰 가슴살 등 잘 팔리는 특성만 사육된다.

실제로 이러한 관행 때문에, 자유롭게 일어나는 생태계 점검 기능으로서의 자연선택은 사라진다.[92] 농민이나 공중보건 직원들이 바이러스에 감염된 무리에서 살아난 가금류를 안전을 위해 살처분하더라도, 이런 도태는 확인된 병원균에 대한 면역 저항력 발달에 아무런 도움이 되지 않는다. 왜냐하면 가금류는, 육계이든 산란계이든 상관없이 모두, 그 자리에서 번식되는 게 아니므로 상황에 대응하여 진화할 수 없기 때문이다. 다시 말해, 퍼진 병원균이 유행하기 전에 가축이나 가금류가 그에 대한 자연적인 저항력을 키우지 못하는 환

---

90) Susanne Gura, *Livestock Genetics Companies: Concentration and Proprietary Strategies of an Emerging Power in the Global Food Economy* (Ober-Ramstadt, Ger.: League for Pastoral Peoples and Endogenous Livestock Development, 2007), http://www.pastoralpeoples.org/docs/livestock_genetics_en.pdf.

91) Glenn E. Bugos, "Intellectual Property Protection in the American Chicken-Breeding Industry," *Business History Review* 66/1 (1992): 127–68; Ilse Koehler-Rollefson, "Concentration in the Poultry Sector," presentation at "The Future of Animal Genetic Resources: Under Corporate Control or in the Hands of Farmers and Pastoralists?" International Workshop, Bonn, Germany, October 16, 2006, http://www.pastoralpeoples.org/docs/03Koehler-RollefsonLPP.pdf.

92) Wallace, *Big Farms Make Big Flu*.

경은 기업형 축산업 모델에서는 불가피하다. 공중보건보다 이익을 우선시 하는 이러한 상황은 가까운 미래에 동물은 물론 인류 전체에 끔찍한 감염병을 일으킬 수도 있다.


## 건강은 공공자산이다

보건의료제도는 인구 전체의 건강을 위해 투입되는 중요한 자산이다. 신자유주의 정책은 이익을 끌어내는 의료제도를 구축하여, 전 인구에게 필요한 서비스를 적시에 제공하는 대신, 지불 능력이 있는 환자에게 혜택을 준다. 불평등한 접근성은 우리가 여기서 논의한 다른 결정요인들과 함께 집단 건강을 견인하는 또 다른 사회적 결정요인이 된다.

그러나 이러한 틈을 메우는 사회화된 의료제도에서도 의료서비스는 충분하지 않을 수 있다. 전 세계의 교통사고 사망, 도시의 수질 악화, 다국적 기업식 농업에서 시작된 감염병 등이 보여주듯, 사회 환경 결정요인은 훌륭한 의료제도를 갖춘 국가에서도, 치료의 순서가 끝에 가까운 수십억 명의 사람들의 건강 결과에 영향을 미친다. 진정으로 사회화된 의학이라며, 공중보건을 전 인구를 아우르는 공유 자산으로 통합할 것이다.

현재 마을과 물, 토지, 질병을 연결하는 생태계는 지역과 너무나 동떨어져서 많은 풍경이 경제 이데올로기의 화신이 되었다. 지리학자 제이슨 무어Jason Moore는 자본주의의 생산은 그 자체가 생물학적 요구 중 가장 기본적인 것에서조차 소외된 생태계임과 동시에 다른 어떤 생태계도 가지지 못한다는 가설을 제기하기까지 한다.[93] 인간이나 인간이 의존하는 동물 집단이 스톡옵션을 먹거나 투자를 마실 수 있다면 모를까, 주택, 먹거리, 물 등 예전에는 공유자산이었던 것들을 자본주의의 자연스러운 질서에 따라 지불 능력이 있는 사람들에게만 주어지게 된다면, 그 피해는 몰수 정도에서 끝나지 않는다. 제임스 오

---

93)  Jason Moore, *Capitalism in the Web of Life: Ecology and the Accumulation of Capital* (New York: Verso, 2015).

코너James O'Connor가 자본주의의 두 번째 모순으로 분석한 핵심적인 사회 병리는, 자본주의가 의존하는 바로 그 환경적인 투입물을 제거하고 여러 생태계를 통해 뻗어나가면서 인류의 건강에 심대한 영향을 끼치고 있다.[94]

대안은 있다. 제방, 댐, 배수관을 사용하는 수자원 보호는 물론, 홍수 조절, 보존 농업conservation agriculture, 병원균의 진화 확산을 완화하는 환경으로 조성된 환경 질병 생태계를 포함한 공동체 주도의 활동들이 폐허에서 생겨나고 있다.[95] 수백만 명의 사람들에게 영향을 미치는 개인의 노력은, 도덕적 이상과 경제적 현실을 변화시킬 공유자산의 부활을 포함하고 있다.

---

94)  James O'Connor, Natural Causes (New York: Guilford Press, 1998).

95)  Geofrey Lean, "UK Flooding: How a Yorkshire Town Worked with Nature to Stay Dry," *The Independent*, January 2, 2016, http://www. independent.co.uk/news/uk/home-news/uk-flooding-how-a-york-shire-flood-blackspot-worked-with-nature-to-stay-dry-a6794286.html.; Robert G. Wallace and Richard A. Kock, "Whose Food Footprint?Capitalism, Agriculture and the Environ-ment," *Human Geography* 5/1 (2012): 63-83; Robert G. Wallace et al., "The Dawn of Structural One Health: A New Science Tracking Disease Emergence along Circuits of Capital," *Social Science & Medicine* 129, Special Issue (2015): 68-77, http://dx.doi.org/10.1016/j.socscimed. 2014.09.047.

# 제15장

# 결론

## 우리의 건강을 위해 자본주의 극복하기

애덤 개프니·하워드 웨이츠킨

모순된 정치의학적 풍경은 괴로움과 동시에 희망의 원인이 된다. 사람들은 계속해서 불평등하고 부적절한 의료체계에 의존할 수밖에 없고, 그러는 동안 다국적 기업이 주도하는 보건의료 산업은, 공공 의료 분야가 존재하지 않거나 재정이 부족하여 발생한 공백을 악용하고, 더 나아가 상업화 및 파편화를 그 공격적인 목표로 삼고 있다. 미국에서 근래 몇 십 년 만에 처음 통과한 주요 보건의료 개혁인 오바마케어Affordable Care Act는 건강보험 보장을 상당 부분 확대했으나, 기존 체계가 가진 최악의 불의는 많은 부분 그대로 두고 있다. 그리고 2016년 대선에서 억만장자 도널드 트럼프가 승리하면서, 유익한 법 조항을 제거하여 보건의료 안전망을 대폭 축소하려는 동시에 막대한 부를 최고 부유층에게 몰아주려는 우파 정부에 힘을 실어 주고 있다.

한편, 미국 등 여러 국가들에서 역사적인 정치 재편성이 진행되고 있다는 증거도 있다. 그렇다면 다가오는 몇 년 동안 근본적인 변화의 기회가 생길지도 모른다. 보다 평등한 보건의료 대안인 단일지불제 국가보건의료제도는 2015-2016년 미국 대통령선거 경선 상황에서 다시 정치 논쟁의 주제가 되었고, 오바마케어를 폐지하고 자신들의 안으로 교체하려던 공화당의 노력이 무산되었다. 보다 광범위하게, 신자유주의 어젠다의 해로운 영향에 대한 인식과 분노가 확산되고 있으며, 문제를 직면하기 위해 대담한 조치를 취하려는 의지가 점차 커지고 있다. 보건의료의 관점에서 보면, 오바마케어가 보편적 보건의료라는 목표 달성에 실패했다는 점도 많은 사람들이 명백히 인식하고 있다. 사람들은 여전히 의료비 때문에 파산에 이르고, 보건의료 접근성에 대한 불평등은 계속되고 있으며, 의료 비용은 계속해서 노동 계급의 정체된 소득을 압박하고, 여전히 많은 사람들은 건강보험이 없는 상태이다. 그러나 불만이 커진다고 해서 지금의 상황이 바뀌지는 않는다. 이 마지막 장에서 우리가 나아가야 할 길을 살펴보기로 한다.

우리의 접근 방식은 다음과 같다. 첫째, 미국의 보건의료 개혁을 형성하는 몇 가지 정치 역학을 개괄적으로 요약한다. 둘째, 보건의료 인력의 한 부분인 의사군이 진보적 보건의료제도를 발전시키는 데 핵심적인 역할을 할 수 있는 방법을 생각한다. 셋째, '민주화'를 다루고, 우리 사회의 광범위한 변혁을 이루기 위한 투쟁의 일부로서의 보건의료에 중점을 둔 새로운 공동체 구조를 강조한다. 넷째, 보건의료가 현재 미국의 양당 제도의 현실과 한계를 뛰어 넘는 행동주의에 어떻게 부합하는지 고려한다.

오바마케어가 보편적 보건의료제도를 구축하지 못하는 것이 점점 더 확실해지고, 이를 폐지하려는 공화당의 시도도 혼란스럽고 심지어 상황을 더 나쁘게 만들고 있음에 따라, 정치 역학에 대한 명확한 관점을 확보하는 것은 민주적이고 평등한 보건의료제도를 이루고, 이를 통해 더 공정하고 건강한 사회를 이루려는 우리의 더 큰 야망에 도움이 될 것이다.


## 정치 현실

괴로움과 희망의 이유가 커지는 이유를 보자. 미국은 몇몇 다른 나라에서와 마찬가지로, 권리와 관련된 정치 및 정책이 퇴행하고 있는데, 트럼프가 성차별, 외국인 혐오, 인종차별을 이용하여 선거에서 성공한 것이 그 근거이다. 더욱이 공화당 주류는 보건의료에 전념하는 기존 복지 체계의 상당 부분을 해체하는 목표에 대해 동의한다. 이는, 예를 들어, 메디케어를 바우처화한다거나 메디케이드를 민영화하거나 퇴보시키는 것, '건강 저축 계좌' 등의 방법을 권장하여 보건의료를 추가적으로 금융화하여, 이미 고도로 기업화된 미국의 보건의료체계 상품화를 심화시키려고 한다. 이와 함께, 미국의 상하원이 제기한 ACA 폐지 법안은, 연방 정부의 메디케이드 예산과 건강보험료 보조금을 줄이며, 부유층에 대한 세금 감면 혜택을 제공하여, 건강보험 미가입자의 수를 급증시키는 동시에 경제 불평등을 악화시켰을 것이다.[1] 2017년에는 이러한 법안의 입법이 실패했지만, 이후 다시 살아날 수도 있다.

반면, 민주당 내의 의견에는 더 많은 분열이 있었다. 예를 들어, 2016년 민주당 대통령 경선 과정에서는 힐러리 클린턴과 버니 샌더스 두 후보는 두 개의 다른 비전을 포용했다. 클린턴은 근본적으로 현 상태, 즉 미국 보건의료체계의 많은 불의를 수용하는 접근 방식인 ACA를 옹호했다. 추가 수정이 없다면, 미국 인구의 약 10%는 영구히 보건의료제도의 보장을 받지 못하며,[2] '과소건강보험'이 건강보험 표준이 되고, 관련 기업들의 흡수 통합은 심화될 것이다.

이와는 반대로, 자칭 민주사회주의자인 버니 샌더스는 전적으로 다른 시각, 즉, 보편적 단일지불자 국가 프로그램을 통한 미국 보건의료체계의 근본적인 변화를 진심으로 받아들였다. 이전에 자신이 상원에서 제안했던 법안과 마찬가지로, 이 제안은 PNHP 제안을 포함한 다른 단일지불자 제안을 반영하며,[3]

---

1) Congressional Budget Office, *H.R. 1628, the American Health Care Act, Incorporating Manager's Amendments 4, 5, 24, and 25*, https://www. cbo.gov/publication/52516; Congressional Budget Office. "H.R. 1628: Better Care Reconciliation Act of 2017," https://www.cbo.gov/system/files/115th-congress-2017-2018/costestimate/52849-hr1628senate.pdf.

2) Congressional Budget Office, Federal Subsidies for Health Insurance Coverage for People under Age 65: 2016 to 2026, March 2016, https://www.cbo.gov/sites/default/files/114th-congress-2015-2016/reports/51385-HealthInsuranceBaseline.pdf, 17.

3) Steffie Woolhandler, David U. Himmelstein, Marcia Angell, Quentin D. Young, and the Physicians' Working Group for Single-Payer National Health Insurance, "Proposal of the Physicians' Working Group for Single-Payer National Health Insurance," *JAMA* 290//6 (2003): 788‒805; Adam Gaffney, Steffie Woolhandler, David U. Himmelstein, and Marcia Angell, "Moving Forward from the Affordable Care Act to a Single-Payer System," *American Journal of Public Health* 106/6 (2016): 987‒88.

공동지불co-payment, 환자 자기부담금deductible, 공동보험co-insurance 같은 비용 분담 없이 포괄적인 의료서비스를 누릴 수 있는 보편적 권리를 요구했다. 버니 샌더스 선거운동의 놀라운 성공으로 말미암아, 건강 정책 개혁은 다시 국가적인 토론의 주제가 되었고, 이에 대응하여 힐러리 클린턴 진영 논평자들은 오바마케어를 적극적으로 방어하고 단일지불자 개혁에 대해 잘못된 공격을 일삼았다.[4]

2017년 주목을 받은 단일지불자 제도와 함께 샌더스의 상대적인 성공은 미국 정치 지형의 변화를 반영한다. 점점 더 많은 미국인들 특히 청년층들은[5] 민주당이 취하는 신자유주의 중심주의neoliberal centrism를 거부하고 있다. 보건의료체계에 대한 여론조사는 단일지불자 개혁에 대한 대중의 지지를 지속적으로 보여주고 있다.[6] 그러나 주요 사회 변화를 요구하는 의견이 이렇게 증가함에도 불구하고, 주요 장애물들, 특히 기업 및 보건의료계 자본의 로비력은 여전하다. 단일지불자 개혁 같은 변화를 지지하는 다수가 그 자체만으로 반대 세력의 힘과 재정 자원을 이길 수는 없다. 근본적인 변화를 위해서는 몇몇의 민중권력 축을 중심으로 한 조직이 필요할 것이다. 그중 중요한 하나의 축은 거대한 보건의료 인력과 관련 있다. 다음 부분에서는 보건의료 직군의 한 부분인 의사에 초점을 맞춘다. 다른 보건의료 직군이 의사보다 중요하지 않다는 것은 아니다. 하지만 역사적으로 보수적인 영향력을 끼쳤고, 현재 보건의료의 새로운 정치경제 지형에서 변화할 수 있는 잠재성을 고려하여 의사 직군을 살펴보기로 했다.

---

4)  Adam Gaffney, "How Liberals Tried to Kill the Dream of Single-Payer," *The New Republic*, March 8, 2016, https://newrepublic.com/article/131251/liberals-tried-kill-dream-single-payer.

5)  Many commentators have made note of this change. For instance, Matthew Yglesias, "Bernie Sanders Is the Future of the Democratic Party," *Vox*, February 9, 2016, http://www.vox.com/2016/2/9/10940718/bernie-sanders-future-demographics.

6)  Frank Newport, "Majority in U.S. Support Idea of Fed-Funded Healthcare System," Gallup, May 16, 2016, http://www.gallup.com/poll/191504/majority-support-idea-fed-funded-healthcare-system.aspx?g_source=Politics&g_medium=newsfeed&g_campaign=tiles.

## 사회운동에 가담한 의사를 포함한 보건의료 노동자들

의사 직군의 독특한 계급 지위는 의사 직군의 정치적 역할을 구성한다. 그러나 계급 계층 구조 내에서의 의사의 지위가 시간과 공간에 따라 크게 변해왔기 때문에 이 지위는 변하지 않는 것이 아니며 일정한 것도 아니다. 20세기 동안 미국의 의사들은 자신의 영향력과 소득이 엄청나게 증가하는 것을 경험했고, 결과적으로 미국 보건의료체계에 막대한 영향을 끼칠 수 있었다.[7] 이 사회경제적 격상에 따라, 의사 직군, 적어도 그 기득 세력은 오랫동안 국가 정책에 보수적인 영향을 끼쳤다. 미국의사협회AMA: American Medical Association는 국가 보건의료제도를 반대하는 활동을 했으며, 특히 제2차 세계대전 이후 벌어진 국민건강보험 운동을 성공적으로 막은 것으로 유명하다.[8] 이전부터 의학계의 인종차별에 별 다른 태도를 취하지 않았고, 국가보건의료제도에도 계속 반대했기 때문에, 미국의사협회는 대개 반동적인 단체로 여겨진다.

하지만 의사 직군은 단일체가 아니다. 의사들은 역사를 통해 여러 곳에서 다양한 진보적인 대의명분에 동참하여, 그들의 정치 활동과 의료 활동의 연관성을 뚜렷이 드러내곤 했다. 독일의 유명한 병리학자 루돌프 피르호Rudolf Virchow는 의학계의 진보 정치적 전통의 초기 사례 중 하나이다. 피르호는 과학자이자 의사였고, 동시에 혁신적이고 정치적인 사상가였다. 슐레지엔에서 발생한 발진티푸스 감염병에 관한 그의 보고서는 사회의학 사상의 정초를 놓은 업적이며 1948년 혁명의 바리케이트에 참여했을 때는 보편적 보건의료제도에 찬성하는 글을 쓰기도 했다.[9]

피르호 이후 한 세기 반 동안 일어난 수많은 진보적인 보건의료 운동들을

---

7) Paul Starr, *The Social Transformation of American Medicine* (New York: Basic Books, 1982), 8.

8) Monte M. Poen, *Harry S. Truman versus the Medical Lobby: The Genesis of Medicare* (Columbia, MO: University of Missouri Press, 1979).

9) Erwin Heinz Ackerknecht, *Rudolf Virchow: Doctor, Statesman, Anthropologist* (Madison: University of Wisconsin Press, 1953); Howard Waitzkin, "One and a Half Centuries of Forgetting and Rediscovering: Virchow's Lasting Contributions to Social Medicine," *Social Medicine* 1/1 (2006): 5–10.

우리가 충분히 평가하긴 힘들지만, 그중 몇 가지는 특별히 언급해 볼까 한다. 예를 들어, 미국의사협회는 전국적으로 국가건강보험을 비방하고 있었지만, 뉴욕시를 근거로 한 '의사포럼Physicians Forum'은 국가건강보험 제안에 대해 확고히 지지했으며, 결과적으로 1950년대 매카시즘 탄압의 희생물이 되고 말았다.[10] 시민권 운동이 활발했던 시기에는 보건의료 운동도 큰 발전을 이루었다. 인권의료위원회Medical Committee of Human Rights는 인권운동을 지지하는 의료지원단체로 활동했으며, 이후에 '의학계의 신좌파'로 불리기도 했다.[11] 미국의 보건의료 노동자들은 스페인 내전부터 모잠비크 독립 투쟁에 이르기까지 혁명적인 순간에 국제주의자로 봉사하기도 했다.[12] 그들은 때로는 목숨을 걸어야 했다. 나라 안팎에서 나타난 이러한 다양한 의료 정치 행동주의의 사례들은 어느 정도 공통적인 지적, 정치적 전통으로부터 나왔다.[13]

최근 몇 년 동안, 의사를 포함한 보건의료 노동자들은 전 세계 여러 국가에서 주요 건강 관련 정치 활동에 지속적으로 참여했고, 때때로 풀뿌리 단체나 노동 단체와 동맹을 맺기도 했다. 예를 들어, 1990년대 말 엘살바도르에서는 우익 공화당 민족주의 동맹 정부가 세계은행의 지원을 받아 공공 병원의 민영화를 밀어붙이고 있었다. 이는 사회보장 노조 내에서 조직된 보건의료 노동자 파업을 유발했고, 의사들 또한 민영화 의제에 관심을 갖고 이들과 연합하여

---

10) Jane Pacht Brickman, "Medical McCarthyism and the Punishment of Internationalist Physicians in the United States," in *Comrades in Health: U.S. Health Internationalists, Abroad and at Home*, ed. Anne-Emanuelle Birn and Theodore M. Brown (New Brunswick, NJ: Rutgers University Press, 2013), 82-100; Jane Pacht Brickman, "Minority Politics in the House of Medicine: The Physicians Forum and the New York County Medical Society, 1938-1965," *Journal of Public Health Policy* 20/3 (1999): 282-309.

11) John Dittmer, *The Good Doctors: The Medical Committee for Human Rights and the Struggle for Social Justice in Health Care* (New York: Bloomsbury Press, 2009), 178-204.

12) Walter J. Lear, "American Medical Support for Spanish Democracy, 1936-1938," in *Comrades in Health*, 65-81; Stephen Gloyd, James Pleiffer, and Wendy Johnson, "Cooperantes, Solidarity, and the Fight for Health in Mozambique," in *Comrades in Health*, 184-99.

13) 브라운Brown과 번Birn은 "건강 국제주의(health internationalism)"는 19세기 두 사상에서 발전했고, 그 하나는 피르호 같은 사회의학 사상가들이고, 다른 하나는 유럽 사회주의 전통에서 시작된 "프롤레타리아 국제주의"라고 설명한다. Theodore M. Brown and Anne-Emanuelle Birn, "The Making of Health Internationalists," in *Comrades in Health*, 15-26.

파업에 동참했다. 2002년에는 거대한 규모의 시위가 일어났고 운동을 승리로 이끌었다. 세계은행은 의료 민영화 요구를 철회했으며, 그 결과 공공 영역의 병의원들이 힘을 키워갔다[14](엘살바도르 등의 국가에서 나타난 신자유주의 보건 정책에 대한 투쟁은 11장 참조).

또한 보건의료 노동자들의 활동은 8장에서 설명했듯이 긴축정책에 저항하는 최근의 조직운동에서 눈에 띄게 드러났다. 2018년 대침체 기간 동안, 스페인, 그리스, 영국 등 유럽의 여러 국가에서는 정부 지출이 급감하면서 공중보건 체계가 크게 위축되었다. 보건 지출 삭감 이외에, 보건의료체계의 보편적인 접근성 퇴보, 환자 부담금 신설, 보건 부문의 민영화 시도 등이 나타났다. 사회운동은 이러한 공격에 대한 저항의 핵심 장소였으며, 보건의료 노동자들은 이 투쟁에서 중요한 역할을 담당했다. 예를 들어, 2012년 스페인에서는 불법 이민자의 의료제도 사용을 제한하는 법률이 통과되었지만, 약 1300명의 의사와 간호사들이 법률을 무시하고 이들 개인에 대한 돌봄을 계속 제공할 것을 약속했다.[15] 게다가 금융 위기와 긴축정책은 15-M 운동 혹은 인디그나도스 Indignados(역자주: 스페인어로 '분노한 이들'이란 뜻)라고 부르는 대규모 풀뿌리 정치 운동을 촉발시켰다.[16] 인디그나도스 지지자들은 기존 정당들을 거부하고 보다 근본적인 민주주의의 변화를 촉구함은 물론, 긴축정책 및 민영화로부터 보건의료를 지켜낼 것을 요구했다. 이 운동은 '흰색물결Marea Blanca'이라 불리는 공중보건 체계를 지키기 위한 시위를 시작했고, 의료 시설을 장악했다."[17] 마드리드에서는 의사를 포함한 보건의료 노동자들이 병원과 일차의료기관의 민영

---

14) 이 단락의 대부분은 다음 문헌에 바탕을 둔다. Howard Waitzkin and Rebeca Jasso-Aguilar, *Medicine and Public Health at the End of Empire* (Boulder, CO: Paradigm Publishers, 2011), 172–74, quote on 174. T

15) Aser García Rada, "Spanish Doctors Protest Against Law that Excludes Immigrants from Public Healthcare," *British Medical Journal* 345 (2012): e5716, doi: 10.1136/bmj.e5716.

16) Tom Burridge, "Spain's Indignados Protest Here to Stay," BBC News, May 15, 2012, http://www.bbc.com/news/world-europe-18070246; Vicente Navarro, "Report from Spain: The Political Contexts of the Dismantling of the Spanish Welfare State," *International Journal of Health Services* 45/3 (2015): 411.

17) Helena Legido-Quigley et al., "Will Austerity Cuts Dismantle the Spanish Healthcare System?," *British Medical Journal* 346 (2013): f2363, doi: 10.1136/bmj.f2363.

화에 반대하는 시위와 파업을 주도했고,[18] 그 결과 시 당국은 그 계획을 철회해야 했다.[19]

영국, 특히 잉글랜드 지역 국민건강서비스NHS가 비슷한 문제에 직면해 있다. 경제 위기 이후 데이비드 캐머런David Cameron이 이끄는 보수당 정부는 NHS 예산을 크게 줄였다. 이러한 긴축 예산은 우연인지는 모르겠지만 NHS의 민영화와 파편화를 촉진시키는 새로운 법안 통과와 시기가 일치했다.[20] 2015년 말과 2016년 초에는 정부가 불리한 새로운 계약을 도입하려 하여 수련의에 해당하는 '주니어 의사'들과 갈등을 빚었다.[21] 주니어 의사들의 분노는 어느 정도 새 계약에 따른 임금 삭감과 주말이나 야간 근무를 요구하는 '반사회적 업무시간' 증가와도 관련이 있지만, 그들의 파업은 NHS에 대한 공격에 대항하는 더 광범위한 집단행동의 한 부분으로도 또한 중요하다.[22]

미국의 경우, 의사의 사회 계층 변화가 변화를 위한 진보 운동을 지원하고 참여하려는 의지에 영향을 미친다. 앞에서 언급했듯이, 미국의 의학 전문직은 19세기에서 20세기 중반까지 엄청난 변화를 겪으며 명성, 부, 권력을 얻었다.[23] 그러나 최근 수십 년 동안에는 기업 이익이 강력하게 부상하면서 이 직군의 자주권을 건드렸고,[24] 의사 직군의 '프롤레타리아화'를 야기하는 기업화를 설명하려는 시도도 있어 왔다.

예를 들어, 사회학자인 존 맥킨리John B. McKinlay와 조안 아치스Joan Arches는

---

18)  Aser García Rada, "Privatisation in Spain Provokes Protests among Doctors," *British Medical Journal* 345 (2012): e7655, DOI: 10.1136/bmj. e7655.

19)  Aser García Rada, "Spain's Largest Healthcare Privatisation Plan Is Halted," *British Medical Journal* 348 (2014): g1240, doi: 10.1136/bmj. g1240.

20)  Raymond Tallis, Jacky Davis, and Jacqueline de Romilly, eds., *NHS SOS: How the NHS Was Betrayed—And How We Can Save It* (London: Oneworld, 2013).

21)  Nick Triggle, "Junior Doctors' Row: The Dispute Explained," BBC News, February 11, 2016, http://www.bbc.com/news/health-34775980.

22)  Adam Gaffney, "Saving the NHS," Jacobin, April 26, 2016, https://www.jacobinmag.com/2016/04/nhs-junior-doctors-strike-health-privatiza-tion; Owen Jones, "Junior Doctors Are Striking for Us All to Save the NHS and to Make a Stand," *The Guardian, January* 12, 2016, http://www.theguardian.com/commentisfree/2016/jan/12/junior-doctor-strike-save-nhs-stand-up-government.

23)  Starr, *The Social Transformation of American Medicine*, 79–144.

24)  *Ibid.*, 420–49.

1985년에 의사 직군의 프로레타리아화가 아직 초기 단계이긴 하지만 이미 시작되었다고 주장하고,[25] 여전한 관료화, 탈전문화deskilling, 노조 설립 노력, 컴퓨터 기술 비중 증가를 같이 언급했다. 이들의 높은 임금이 프로레타리아화가 일어나지 않고 있다는 의미는 아니며, 더 중요한 것은 의사의 노동이 고용주에게 잉여가치로 여겨지는 점이라고 주장했다. 예를 들어, 한 해 10만 달러의 연봉을 받는 의사는 그들이 일하는 의료시설에 연간 100만 달러의 수입을 창출할 수도 있다.[26] 다른 사람들은 여전히 프로레타리아화에 회의적이었다. 사회학자 폴 스타Paul Starr는 1982년, 기업적 의료체계 내에서의 의료 업무가 설사 "반드시 심각한 수준의 자주성 상실을 가져오고 업무처리 속도와 과정에 더 많은 규제가 생기더라도 의사들이 적극적으로 힘을 합친다면" 프로레타리아화가 일어날 수 있는 범위는 제한적일 것이라고 주장했다.[27]

30년이나 지났지만 지금도 상황은 여전히 불안정하다. 한편으로 미국의 의사는 다른 고소득국가의 의사보다 훨씬 높은 수입을 올리는 상위 특권층의 경제적 기반을 유지하고 있다. 실제로 어떤 계산에 따르면 미국 의사들 1/5 이상이 소득으로 따졌을 때 상위 1%의 가구에 속한다.[28] 하지만 그와 동시에(12장에서 다룬 바와 같이), 최근 수십 년간 보건의료체계의 통합과 기업화가 진행되고 있다. 이 변화의 한 측면은 소위 수직적 통합으로, 의사들이 경영하는 소규모 의원들이 대형 보건의료체계에 매수 통합하는 것이다. 그 결과, 의사는 영리 및 비영리 보건의료체계의 임금 고용인이 되는 사례가 점점 더 많아진다. 의사들의 행정업무 부담이 과중해지고, 전자의료기록 업무 요구에 대한 부담도 커졌으며, 의사 직군의 자주권과 노동 조건에 대한 통제는 현저하게 감소했다. 높은 임금 수준에도 불구하고, 일터의 프로레타리아화가 일어나고 있는 것이다. 이러한 변화는 '의사 노동자들'에게 불만과 분노를 불러 일으켰고, 저항,

25)  John B. McKinlay and Joan Arches, "Towards the Proletarianization of Physicians," *International Journal of Health Services* 15/2 (1985): 161-95.

26)  *Ibid.*, 191.

27)  Starr, *The Social Transformation of American Medicine*, 446.

28)  Chris Conover, "Are U.S. Doctors Paid Too Much?," *Forbes*, May 28, 2013, http://www.forbes.com/sites/theapothecary/2013/05/28/are-u-s-doctors -paid-too-much/#6fd2b04a3e5c.

노조 조직, 행동주의를 증가시켰다(이 책의 1부는 프로레타리아화를 깊이 있게 분석한다).

이 시점에서의 목표는 시계를 되돌리는 것이 아니다. 검정 의사가방을 들고 환자의 집에 왕진을 가고 관리의료조직이나 병원 원무부의 간섭 없이 진료를 하는 개원의가 있던 시대를 의학의 황금기로 그리는 것은 옳지 않다. 미국 의학에는 어느 시대든 어두운 구석이 있었지만 20세기에 들어서서는 여러 측면에서 발전도 있어, 메디케이드, 메디케어가 통과되었고, 의학계에 존재했던 법률상의 인종차별은 줄어들기 시작했다. 게다가 큰 규모의 의료기관에는 본질적으로 문제될 게 없고, 행위별 수가제가 급여제로 바뀌는 것도 아니다. 실제로 급여제는 지불 방식으로서 많은 이점이 있기는 하다.[29] 하지만 보건의료기관의 특정 규모나 의사 임금을 지불하는 구체적인 방법보다 더 중요한 것은 보건의료체계 자체의 정치 경제이다.

보건의료체계의 재구성은 거시와 미시 수준 모두에서 이루어져야 한다. 거시적 차원이란 국가 수준의 보건의료체계 변화를 의미한다. 특히, 전 국민에게 포괄적인 돌봄에의 동등한 접근성을 제공하는 단일지불자 국민건강제도는 여전히 개혁이 필요한 부분이다. 동시에 근본적인 변화가 보건의료기관 수준에서도 이루어져야 한다. 특히 그 결과 보건의료기관의 의사 결정 참여나 공동체 소유를 이루어, 자본 축적 대신 사회 연대가 우리를 이끄는 동기가 되는 변화를 염두에 두고 있다.


## 공동체 보건의료기관

정치권력은 '구성된' 권력(국가의 확립된 권력)과 '구성하는' 권력(아래로부터의 민중 권

---

29) 예를 들어, 의사학자인 헨리 지커리스트Henry Sigerist는 급여제 의사를 선호하면서, "의학사 대부분의 발전이 급여를 받는 의사들에 의해 설취된 것은 우연이 아니다"라고 지적한다. Henry E. Sigerist, *Medicine and Human Welfare* (New Haven: Yale University Press, 1941), 140. 덧붙여, 「단일지불자제도 제안서」의 최근 개정안에서는, 대규모 통합 보건의료 체례의 잠재적인 이익을 강조하면서, 공공에 의해 통제되어야 한다고 주장한다. Gaffney et al., "Moving Forward from the Affordable Care Act to a Single-Payer System."

력)의 두 극에서 나온다고 주장되어 왔다. 구성하는 권력은 혁명을 포함한 정치적 변화를 일으키는 데 결정적인 역할을 했음에도 불구하고 역사적으로는 승리를 거둔 구성된 새 권력에 의해 주변부로 밀려났다. 그러나 이론과 실천 모두에서 어떤 사람들은 구성된 권력으로부터 구성하는 권력으로 힘을 되돌려 놓으려고 시도했다. 베네수엘라의 우고 차베스Hugo Chávez 대통령이 그렸던 '공동체 국가'는 상향식 '공동체'가 국가의 정치적 전환기에서 핵심적인 역할을 하며, '구성하는' 권력이 밀려나지 않고 수용되는 사례가 되었다.30)

이 시점에서의 역사에서, 차베스 대통령이 가장 신뢰했던 조언자 중 한 사람인 정치 이론가 이스트반 메자로스István Mészáros의 작업에 영향을 받은 공동체라는 개념이 보건의료 전략을 세우는 데 도움이 될 수 있다.31) 이 개념으로부터 이끌어낼 수 있는 실질적인 교훈은 무엇일까? 보건의료에서 '구성하는' 권력은 무엇을 의미할까? 특정 보건의료기관의 사용자 혹은 단체, 고용인 혹은 단체로 권력을 내려 보내는 식으로 보건의료를 더 민주화할 수 있을까?

사실 보건의료에서의 상향식 지향은 전혀 새로운 개념이 아니다. 아주 유명한 1978년 알마아타 선언은 처음부터 시작하는 지역사회 지향의 일차의료 중심 보건의료체계를 주창했다. 이 선언문은 "사람은 그들의 건강관리를 계획하고 실행하는 데 개인 또는 집단으로 참여할 권리와 의무가 있다"라고 주장했다.32) 그 후 몇 년 동안, 여러 참여적이고 공동체적인 프로젝트가 알마아타의 정신을 수용했다. 미국의 링컨 공동사업체Lincoln Collective는 100명이 넘는 보건의료 노동자들이 사우스 브롱크스의 한 병원을 지역사회에 책임 있는 기관으로 재구성하려고 노력했던 훌륭한 사례이다.33) 라틴아메리카에서도 공동

---

30) 이 문단은 다음을 참조. Dario Azzellini, "The Communal State: Communal Councils, Communes, and Workplace Democracy," *NACLA Report on the Americas*, Summer 2013, https://nacla.org/article/communal-state-communal-councils-communes-and-work-place-democracy.

31) John Bellamy Foster, "Chávez and the Communal State: On the Transition to Socialism in Venezuela," *Monthly Review* 66/11 (2015), http://monthlyreview.org/2015/04/01/chavez-and-the-communal-state.

32) International Conference on Primary Health Care, *The Declaration of Alma-Ata, September 1978*, http://www.who.int/publications/almaata_declaration_en.pdf.

33) Harold Osborn, "'To Make a Difference': The Lincoln Collective," *Health PAC Bulletin* 23/2

체 보건의료 조직을 구축하기 위한 여러 시도가 있었다. 예를 들어, 혁명 이후의 니카라과에서는 여단brigadistas으로 편성된 사람들의 자원 봉사 노력을 포함, 지역사회 차원의 건강 프로젝트에 대규모로 참여함으로써 보건의료와 지역사회 권한 강화empowerment를 결합하는 데 성공했다.[34]

공동체 조직은 베네수엘라의 혁신적인 실험에서도 길잡이 원칙으로 여겨져 공동체 수준의 의료서비스를 재구성했다. 차베스 대통령 시대의 베네수엘라는 사회의학 원칙에 입각한 획기적인 혁신을 법으로 제정했다. 부분적으로는 라틴아메리카 사회의학 리더들이 영향을 받아, 연속된 광범위한 조직 변화에 착수했다.[35] 차베스 정부는 1999년 총선에서 승리한 이후 정책의 일환으로 접근 가능한 공공 보건의료서비스를 지지했다. 하지만 이 비전을 달성하기 위해서는 몇 가지 장벽을 극복해야 했다. 첫째, 차베스 정부의 보건부는 하향식 관료제 방식이 여전하여 도시와 시골의 소외된 공동체를 지원하는 데 어려움이 있었다. 둘째, 베네수엘라의 의료 직군은 공공 부문 보건의료서비스를 확대하려는 제안에 반대했다.

교착 상태에서 카라카스의 리베르타도르Libertador 자치 정부는 빈민 대상 보건의료 서비스 개선을 위한 풀뿌리 노력을 주도했다. 자치 정부는 지역사회 내에서 거주하면서 일할 의사를 구했다. 하지만 베네수엘라의 의사들이 이에 거의 반응하지 않았기 때문에, 자치 구역 시장 프레디 베르날Freddy Bernal은 쿠

---

(1993): 19-20.

34) Richard M. Garfield and Pedro F. Rodriguez, "Health and Health Services in Central America," *Journal of the American Medical Association* 254/7 (1985): 941-42; Tom Frieden and Richard Garfield, "Popular Participation in Health in Nicaragua," *Health Policy and Planning* 2/2 (1987): 162-70.

35) Francisco Armada, Carles Muntaner, Haejoo Chung, Leslie Williams-Brennan, and Joan Benach, "Barrio Adentro and the Reduction of Health Inequalities in Venezuela: An Appraisal of the First Years," *International Journal of Health Services* 39/1 (2009): 161-87; Charles L. Briggs and Clara Mantini-Briggs, "Confronting Health Disparities: Latin American Social Medicine in Venezuela," *American Journal of Public Health* 99/3 (2009): 549-55; Steve Brouwer, *Revolutionary Doctors: How Venezuela and Cuba Are Changing the World's Conception of Health Care* (New York: Monthly Review Press, 2011); Carles Muntaner, Joan Benach, María Páez Victor, Edwin Ng, and Haejoo Chung, "Egalitarian Policies and Social Determinants of Health in Bolivarian Venezuela," *International Journal of Health Services* 43/3 (2013): 537-49.

바 대사관에 도움을 요청했고, 몇 달 지나지 않아 쿠바에서 의사 파견단이 도착했다.[36)

이 방법은 베네수엘라 전역에 퍼졌다. '이웃 안으로 사업Misión Barrio Adentro'은 풀뿌리 중심의 평행한 공공 영역 보건의료체계의 출현을 의미한다. 베네수엘라 전역의 저소득 지역에는 쿠바에서 온 2만 명이 넘는 일차의료의사의 도움을 받아 지역 차원의 보건의료서비스를 제공하는 조직이 구성되었다. 지역사회는 자신들을 위한 건강 시설을 구축하고 특정 동네에서 인지된 필요를 반영하는 보건의료 서비스를 설계했다. '이웃 안으로'를 기반으로 한 지역 의학교육의 지역통합의료Medicina Integral Comunitaria라는 이름의 새롭고 혁신적인 체계는 사회의식을 갖춘 베네수엘라의 일차의료 인력 양성을 목표로 했다. 이러한 변화는 일부 지원 외에는 대부분 보건부와 독립적으로 일어났다.[37) '이웃 안으로 사업'은 이후 다른 많은 라틴아메리카 국가에서 변화를 위한 모델로 주목을 받았고, 그중 에보 모랄레스Evo Morales 대통령 치하의 볼리비아에서는 특히 그랬다. 한편, 보건경제학자 개빈 무니Gavin Mooney는 '이웃 안으로' 사업을 "베네수엘라 보건의료체계 내에서 인민에게 실질적으로 권력이 이동했다"고 맥락화했다.[38)

그러나 이 글을 쓰는 시점의 베네수엘라는 보건의료제도에까지 영향을 미치는 위기에 직면해 있다. 베네수엘라가 겪고 있는 경제 상황의 악화는 이 장의 범위를 벗어나는 다양한 내외적 원인으로 인해 발생했다.[39) 외적 원인에는 의도적으로 퍼뜨려진 허위 정보에서부터 미국이 지원하는 반정부 단체 활동

36) Briggs and Briggs, "Confronting Health Disparities: Latin American Social Medicine in Venezuela," 550; Brouwer, *Revolutionary Doctors*, 80-82.
37) 이 단락의 사실 관계도, 위와 같은 참고문헌에 근거한다. 의학교육 개혁은 특히 부루어Brouwer를 참조했다. "이웃 안으로" 사업의 시작과 직접 관찰한 사업의 운영, 또 의학 교육체계의 변화 등에 대한 논의를 담고 있다. 두 번째 문헌은, 베네수엘라에서의 광범위한 현장 인터뷰와 관찰을 통해 "이웃 안으로" 사업을 기술한 귀중한 관점을 제공한다. Briggs and Briggs, "Confronting Health Disparities," 550; Brouwer, *Revolutionary Doctors*, 73-128.
38) Gavin H. Mooney, *The Health of Nations: Towards a New Political Economy* (London: Zed Books, 2012), 175.
39) Gabriel Hetland, "Why Is Venezuela in Crisis?" *The Nation*, August 17, 2016, https://www.the-nation.com/article/why-is-venezuela-in-crisis/.

에 이르기까지 체제를 흔드는 현재 진행형의 시도들이 있다. 따라서 차베스 대통령 시대에 이루었던 성과에도 불구하고, 이러한 다면적인 경제 위기로 인해, 보건의료체계의 심각한 축소 및 부족, 보건의료 상황 악화 등이 나타나고 있다.[40] 말라리아의 창궐 또한 악화된 공중보건 환경을 보여 주었다.[41] 게다가 '이웃 안으로' 사업이 공공 보건의료체계 전반에 통합되지 못하고, 자원과 인력을 다투는 대형 민간 의료기관과 경쟁하게 되어 약점으로 간주되기도 했다.[42] 하지만 이러한 발전과 미래의 불확실성에도 불구하고 '이웃 안으로' 체계는, 이전 정부에서 무시했던 계층에게 지역사회 기반의 무상 의료를 제공하는 중요한 네트워크뿐만 아니라 공동체 보건의료를 실제로 보여주는 독특한 사례로 기능했다.[43]

이 경험과 또 다른 비슷한 경험으로부터 우리는 교훈을 얻을 수 있다. 예를 들어, 개빈 무니는 보다 넓은 관점에서 보건의료에 접근하는 새로운 '공동체주의적' 방식을 요구했다.

"여기에서 고려해야 할 핵심 사항에는, 시민으로의 권력 이동, 보건 및 보건의료 계획 과정에서의 시민들의 실제적인 참여, 지역사회와 그에 따른 공동체

---

40) SeNicholas Casey, "Dying Infants and No Medicine: Inside Venezuela's Failing Hospitals," *New York Times*, May 15, 2016, http://www.nytimes. com/2016/05/16/world/americas/dying-infants-and-no-medicine-inside-venezuelas-failing-hospitals.html; Lizzie Wade, "Public Health Money Woes Cripple Venezuela's Health System," *Science* 345/6196 (2014): 499. On the roots of Venezuela's economic crisis, see Hetland, "Why Is Venezuela in Crisis?"

41) Nicholas Casey, "Hard Times in Venezuela Breed Malaria as Desperate Flock to Mines," *New York Times*, August 15, 2016, http://www.nytimes. com/2016/08/15/world/venezuela-malaria-mines. html; Wade, "Public Health. Money Woes Cripple Venezuela's Health System."

42) Oscar A. Cabrera and Fanny Gómez, "Litigating the Right to Health in Venezuela," in *The Right to Health at the Public/Private Divide: A Global Comparative Study*, ed. Colleen M. Flood and Aeyal M. Gross (New York: Cambridge University Press, 2014), 403; Wade, "Public Health Money Woes Cripple Venezuela's Health System."

43) 예를 들어 존스는 "어떤 면에서 실패였든 상관 없이, 이웃 안으로 사업 1은 예전에는 무시 받던 계층에게 보건의료서비스를 제공해 주었다"라고 쓰고 있다. Ian Bruce, "Venezuela: 'It's a Battle between 2 Kinds of Health Care,'" *TeleSUR*, July 29, 2016, http://www.telesurtv.net/english/news/Venezuela-Its-a-Battle-Between-2-Kinds-of-Health-Care-20160729-0027.html; Rachel Jones, "Hugo Chávez's Health-Care Programme Misses Its Goals," *The Lancet* 371/9629 (2008): 1988.

주의 강조, 공동체적 주장 등이 포함된다. 이 중 제일 중요한 열쇠는 시민으로
의 권력 이동이다. 시민들이, 민중이, 자신들의 사회와 자신들의 보건의료체계
가 어떤 것인가에 대해 자신들의 목소리를 낼 수 있어야만 단다는 사실을 인식
하는 것이다.[44]

무니는 '숙의 민주주의deliberative democracy'의 여러 다른 형태들이 어떻게 지
역사회 구성원들로 하여금 보건의료 정책 및 계획 문제에 직접 참여할 수 있게
하는지를 자세히 설명하고,[45] 무작위로 선출된 공동체 구성원들이 형평성 관
련 문제를 포함한 공동체 건강 문제에 대해 정보를 바탕으로 심의하는 의사 결
정 참여 과정인 시민 배심원 제도에 찬성했다.[46]
　보건의료의 민주화는 진보적인 정치 의제의 중요 구성 요소가 되어야 한다.
병원, 지역건강센터, 특정 지역민들의 건강 돌봄을 담당하는 다른 기관들은
지역사회 구성원뿐 아니라 환자의 바람에도 폭넓게 반응해야 한다. 국가보건
의료제도와 함께, '구성된' 보건의료제도의 개편도 물론 필요하다. 동시에 지
역사회 구성원들이 조직한 정치 대표성을 수용하는 '구성하는' 권력으로의 전
환이 더 강조되어야 한다. 예를 들어 보건의료체계가 민간에 의해 독점되면,
지역사회의 책임성은 대개 이윤 동기가 지배하게 된다. 이러한 이유로 보건의
료에서 '구성하는' 권력의 또 다른 요소는 그 지역에서 우위를 점한 의료체계
를 공공의 통제하에 두는 것이다.[47] 앞에서 설명된 것처럼 니카라과와 베네수
엘라에서 보건의료를 구성하는 권력에 대한 유사한 접근법을 쿠바와 칠레와
같은 다른 혁명적 상황에서도 볼 수 있다.[48] 공동체 조직을 통한 보건의료의
구성 권력 활성화는 앞으로 나아가는 길에서 중요한 목표가 되어야 한다.

44)　Mooney, *The Health of Nations*, 131.

45)　*Ibid.*, 139.

46)　*Ibid.*, 139~41; Gavin H. Mooney and Scott H. Blackwell, "Whose Health Service Is It Anyway?
　　　Community Values in Healthcare," *Medical Journal of Australia* 180/2 (2004): 76~78.

47)　Gaffney et al., "Moving Forward from the Affordable Care Act to a Single-Payer System."

48)　Howard Waitzkin, *The Second Sickness: Contradictions of Capitalist Health Care*, 2nd ed.
　　　(Lanham, MD: Rowman & Littlefield, 2000), chap. 7.

# 정치적 변화, 양당제, 그리고 불평등 쌍둥이의 시대

미국 보건의료의 진보적인 변화를 가로막고 있는 양당제라는 고유한 구조와 2017년 권력을 잡은 우파 트럼프 정부라는 두 가지 특징적인 장애물을 포함한 미국 정치권력의 현실에 대해 정직하게 이야기해야겠다. 첫째, 양당제와 관련하여, 미국에서는 오랫동안 고전을 면치 못한 강력한 노동계급 정당이 다른 국가에서는 보편적 보건의료의 명분을 발전시키는 데 중요한 역할을 했다는 것을 인식하는 것이 중요하다.[49] 예를 들어, 영국 유일의 보편적 보건의료 제도인 NHS를 밀어 붙였던 것이 바로 노동당이었다. 제2차 세계대전 동안 보건의료 개혁에 대한 전반적인 합의가 이미 형성되었다고 주장하는 사람들도 있다. 하지만 완전한 보편주의, 사용 시점에 무상으로 제공되는 의료서비스, 병원의 국유화 등 NHS가 취하고 있는 세세한 형태가 그 법을 제정한 정당을 적지 않게 반영했다는 것은 의심의 여지가 없다.[50] 마찬가지로, 캐나다 서스캐처원주에서 단일지불자 제도를 향한 첫 번째 주요한 움직임을 수행한 것도 후에 신민주당New Democratic Party이 되는 좌파 계열 협동조합당Cooperative Commonwealth Federation이었다.[51]

반면, 미국에는 강력한 노동당이나 좌익 정당이 없다. 게다가 민주당은 신자유주의와 함께 우경화되고[영국 노동당과 마찬가지로], 민주당 지도자 평의회DLC: Democratic Leadership Council의 부상과 빌 클린턴 대통령 당선으로 대표되는 친기업 노선을 받아들였다. 민주당의 우경화는 민주당의 보건의료 정책도 바꾸

---

49) 간단한 논의는 아닌 게, 예를 들어 어떤 이들은 상병수당의 강제 실시는 보수적인 비스마르크 정부에서 시작되었다고 주장할 수도 있다. 하지만 두 가지 의견을 여기에서 제시할 수 있겠다. 첫째, 대개 학자들은, 비스마르크가 복지국가를 목표로 한 자신의 움직임을 두고, 어느 정도, 당시 노골적으로 사회주의를 표방하며 부상하고 있던 사회민주당과 경쟁하고 있었다는 걸 강조한다. 하지만 둘째 비스마르크의 정책은 보편적이지 않았다. 반면 캐나다의 주 단위 단일지불자 제도나 영국의 NHS가 보편성이나 무상의료 제공이라는 측면에서 역사적으로 더 두드러진다.

50) Charles Webster, "Conflict and Consensus: Explaining the British Health Service," *Twentieth Century British History* 1/2 (1990): 148-49.

51) Jacob S. Hacker, "The Historical Logic of National Health Insurance: Structure and Sequence in the Development of British, Canadian, and U.S. Medical Policy," *Studies in American Political Development* 12/1 (1998): 68, 99-100.

었다. 예를 들어, 제2차 세계대전 이후의 몇 십 년간, 해리 트루먼에서 테드 케네디에 이르기까지 다수의 저명한 민주당원들은 국가건강보험 제도를 지지했다. 하지만 이후 수십 년간 민주당은 보건의료정책에 대한 신자유주의적 접근을 지속적으로 받아들였다. 빌 클린턴에서 버락 오바마까지 민주당은 국민건강보험을 지지하는 대신, 알랭 엔토벤의 '관리 경쟁' 요소와 고용주 위임 및 개인 위임과 같은 보수적인 발상을 통합한 하이브리드 유형의 계획을 제안했다(자세한 내용은 7장 참조).[52] 그러나 앞서 언급했듯이, 2015-2016 민주당 대통령 예비 선거에서 샌더스 캠프는 판세의 방향을 바꿨다. 민주당의 다른 예비 후보자들도 과거에 단일지불자안을 수용한 적이 있긴 했지만, 샌더스의 경우, 힐러리 클린턴이 "절대로 통과되지 않을 것"이라고 말하는데도 이 제안을 세상이 주목하게 만들었다.[53] 경선에는 졌지만 샌더스는 성공으로 여겨졌고, 커져가고 있는 미국 민중 투쟁의 시작점을 증명하는 듯도 했다.

이제 보건의료의 진보적 변화를 지지하는 사람들이 직면하고 있는 두 번째 국면, 즉, 우파가 정치 무대를 장악한 상황을 들여다보아야 한다. 한편으로는 정통 공화당에서 비껴나 경제 포퓰리즘의 담론을 수용함으로써, 또 다른 한편으로는 뿌리 깊은 인종 차별과 외국인 혐오에 호소하여 권력을 잡은 트럼프는 공화당에 행정부를 가져다주었다. 게다가 상하원 모두를 공화당이 장악했으므로, 한동안은 보건의료의 진보적인 개혁의 문이 닫혀버린 것이다. 그러나 오바마케어 거부 법안을 통해 미국 보건의료체계를 개편하려는 공화당의 다양한 시도는 처참히 실패했다. 샌더스는 새로운 단일지불자 법안을 발의했고, 인상적인 수의 공동발의를 끌어낼 수 있었다. 만약 성공으로 이어지는 데 필요한 정치 환경이 미래에 펼쳐진다면, 분수령으로 여겨질 순간인 것이다.

그럼에도 불구하고, 국가 보건의료제도를 포함한 진보적 보건의료 의제를

---

52) 오바마케어 법안의 정책의 뿌리를 살펴보고 싶다면, 아래 논문을 참고할 수 있다. Jill Quadagno, "Right-Wing Conspiracy? Socialist Plot? The Origins of the Patient Protection and Affordable Care Act," *Journal of Health Politics, Policy, and Law* 39/1 (2014): 35–56.

53) 2016년 1월 29일 CBS 뉴스에서 인용되었다. Stephanie Condon, "Hillary Clinton Single-Payer Health Care Will 'Never, Ever' Happen," CBS News, January 29, 2016, http://www.cbsnews.com/news/hillary-clinton-single-payer-health-care-will-never-ever-happen/.

추진하는 사람들이라면 확실하지도 않은 미래의 선거 때를 앉아서 기다리고 있을 수만은 없다. 노조와 노동운동계, 보건의료직을 중심으로 한 기관들, 반인종주의 단체, 기타 풀뿌리 운동가 중심의 조직 등 변화의 비전을 제공할 수 있고 동시에 진보적인 정치 당사자와 정당을 구성하고 자극하고 지지하는 이들과 다중심 연합을 구축하는 일이 급하다. 또 국가 보건 프로그램의 시작을 포함한 과감하고 진보적인 보건의료 개혁 의제를 진전시키기 위해서는, 새로운 도전을 부여하는 절차가 될 노동계급의 새 정당을 만들어야 할지도 모른다.[54] 이 과정은 아래에서부터 변화를 추구하는 광범위하고 강력한 다초점 대중 운동을 필요로 한다. 이러한 전개가 가능하지 않을 것 같다면, 우리는 또 앞으로 몇 년 동안 그 변화가 가능하고 필요하게 만들 다른 역학, 즉 계속 악화되고 있는 경제적 불평등과 그와 연관되어 나타는 건강 불평등으로 대응할 수도 있다.

악화되는 경제적 불평등은 지난 수년간 정치 운동과 변화를 일으켰는데, 그 중요한 시작점이 세계적으로 번져간 '점령하라 운동Occupy movement'이었다. 반면, 계속 나빠지는 건강 불평등에 대한 인식이 높아지고 있다. 인종 간 건강 불평등은 여전히 견고하고 서서히 번져나간다.[55] 게다가 신자유주의 시대가 시작되면서 사회계급의 분열과 함께 건강 불평등이 확대되고 있다는 것이 다양한 연구에서 입증되었다.[56] 소득에 따른 기대 수명의 차이는 21세기에도 계

54)  For a discussion of one way forward, see Seth Ackerman, "A Blueprint for a New Party," *Jacobin*, November 8, 2016, https://www.jacobinmag. com/2016/11/bernie-sanders-democratic-labor-party-ackerman/.

55)  Adam Gaffney, "Is the Path to Racial Health Equity Paved with "Reparations"? The Politics of Health, Part II, Review of *Black Man in a White Coat: A Doctor's Reflections on Race and Medicine* by Damon Tweedy and *Just Medicine: A Cure for Racial Inequality in American Health Care* by Dayna Bowen Matthew," *Los Angeles Review of Books*, March 7, 2016, https://lareview ofbooks.org/review/is-the-path-to-racial-health-equity-paved-with-reparations-the-poli-tics-of-he alth-part-ii.

56)  Adam Gaffney, "The Politics of Health: Review of *Beyond Obamacare: Life, Death, and Social Policy* by James S. House," *Los Angeles Review of Books*, October 26, 2015, https://lareviewofbooks.org/review/the-politics-of-health. See, for instance: Nancy Krieger et al., "The Fall and Rise of US Inequities in Premature Mortality: 1960–2002," *PLoS Med* 5/2 (2008): e46; S. Jay Olshansky et al., "Differences in Life Expectancy Due to Race and Educational Differences Are

속 확대되고 있다.[57] 실제로, 백인이 여전히 흑인보다 월등히 나은 건강을 누림에도 불구하고, 중년의 백인을 포함한 소집단에서는 사망률이 증가하는 것을 관찰할 수 있었다.[58] 경제적 불평등의 증가와 마찬가지로, 건강 불평등의 증가도, 한 종류의 불평등이 다른 종류의 불평등에 기여하는 신자유주의 시대의 산물로 여겨져야 한다.

보건의료는 건강에 영향을 끼치는 요소 중 하나에 불과하지만, 착취하지 않고 접근 가능한 보건의료체계를 추구하는 투쟁은 이러한 불평등을 모두 해결할 수 있다. 모든 사람이 공평하게 이용시점에서 무료로 의료서비스를 이용할 수 있도록 하는 것은 건강 불평등에 맞선 것이지만 누진제로 재정을 조성하는 단일지불자 체계를 조직하는 것은 사회의 더 근본적인 경제적 불평등에 맞서는 것이다.

오바마케어가 불충분하고 심지어 부적절하다는 인식이 커짐에 따라, 자본주의 보건의료의 근본적인 변화는 물론 보건의료와 건강 자체를 형성하는 경제 구조에 대한 변화 요구도 계속 커질 것이다. 앞서 미래의 투쟁이 지닐 여러 모습을 강조했다. 이를테면, 의사를 포함한 보건의료 노동자들이 조직화하고, 보건의료 조직 내에서 공동체 중심의 민주적인 구조와 절차를 구축하며, 정당운동과 사회운동을 변화시켜 보건의료의, 더 나아가 자본주의 사회에서의 근본적인 변화를 이룰 수 있는 힘이 되는 것을 들 수 있다. 또한 이러한 투쟁은 자본주의 사회가 정상처럼 만들어 놓고, 그래서 여러 면에서 건강에 의료보다 더 큰 영향을 끼치는 병든 사회 환경을 겨냥해야 한다.

이러한 변화에 저항하는 세력은, 점령하라 운동으로 유명해진 1%도 안 되는 미국 인구의 작은 부분, 그리고 더 나아가 세계 인구의 더 작은 부분에서 나

---

Widening, and Many May Not Catch Up," *Health Affairs* 31/8 (2012): 1803-13; Gregory Pappas et al., "The Increasing Disparity in Mortality between Socioeconomic Groups in the United States, 1960 and 1986," *New England Journal of Medicine* 329/2 (1993): 103-9.

57) Raj Chetty et al., "The Association between Income and Life Expectancy in the United States, 2001 -2014," *JAMA* 315/6 (2016): 1750-66.

58) Anne Case and Angus Deaton, "Rising Morbidity and Mortality in Midlife among White Non-Hispanic Americans in the 21st Century," *Proceedings of the National Academy of Sciences* 112/49 (2015): 15078-83.

오는 부와 권력을 지배하는 위치에 있다. 이 소수의 사람들은 현 상태에서 얻을 수 있는 엄청난 이점을 지키기 위해 계속 격렬하게 싸울 것이다. 이 소수가 가진 힘을 과소평가해서도 안 되지만, 우리가 가진 힘도 과소평가해서는 안 된다. 앞으로 우리가 갈 길은 험난하겠지만, 가혹한 자본주의가 주는 불만과 고통, 그래서 만들어지는 자본주의의 약점을 생각해 보면, 우리가 충분히 극복할 수 있고, 극복해야만 하는 것이다.

우리는 근본적으로 더 정의롭고 더 평등한 사회, 더 건강하고 더 행복한 "우리가 만들어야 할 세상"[59]을 위해 싸우고 있다. 그러한 세상을 만들기 위해서, 우리는 우리의 건강을 위협하는 자본주의를 넘어서야 한다. 만약 우리가 실패하고 현재의 구조에서 이득을 취하는 소수가 여전히 우세하게 된다면, 그건 우리가 그렇게 되도록 내버려 두었기 때문일 것이다. 그러니까 이기는 편을 택하도록 하자.

---

59) Marta Harnecker, *A World to Build: New Paths toward Twenty-First Century Socialism* (New York: Monthly Review Press, 2015).

# 찾아보기

가비리아, 세사르(Cesar Gaviria) 118
가이거, 잭(Jack Geiger) 39
가톨릭 건강 계획(Catholic-Health Initiatives)
　246
건강 파트너십(AHPs: Accountable Health
　Partnerships) 123
건강보험 구매 협동조합(HPIC: Health Insurance
　Purchasing Cooperatives) 124
≪건강정책자문위원회보(Health/PAC
　Bulletin)≫ 79
골드만삭스 145
공공의료제도를 지지하는 의사회(PNHP:
　Physicians of National Health Program) 14
공동부담금(copayment) 117
관리의료조직(MCO: managed care organization)
　21
국민건강제도를 키는 사람들(Dempeus per la
　Salut) 155
국제백신면역연합(GAVI: Global Alliance for
　Vaccines and Immunization) 195
국제보건부(International Health Division) 190
국제보건인력연합(Global Health Workforce
　Alliance) 198
국제위생국(International Sanitary Bureau) 178
그람시, 안토니오(Antonio Gramsci) 60
그레이브스, 로저(Roger Greaves) 87
그리스 144
그리피스, 마사(Martha W. Griffiths) 235
글락소스미스클라인(GlaxoSmithKline) 108
글로벌펀드 195
글루메차(Glumetza) 92
글림셔, 로리 H. (Laurie H. Glimcher) 85
금융화 93
기니 283
기업 편향 이론(corporate bias theory) 99

나바로, 비센테(Vicente Navarro) 144

네슬레 43
노동 소외 35
뉴먼, 소렌(Soren Newman) 282

다나 파버 암연구소(Dana Farber Cancer
　Institute) 85
단일지불자(single-payer) 제도 14
대침체 262
데밍(W. E. Deming) 53
데이비스, 커트니(Courtney Davis) 99
데커스, 마진(Marijn Dekkers) 106
델럼스, 로널드(Ronald Dellums) 139
독일개발청(BMZ) 206
드자우, 빅터(Victor Dzau) 84

라우렐, 크리스티나(Cristina Laurell) 223
러들로 189
레닌 138
로더데일 역설(Lauderdale's Paradox) 282
로피나비르-리토나비르(lopinavir-ritonavir) 105
루이스, 그래이엄(Graham Lewis) 101
릴리, 엘리(Eli Lilly) 103
링컨 공동사업체(Lincoln Collective) 304

마르크스 35
마르크스주의 보건기구(Health Marxist
　Organization) 243
마르틴-바로, 이그나시오(Ignacio Martín-Baró)
　258
마리오 네그리 연구소(Mario Negri Institute) 111
마스, 아르투르(Artur Mas) 156
마스콜레이, 안드레우(Andreu Mas-Collel) 154
말러, 할프단(Halfdan Mahler) 192
매사추세츠 그레이 팬서(Gray Panthers) 67
매케인, 존(John McCain) 122
맥커운, 토머스(Thomas McKeown) 271
맥키넬, 행크(Hank McKinnell) 98

맥킨리, 소냐(Sonja McKinlay) 271
맥킨리, 존(John McKinlay) 271
머크(Merck) 85
메디케어 126
메디케어 비용 절감 프로그램(Medicare Shared
　Savings Program) 248
메디케어 어드밴티지 239
메디케이드 126
메사추세츠주 의사협회(Massachusetts Medical
　Society) 67
메이나드, 앨런(Alan Maynard) 110
메이저, 존(John Major) 158
메이, 테리사(Theresa May) 163
멕시코 223
모든 이를 위한 건강(HCA: Health Care for All)
　134
모든 정책에서의 건강(HiAP: Health in All
　Policies) 273
무역 관련 지식재산권에 관한 협정(TRIPS:
　Trade-Related Aspects of Intellectual
　Property Rights) 104
물 전쟁(Water War) 220
물과 생명을 지키기 위한 연합(Coordinadora por
　la Defensa del Agua y la Vida) 220
미국 건강보험 개혁 법안(AHCA: American
　Health Care Act) 253
미국 복구 및 재투자 법(American Recovery and
　Reinvestment Act) 41
미국식품의약청(FDA: Food and Drug
　Administration) 100
미국의과대학생협회(AMSA: American Medical
　Students Association) 45
미국의사협회(AMA: American Medical
　Association) 298
미국주의 170
민주당 지도자 평의회(DLC: Democratic
　Leadership Council) 309

**바**버라와 존 에런라이크 80
바수, 산제이(Sanjay Basu) 146
바이엘 105
바이오볼(Biovall) 92

버핏, 워렌(Worren Buffett) 195
번아웃(burnout) 14
법령 제1024호 217
베네수엘라 276
베르날, 프레디(Freddy Bernal) 305
베번, 어나이린(Aneurin Bevan) 157
베이커, 딘(Dean Baker) 112
벡텔(Bechtel) 220
보건 안보 계획(Health Security Plan) 238
볼리비아 306
볼링거, 리(Lee Bollinger) 90
북아일랜드 민주통합당(Democratic Unionist
　Party) 163
브라질 127
브란스트롬, 크리스천(Christian Brannstrom)
　287
브레이버먼, 해리(Harry Braverman) 48
브레턴우즈(Bretton Woods) 협약 172
브리검 여성 병원 84
브리스톨마이어스(Bristol-Myers) 85
블라이스, 마크(Mark Blyth) 145
블레어 총리 158
블루크로스 블루실드(Blue Cross and Blue
　Shield) 15
빌 앤드 멜린다 게이츠 재단(BMGF: Bill and
　Melinda Gates Foundation) 185

**사**회보장협회 노동조합(STISSS: Sindicato de
　Trabajadores del ISSS) 216
사회보장협회 의사노동자조합(SIMETRISSS:
　Sindicato Médico de Trabajadores del ISSS)
　216
삭스, 제프리(Jeffrey Sachs) 181
샌더스, 버니(Bernie Sanders) 21
서비스 교역에 관한 일반 협정(GATS: General
　Agreement on Trade in Services) 176
석탄 광산 189
성과별지불제(P4P: Pay-for-Performance) 14, 38
세레자임(Cerezyme) 103
셀레콕시브(celecoxib) 108
소비자 선택 제도(Consumer Choice Health Plan)
　121

소비자 주도의 비영리 제도(COOP: Consumer-Operated and Oriented Plans) 124
소비자 지향 건강계획(CDHP: customer-directed health plan) 240
시그나(Cigna) 245
신국제경제질서(NIEO) 193

**아**과스 델 투나리(Aguas del Tunari) 220
아민, 사미르(Samir Amin) 11
아밀(Amil) 246
아브라함, 존(John Abraham) 99
아옌데, 살바도르(Salvador Allende) 258
아이젠하워 대통령 79
아치스, 조안(Joan Arches) 301
알마아타(Alma-Ata) 국제회의 179
알버커키, 클라이드 드(Cleide de Albuquerque) 287
애보트(Abbott) 105
애크먼, 빌(Bill Ackman) 91
애트나(Aetna) 240
애플비, 존(John Appleby) 159
앤섬(Anthem) 245
어센션(Ascension) 246
얼리, 더넬(Darnell Earley) 279
에볼라 22
에이즈, 결핵, 말라리아 퇴치를 위한 국제기금(Global Fund to Fight AIDS, Tuberculosis, and Malaria) 195
에이즈, 말라리아, 결핵 관리 관련 활동을 포함한 '국제 보건' 프로그램/'국제보건재단'(Global Health Program) 195
엔토벤, 알랭(Alain Enthoven) 158
엘살바도르 214
엘우드, 폴(Paul Ellwood) 122
엥겔스 273
역진료 법칙(Inverse Care Law) 55
영국 309
영국 노동당 309
영국 보수당 157
영국 약품 및 건강제품 규제협회(MHRA: Medicines and Healthcare Products Regulatory Agency) 100

오바마케어(Affordable Care Act) 294
오브라도르, 안드레 마누엘 로페스(Andrés Manuel López Obrador) 223
워렌 버핏, 워렌(Worren Buffett) 195
위대한 도전(Grand Challenges) 198
유럽의약청(EMA: European Medicines Agency) 100
유럽중앙은행 156
유럽집행위원회(European Commission) 104
의료-산업 복합체(MIC: medical-industrial complex) 15, 79
의료위탁계약기관(CCGs: clinical commissioning groups) 161
의료혁신상 기금(Medical Innovation Prize Fund) 111
의약품 및 관련 물질 관리 수정안(Medicines and Related Substances Control Amendment Act) 104
이, 구안(Guan Yi) 290
이스트반 메자로스(István Mészáros) 23
이웃 안으로 사업(Misión Barrio Adentro) 306
이해상충(conflict of interest) 19
이해충돌 199
인권의료위원회(Medical Committee of Human Rights) 299
인두제(capitated payments) 66
인디그나도스(Indignados) 300

**자**기부담금(deductibles) 117
자선자본주의(philanthrocapitalism) 19
재피, 대니얼(Daniel Jaffee) 282
지역건강센터(Community Health Care Center: CHCs) 126
지카 바이러스 22

**차**베스, 우고(Hugo Chávez) 304
책임의료조직(ACO:accountalbe care organization) 21, 68
처방약 사용자 부담금 법(PDUFA: Prescription Drug User Fees Act) 100
칠레 218

**카**네기, 앤드루 188
카라카스 305
카이저 퍼머넌트(Kaiser Permanente) 246
카탈루냐 민족주의 보수연합(CiU: Convergenia i
    Unio) 154
카탈루냐 민주수렴정부(CDC: Convergencia
    Democrática de Cataluña) 155
카탈루냐 보편의료를 위한 플랫폼(Pasucat) 155
카탈루냐 정부 156
카터 대통령 121
카페암블렛(Café ambllet) 155
칼데론, 펠리페(Felipe Calderón) 226
캐나다 75
캐딜락 보험 131
캐머런, 데이비드(David Cameron) 301
캠벨, 도널드 T.(Donald T. Campbell) 43
캠벨, 에릭(Eric Campbell) 44
컬럼비아대학교 90
케네디, 테드 235
케니, 맥신(Maxine Kenny) 79
코빈, 제러미(Jeremy Corbyn) 162
코차밤바(Cochabamba) 219
코카콜라 45
콜롬비아 126
쿠바 306
클린턴, 빌(Bill Clinton) 122
클린턴, 힐러리(Hillary Clinton) 118

**탈**전문화(deskilling) 302
테민, 피터(Peter Temin) 96
투자자 국가 간 소송(ISDS: investor-state dispute
    settlement) 103

**파**논, 프란츠(Frantz Fanon) 258
파라분도 마르티 민족해방전선(FMLN: Fara-
    bundo Martí National Liberation Front) 218
포스터, 존 벨라미(John Bellamy Foster) 282

폭스, 비센테(Vicente Fox) 223
푸네스, 마우리시오(Mauricio Funes) 218
푸코(Foucault) 58
프렝크, 훌리오(Julio Frenk) 132
프롤레타리아화 27, 301
프롬, 에리히(Erich Fromm) 256
프리드먼, 밀턴(Milton Friedman) 241
플로레스, 프란시스코(Francisco Flores) 대통령
    217
플린트시 278
핀란드 273
핀켈스타인, 스탠리(Stanley Finkelstein) 96

**하**얀 물결(La Marea Blanca) 155
하트, 튜더(Tudor Hart) 55
할렘 병원(Harlem Hospital Center) 81
해나아티샤, 모나(Mona Hanna-Attisha) 279
핵심 오피니언 리더(KOL: key opinion leader)
    110
헌터, 데이비드(David Hunter) 157
헨드릭스 제네틱스(Hendrix Genetics) 291
헬스넷(HealthNet) 86
헬싱키 선언 107
협동조합당(Cooperative Commonwealth
    Federation) 309
홀리데이, 마크(Marc Holliday) 90
환자 보호 및 적정 부담 보험법(일명 오바마케어)
    17
환자중심 메디컬 홈(patient-centered medical
    home) 14
휴매나(Humana) 245

CVS 247
EW 그룹(Erich Wesjohann Group) 291
GATT 173
H8 203

## 엮은이

**하워드 웨이츠킨** Howard Waitzkin_
의사이자 사회학자. 동유럽계 이민 3세대. 밀 농사를 짓다가 러시아 차르의 징집을 피해 큰 바다를 건너 미국으로 오신 할아버지는 유진 데브스(Eugene Debs)의 작은 동상을 남겨주셨다. 14살 때부터 백과사전 방문판매, 타이어공장 검수원, 스쿨버스 운전사 등 한 번도 쉬지 않고 일했다. 하버드대학교에서 사회학과 의학을 공부했다. 캘리포니아주립대학교 어바인 캠퍼스, 뉴멕시코주립대학교에서 오래 가르쳤다. 정치경제적 관점에서 보건의료 분야의 폭넓은 주제를 연구해 왔다. 최근 저작에 *Social Medicine and the Coming Transformation*(2021)이 있으며, 『제국과 건강(Medicine and Public Health at the End of Empire)』이 2019년 한국어로 출판되었다.

## 옮긴이

**이미라**_
시골 의사. 의대 첫 임상실습에서 만난 환자는 당뇨합병증으로 이미 시력을 잃었고 이제는 신장도 망가져 막 투석을 시작한 40대 초반의 농부였다. 이 가난한 환자는 간단한 검사조차 비용을 이유로 거부했다. 돈이 엄청 많았으면 좋겠다는 생각을 처음으로 했다. 돈 버는 재주는 신통치 않아서, 대신, 운동하세요, 아침저녁으로 발 열심히 들여다 보세요, 잔소리 많이 하는 의사가 되었다. 건강은 인간의 기본권이며 사람이 아픈 건 사회의 책임이기도 하다고 생각한다. 개인이 건강하고 행복할 수 있는 세상에 관심이 많다.

## 지은이

**맷 앤더슨** Matthew Anderson_ 고등학교 입학생 중 6할은 졸업을 하지 못한다는 뉴욕 브롱크스에서 가정의학과 주치의로, 몬테피오레 병원 사회의학/가정의학 수련의 프로그램의 교수로 일했다. 영어, 스페인어로 지원되는 인터넷저널 Social Medicine Portal 의 편집자이기도 하다.

**앤-에마누엘 번** Anne-Emanuelle Birn_ 토론토대학 비평개발학(Critical Development Studies) 교수로, 국제보건 분야를 이끄는 여성 학자 중 하나이다. 저작으로는 『세계보건교과서(Textbook of Global Health)』(2013)가 있다.

**롭 벌리지** Robb Burlage_ 건강정책자문센터(Health Policy Advisory Center)와 ≪건강정책자문위원회보(Health/ PAC Bulletin)≫를 시작했다. 민주학생회(Students for a Democratic Society)와 함께 적극적으로 인권운동에 참여했다.

**애덤 개프니** Adam Gaffney_ 매사추세츠주에서 호흡기내과 및 중환자의학 의사로, 공공의료제도를 위한 의사들의 모임(PNHP: Physicians for a National Health Program)의 주요 구성원으로 활발하게 활동하고 있다.

**아이다 헬랜더** Ida Hellander_ 공공의료제도를 위한 의사들의 모임(PNHP) 이사진으로, 미국의 단일보험자 제도 운동에 오랫동안 활발하게 참여하였다.

**데이비드 히멜스타인과 스테피 울핸들러** David Himmelstein And Steffie Woolhandler_ 부부 학자로 뉴욕시립대학(CUNY: City University of New York) 공중보건학과에서 교수로 재직 중이며, 뉴욕 브롱크스 남쪽에서 일차의로 일하고 있다. 미국보건의료제도에 소요되는 높은 행정비용에 대한 연구로 유명하며, 공공의료제도를 위한 의사들의 모임(PNHP)을 동지들과 함께 창립하였다.

**레베카 하소-아길라르** Rebeca Jasso-Aguilar_ 라틴아메리카에서 발생하고 있는 신자유주의에 저항하는 사회운동의 현장을 연구하고 있으며, 특히 멕시코, 볼리비아의 사례에 더욱 집중하고 있다.

**조엘 렉스친** Joel Lexchin_ 토론토 요크대학교에서 보건정책을 가르치며, 응급의학 의사로 일하고 있다. 신자유주의 아래 제약산업에 관심이 많다.

**카를레스 문타네르** Carles Muntaner_ 스페인 카탈루냐 출신으로 현재 토론토대학에서 공중보건 등을 가르치고 있다. 유럽, 북미, 중동, 동북아, 서아프리카 등에서의 건강 불평등 및 사회 불평등에 대해서 오랫동안 연구했고, 건강 불평등을 이해하고 해결하기 위해 마르크스의 계급 분석을 이용한다. 베네수엘라, 칠레의 좌파 정부의 보건복지부와 같이 일하고 있다.

**칼 라트너** Carl Ratner_ 문화심리학 전문가로, 인간 심리를 구성하는 거시 문화 요소들을 주로 다루고, 억압 심리에 대한 글을 써왔다. 저작 중에는 『거시 문화심리학: 마음에 대한 정치철학』(2012)이 있다.

**유디트 리히트** Judith Richter_ 민주적 보건 거버넌스를 연구하는 독립연구자로 국제기구, 시민사회기관들과 같이 일하고 있다.

**고든 쉬프** Gordon Schiff_ 내과 일차의이자 하버드대 의대, 브리검 여성병원의 부교수로 일하고 있으며, 공공의료제도를 위한 의사들의 모임(PNHP)의 오랜 활동가이다.

**롭 월러스** Rob Wallace_ 진화생물학자. 인플루엔자 유행, 에볼라의 농경제학, 뉴욕 HIV/AIDS 발생 사회지리학 등에 대한 연구에 집중하고 있다. 저작 중에는, 한국에도 번역된 『팬데믹의 현재적 기원: 거대 농축산업과 바이러스성 전염병의 지정학(Big Farms Make Big Flu: Dispatches on Infectious Disease, Agribusiness, and the Nature of Science)』(2020)과 『죽은역학자들(Dead Epidemiologists: On the Origins of COVID-19)』(2020)이 있다.

**세라 윈치** Sarah Winch_ 보건윤리학자. 오스트레일리아 퀸즈랜드의학대학에서 가르치고 있다.

한울아카데미 2442

# 칼날 아래 놓인 의료
## 우리의 건강을 지키기 위해 자본주의 넘어서기

지은이 하워드 웨이츠킨과 자본주의를 넘어선 건강 행동단체
옮긴이 이미라
펴낸이 김종수
펴낸곳 한울엠플러스(주)
편집책임 조수임

초판 1쇄 인쇄 2023년 4월 5일
초판 1쇄 발행 2023년 4월 25일

주소 10881 경기도 파주시 광인사길 153 한울시소빌딩 3층
전화 031-955-0655
팩스 031-955-0656
홈페이지 www.hanulmplus.kr
등록번호 제406-2015-000143호

Printed in Korea.
ISBN 978-89-460-7442-2 93510

※ 책값은 겉표지에 표시되어 있습니다.